DAS NEUE
KĀMASUTRA

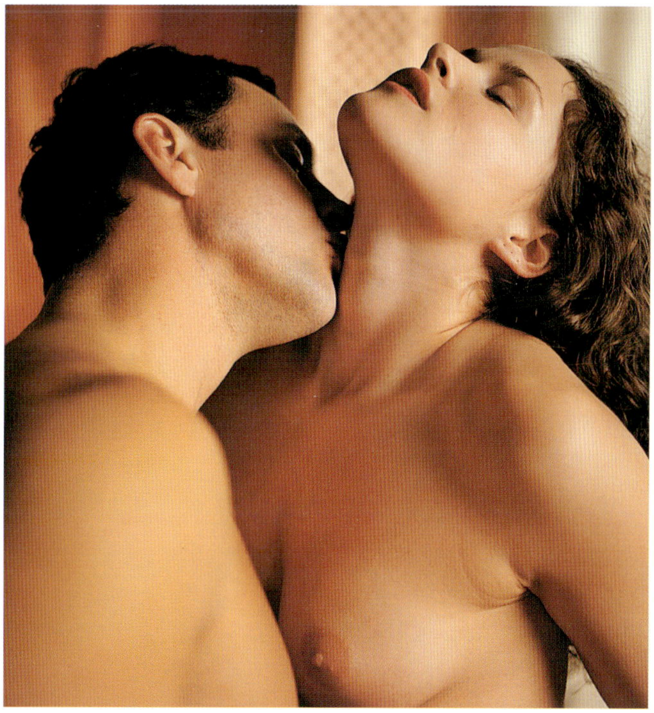

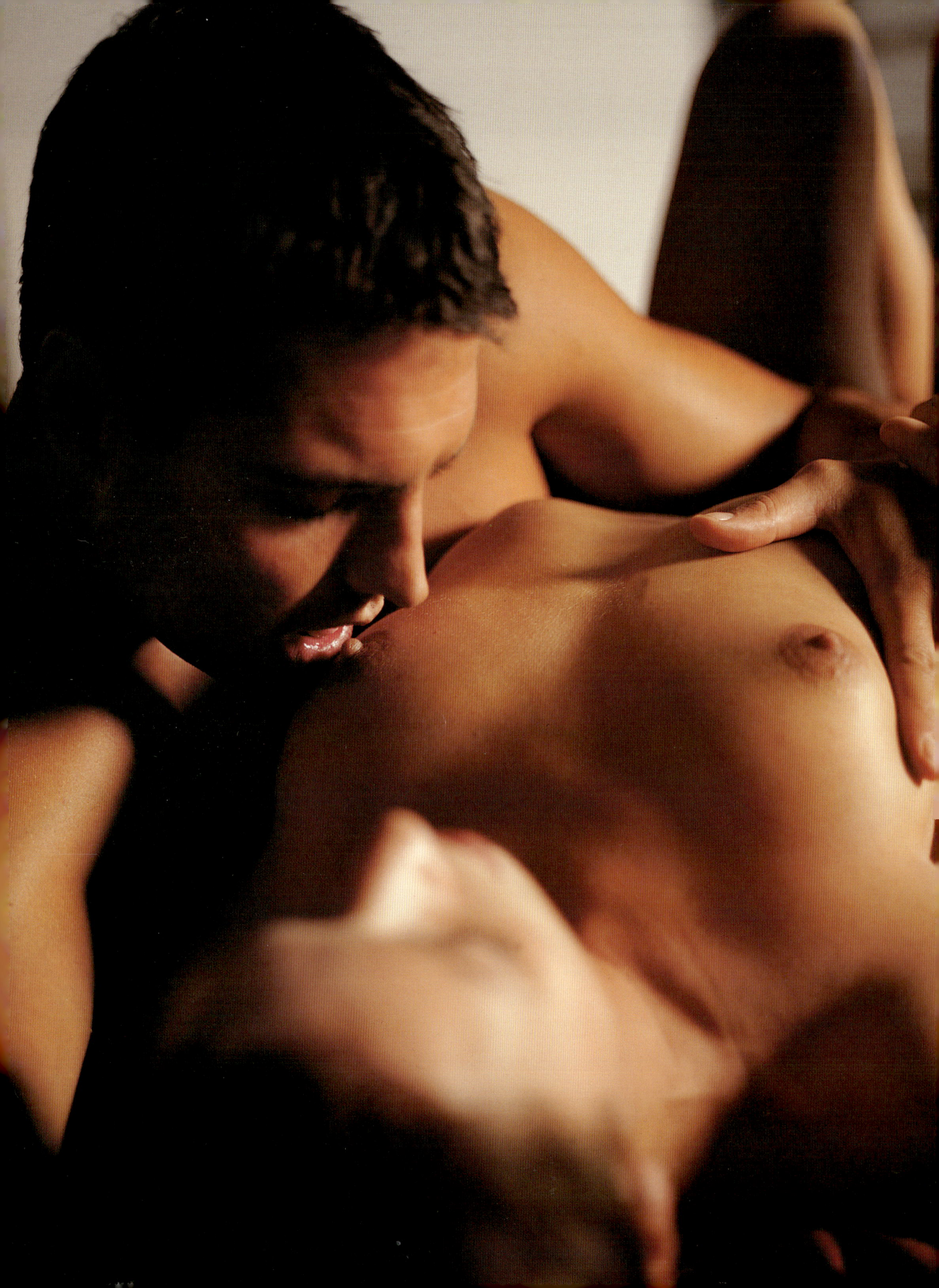

DAS NEUE KĀMASUTRĀ

DAS GROSSE BUCH DER LIEBESKUNST

Anne Hooper

Dorling Kindersley

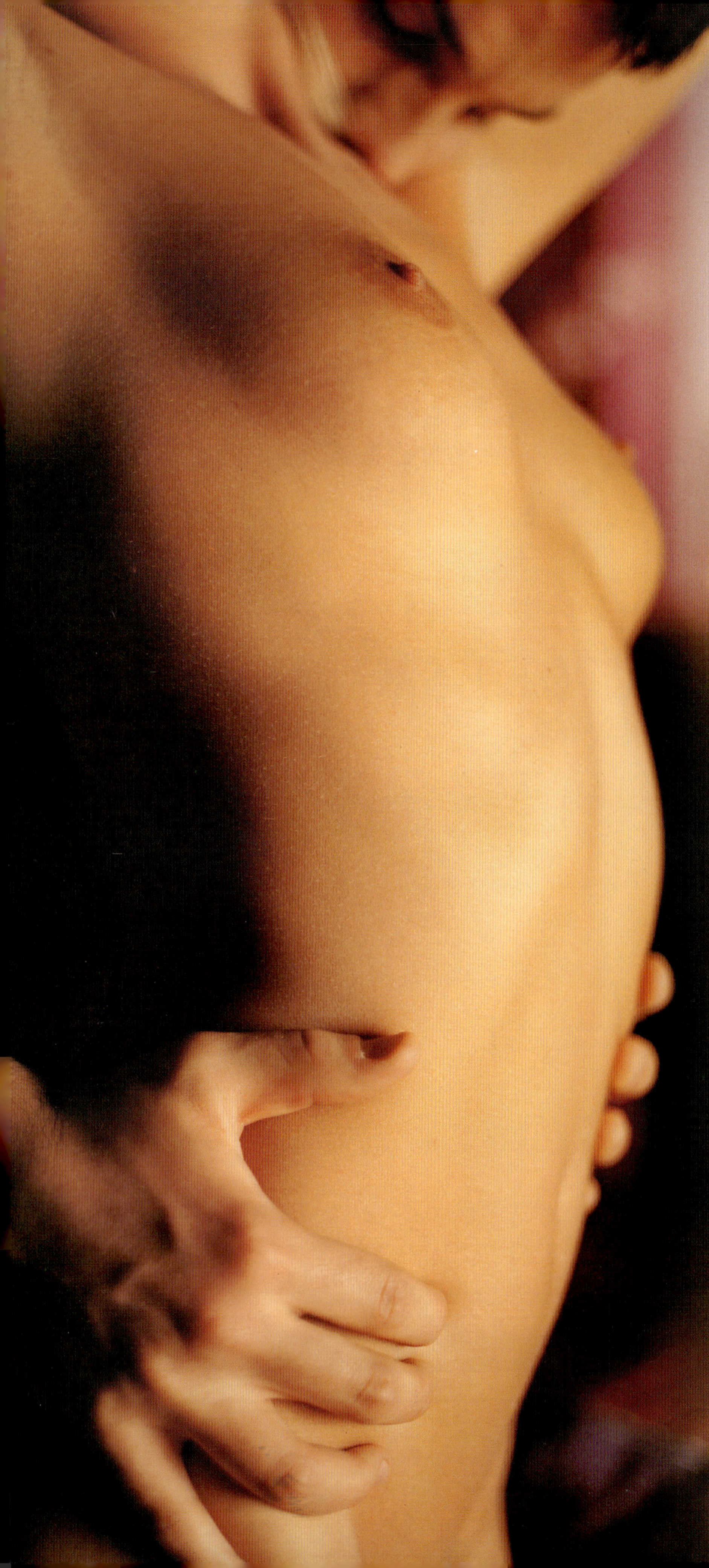

DORLING KINDERSLEY
LONDON, NEW YORK, MELBOURNE,
MÜNCHEN UND DELHI

Cheflektorat Lynne Brown

Lektorat Salima Hirani

Projektbetreuung Susannah Steel

Art Director Carole Ash, Toni Kay

Fotos Russel Kientsch

DTP-Design Karen Constanti

Herstellung Sarah Sherlock

Umschlagredaktion Beth Apple

Programmleitung Corinne Roberts

Bibliografische Information Der Deutschen Bibliothek
Die Deutsche Bibliothek verzeichnet diese Publikation in der Deutschen Nationalbibliografie; detaillierte bibliografische Daten sind im Internet über http://dnb.ddb.de abrufbar.

Titel der englischen Originalausgabe:
Kama Sutra for 21st-century lovers

Übersetzung Christian Kennerknecht, München
Redaktion Caroline Kahne, Berlin
Umschlaggestaltung Klaus Meyer, München

ISBN 3-8310-0577-X

Colour reproduction by GRB, Italy
Printed and bound in Hong Kong (China) by Toppan

Besuchen Sie uns im Internet
www.dk.com

Inhalt

Einleitung

Dieses Buch ist die fünfte Version des *Kamasutra*, die ich schreibe. Ich habe gehört, dass frühere Ausgaben als Verlobungs- und Hochzeitsgeschenke überreicht wurden und dass auch die Eltern erwachsener Kinder offen zu den Büchern greifen. Pocket-Versionen des Buches wurden unter Kopfkissen und in Nikolausstrümpfe geschmuggelt oder dienten hübsch verpackt als Geschenk zum Valentinstag. Was also ist das Faszinierende an diesem Buch?

Die Antwort liegt wohl in der Mischung aus nicht alltäglichen sinnlichen Erfahrungen und aufwendig ausgestalteten Bildern, in der unsere heutige Zeit und frühere Zeiten zusammenfinden. Das *Kamasutra* und andere klassische fernöstliche Ratgeber zur körperlichen Liebe sind zeitlos – dies verleiht ihnen einen Rang, den moderne Sex-Handbücher nicht erreichen. In Kombination mit freizügigen und doch einfühlsamen Abbildungen von Liebespaaren, die die berühmten Stellungen ohne Anstößigkeit demonstrieren, entsteht eine Mischung, die die Sinne betört. Letztlich zielt dieses Buch darauf ab, unsere Neugierde auf einen der tiefgreifendsten Aspekte unserer Existenz zu befriedigen – die menschliche Sexualität.

Die Entstehung des *Kamasutra*

Zwischen dem 1. und 4. Jahrhundert stellte der Brahmane Vatsyayana eine Reihe von Sanskrit-Schriften zum Thema Liebeskunst und sexuelle Techniken zusammen. Brahmanen waren Gelehrte aus der indischen Oberschicht, für die das Leben aus dharma, artha *und* kama *bestand. Unter* dharma *verstanden sie das Erlangen von Tugendhaftigkeit, unter* artha *das Erlangen von Reichtum und unter* kama *das Erlangen von Liebe oder sinnlicher Lust.*

Vatsyayana wollte mit dem *Kamasutra* seine Standesgenossen in der Verwirklichung des dritten Lebensziels, dem Erlangen von *kama*, unterstützen. Ausgehend von der Annahme, dass der Geist umso mehr *kama* erlangt, je tiefer der Liebesakt wirkt, wollte er ihnen helfen, sinnliche Erfahrungen möglichst intensiv auszukosten. Vatsyayana gab praktische Ratschläge, die dieses Lebensziel in greifbare Nähe rückten. Er wusste zum Beispiel, dass die Orgasmusfähigkeit zunimmt, je mehr Schönheit die Sinne erfüllt. Immerhin gelten im *Kamasutra* ekstatische Orgasmen als eine Art Nirvana, als kleiner Himmel.

Das Wort *Kamasutra* erweckt vielleicht die Vorstellung hunderter ungewöhnlicher Liebesstellungen, aber Vatsyayana führte nur acht Grundstellungen an. Diese waren erstmals von einem seiner Vorläufer, von Babhravya, beschrieben worden, während weitere Abwandlungen dieser Positionen von Suvarnanabha, einem noch früheren Autor, stammten. (Diese acht Positionen und ihre Abwandlungen werden im zweiten Kapitel erklärt.)

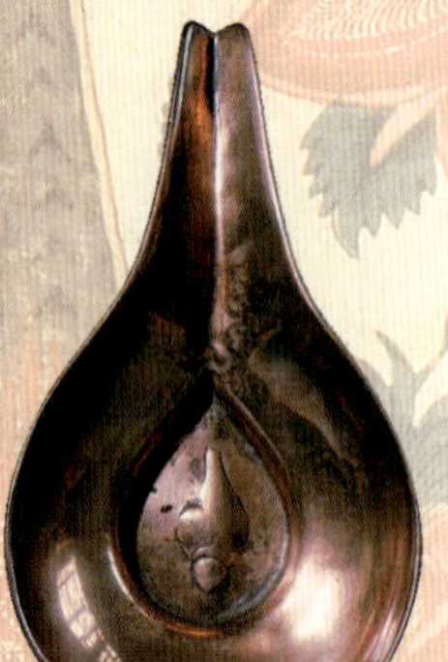

Dieses kultische Yoni-Gefäß symbolisiert die weiblichen Geschlechtsorgane und die göttliche Energie der Frau.

Das Buch richtete sich zwar ausschließlich an Männer, doch interessanterweise vernachlässigt das *Kamasutra* die Frauen nicht. Auf vielen Seiten wird detailliert beschreiben, wie der Liebhaber die Frau mit Küssen und Berührungen stimulieren kann oder wie die Frau selbst sexuell aktiv wird. Vatsyayana zum Beispiel führt drei Stellungen an, bei der die Frau »oben« ist und beim Liebesspiel die Rolle des Mannes einnimmt. Er rät einer Frau, die »sieht, dass ihr Liebhaber vom andauernden Liebesakt erschöpft ist, ohne befriedigt zu sein, ihn mit seiner Zustimmung auf den Rücken zu legen und ihm zu helfen, indem sie

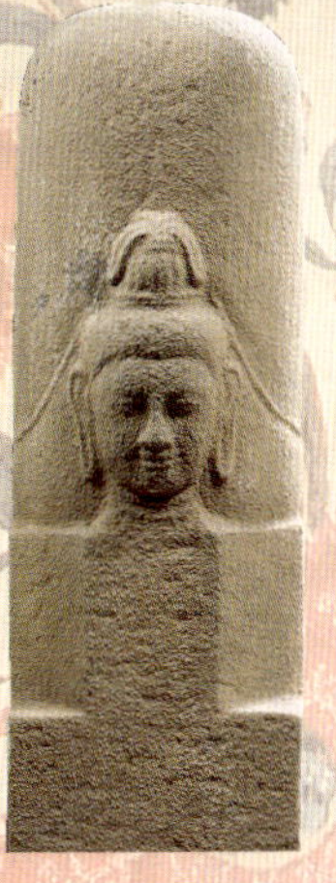

Das Lingam steht für das göttliche männliche Prinzip, die schöpferische Energie des Gottes Shiva, der zugleich Schöpfer und Zerstörer ist.

seine Rolle übernimmt. Sie kann das auch tun, um seinem oder ihrem eigenen Wunsch nach Abwechslung zu entsprechen«.

Vatsyayana empfahl auch bestimmte Stellungen, die einem Paar sexuell entgegenkommen. Eine hohe Vereinigungsposition wie »Gefährtin des Indra« (*S. 34*) ermöglicht einem Mann mit kleinem Penis bei einer Frau mit tiefer Vagina eine möglichst tiefe Penetration. Eine niedrige Vereinigungsposition wie die Drehung (*S. 42*) erlaubt einem Mann mit großem Penis, eine Frau mit kleiner Vagina zu penetrieren.

In der westlichen Welt wurde das *Kamasutra* im 19. Jahrhundert durch die Vermittlung des Gelehrten Sir Richard Burton bekannt. Burton und sein Kollege Forster Fitzgerald Arbuthnot brachten das Manuskript nach England und übersetzten es. Im Druck erschien es 1883. Für die damalige Zeit war das ein äußerst gewagtes Unternehmen, das die prüde viktorianische Gesellschaft entschieden missbilligte. Um strafrechtlicher Verfolgung wegen Unzüchtigkeit zu entgehen, gründete Burton die Kama Shastra Society, deren Mitglieder das Buch privat erwerben konnten. Die ausdrucksstarke Sprache von Burtons Übersetzung verleiht dem Buch einen einzigartigen Ton.

Der *Ananga Ranga*

Zwei Jahre später brachten Burton und Arbuthnot den Ananga Ranga *heraus, ein weiteres fernöstliches Handbuch zur körperlichen Liebe.* Ananga Ranga *bedeutet »Zustand des körperlosen Einsseins«. Die Bezeichnung bezieht sich auf den Moment, in dem Kama, der Hindugott der Liebe, zu körperlosem Geist wurde, während sein Körper, ausgelöst durch einen Blick des dritten Auges des großen Gottes Shiva, zu Asche verbrannte.*

In den klassischen erotischen Schriften nimmt die Sexualität denselben Rang ein wie Machterwerb oder Gebete.

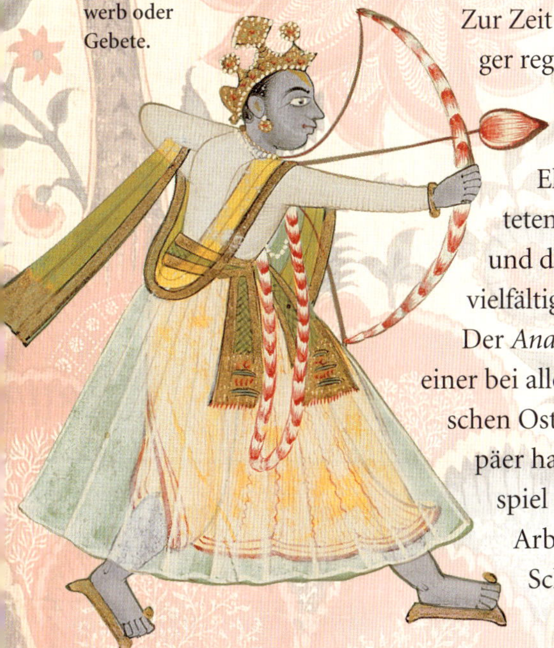

Der *Ananga Ranga* weist Ähnlichkeiten mit dem *Kamasutra* auf, da beide auf denselben alten Schriften beruhen. Das Trennende zwischen beiden Werken sind die Jahrhunderte, die zwischen ihrer Entstehungszeit liegen – der *Ananga Ranga* entstand um 1172 n. Chr. und war als eigenständiges Werk konzipiert.

Zur Zeit des Erscheinens des *Ananga Ranga* war die indische Gesellschaft strenger reglementiert als zu Vatsyayanas Zeit. Außerehelicher Sex galt als Tabu.

Während das *Kamasutra* für alle Liebenden gedacht war, wollte der Autor des *Ananga Ranga*, Kalyana Malla, sexuelle Langeweile in der Ehe verhindern: »Der Hauptgrund für die Kluft zwischen einem verheirateten Paar und die Ursache, die den Mann in die Arme zwielichtiger Frauen und die Frau in die Arme zwielichtiger Männer treibt, sind das Bedürfnis nach vielfältigen Freuden und die Monotonie, die dem Besitzdenken folgt.«

Der *Ananga Ranga* wurde kurz vor dem Beginn der Kreuzzüge geschrieben, einer bei allem Blutvergießen auch von einem regen kulturellen Austausch zwischen Ost und West geprägten Zeit. Von den Kreuzzügen heimkehrende Europäer hatten im Orient erotische Feinheiten wie Reinlichkeit und sexuelles Vorspiel kennen gelernt. Einige Jahrhunderte später entdeckten Burton und Arbuthnot den Text und fügten ihn ihrer Sammlung klassischer erotischer Schriften aus dem Fernen Osten hinzu.

Der Duftende Garten

Das dritte Buch, das Sir Richard Burton übersetzte und unter dem Schutz seiner Kama Shastra Society veröffentlichte, tauchte erstmals um 1850 in Algerien auf und gelangte über einen dort stationierten französischen Offizier nach Europa.

Als Verfasser des *Duftenden Gartens* gilt der Scheich Nefzaui, der im 16. Jahrhundert in Tunesien gelebt haben soll. Wie das *Kamasutra* enthält auch *Der Duftende Garten* viel mehr als nur sexuelle Stellungen. Erläutert werden die Sinnlichkeit von Speisen, luststeigernde Mittel und die Frage der sexuellen Attraktivität eines Menschen.

Der Scheich Nefzaui war ein in sexuellen Dingen erfahrener und weiser Mann. Obwohl sich *Der Duftende Garten* in erster Linie an Männer richtet, behält sein Verfasser auch das sexuelle Wohl der Frau im Auge. In der männlich dominierten Kultur Nordafrikas seiner Zeit zeugt das von einem aufgeklärten Geist.

Der Scheich war der Auffassung, dass nur solche Männer mit Recht bei Frauen erfolgreich sind, die »darauf bedacht sind, sie zu befriedigen«. Seiner Ansicht nach besitzt der ideale Mann »ein Glied, das wächst, stark, kräftig und hart wird. Sein Glied sollte bis zum Ende des Lustkanals der Frau reichen und ihn in all seinen Teilen ausfüllen.« Anders ausgedrückt, für den Scheich zählte allein die Größe – eine auch im 21. Jahrhundert noch heiß diskutierte Frage. Bei der Frau bevorzugte Nefzaui einen »weiten Unterleib, eine ausgeprägte und fleischige Vulva« sowie eine »enge und nicht feuchte Vagina, die sich weich anfühlt und große Hitze verströmt«. Das »nicht feucht« betont einen der Unterschiede zwischen östlicher und westlicher Kultur, der heute noch gültig ist. Arabische Frauen ziehen es vor, »trocken« zu bleiben, da in ihren Augen der Geschlechtsverkehr dann mehr Spaß macht

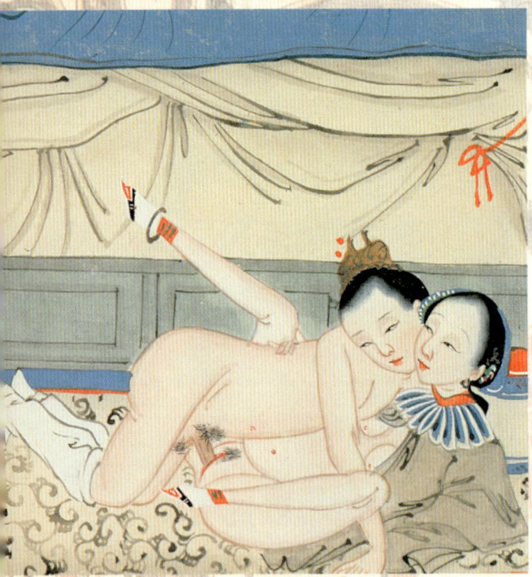

Erotisches Gemälde aus China (19. Jahrhundert)

Das *Tao*

Das letzte Kapitel ist dem Tao *gewidmet, einer chinesischen Weisheitslehre aus dem 4. Jahrhundert v. Chr. Der Taoismus ist eine Richtung der chinesischen Philosophie. Er besagt, dass die höchste Harmonie im Universum existiert und dass der sie erreicht, der die Regeln des* Tao *befolgt.* Tao *bedeutet »Weg«, aber im Taoismus bezeichnet es auch das Funktionieren des Universums.*

Anders als in der eher nüchternen Philosophie späterer Zeiten spielte die Sexualität im Taoismus eine wesentliche Rolle. Für den Taoisten besteht das Leben aus einem Gleichgewicht von Gegensätzen. Jede Bewegung ruft eine gleich starke Gegenbewegung hervor. Das gesamte Universum wird von zwei Kräften belebt: *Yin*, der negative, passive und nährende Pol, und *Yang*, der positive, aktive und verzehrende Pol. Die Natur der Frau wird in erster Linie als *Yin* gesehen, die des Mannes als *Yang*. Zwischen den Geschlechtern besteht ein Ungleichgewicht von *Yin* und *Yang*, so dass die Frau als Ausgleich die männliche Kraft, der Mann die weibliche Kraft benötigt. Ein Ausgleich zwischen diesen beiden Kräften findet bei der Vereinigung statt, ihre größte Wirkung entfalten sie beim Orgasmus.

Nach dem *Tao* sollte das Vorspiel möglichst lang sein, um ein Höchstmaß an Erregung zu erreichen. Im Vordergrund steht dabei nicht allein das sinnliche Vergnügen. Vor allem sollen sexuelle Gesundheit und Energie gesteigert werden. Das *Tao* des Sex ist eine von acht Säulen taoistischer Weisheit. Die taoistische Sexuallehre zielt darauf ab, die Gesundheit zu stärken, Beziehungen zu harmonisieren und die spirituelle Erkenntnis zu fördern (*s. auch S. 123*). Der korrekte Einsatz taoistischer Sexpraktiken besteht darin, den Körper mit neuer Energie zu füllen, denn das letzte Ziel des Taoismus ist die Unsterblichkeit.

So verstanden die alten Chinesen das Liebesspiel auch als eine Kunstform. Die Bezeichnungen für die Stellungen klingen wunderbar kunstvoll – »Galoppierendes Pferd«, »Schmetterlinge auf der Flucht«, »Verliebte Schwalben« und »Seidenraupe beim Spinnen eines Kokons« sind höchst anschauliche, bildhafte Beschreibungen.

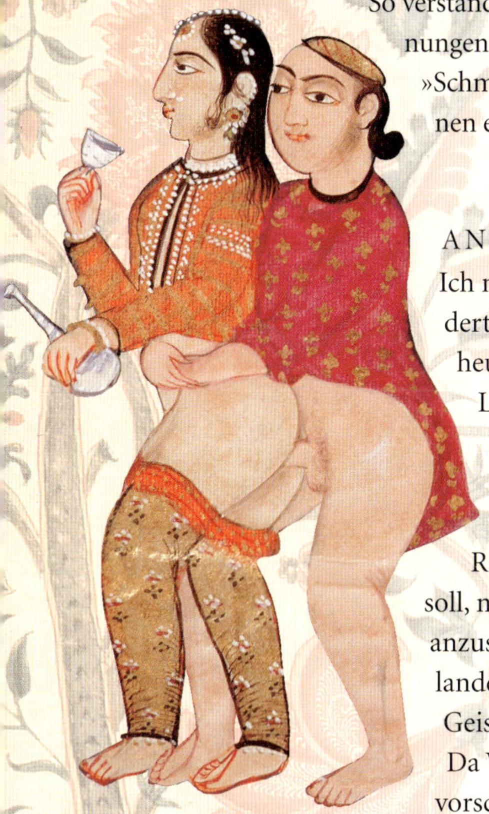

Das *Kamasutra* lehrt, dass sexuelle Freuden die Sinne erfreuen und den Geist beleben.

AN DEN LESER

Ich möchte mit dieser Ausgabe des *Kamasutra* dem Leser einen dem 21. Jahrhundert gemäßen Zugang zu diesen alten Schriften ermöglichen. Sexbücher werden heutzutage offenbar überwiegend von Frauen gekauft – ich nehme an, in erster Linie für ihre Männer –, weshalb ich in dem Buch Ratschläge für Männer und Frauen gleichermaßen präsentiere.

Einige wichtige Punkte sollten Sie berücksichtigen, um Ihr Liebesspiel voll auszukosten. Das *Kamasutra* weist ausdrücklich darauf hin, dass der Raum, den Sie für die Liebe bestimmt haben, auch mit Liebe ausgestattet sein soll, nämlich »wohlriechend von schwerem Parfum, mit einem Bett, weich, schön anzusehen, mit einem sauberen, weißen Laken bedeckt, in der Mitte tief, mit Girlanden und Blumensträußen darauf ...«. Ein reinigendes Bad, ein entspannter Geist, gedämpftes Licht und sanfte Musik spielen bei der Vorbereitung eine Rolle. Da Vatsyayanas Ratgeber hier in das 21. Jahrhundert übertragen wird, würde ich vorschlagen, ein Glas Champagner, ein leichtes Essen, eine zärtliche Massage und jede Menge Zeit mit in die Inszenierung aufzunehmen. Schon Vatsyayana wusste, dass das Liebesspiel am schönsten ist, wenn die Partner sich Zeit lassen, keinen Druck ausüben, sich einfach ihren Sinnen hingeben.

Während die Übersetzung der Originaltexte den archaischen Ton weitgehend beibehält, um ihren einzigartigen Charakter anklingen zu lassen, sind meine Erläuterungen in einer Sprache verfasst, die die Paare von heute unmittelbar anspricht. Manchmal schwingt darin eine gewisse Respektlosigkeit meinerseits mit, wenn ich beispielsweise sage, dass die eine oder andere Stellung nur für die gelenkigsten Akrobaten geeignet ist. Aber auch im Original sind viele Positionen mit Humor beschrieben.

Ich wünsche mir, dass Sie nicht nur anspruchsvolle Techniken lernen, sondern sich auch des spirituellen Aspekts bewusst werden und Gefallen daran finden, dass wahre Hingabe beim Sex spirituelle Dimensionen eröffnen kann. Schließlich hoffe ich, dass Sie beim Lesen des Buches neue Seiten an sich selbst entdecken und viele praktische Tipps aufgreifen, die Sie in die Lage versetzen, wunderbaren Sex mit Ihrem Partner/Ihrer Partnerin zu haben. Wenn Sie Glück haben, spüren Sie, wie sehr er/sie davon profitiert.

Anne J. Hooper

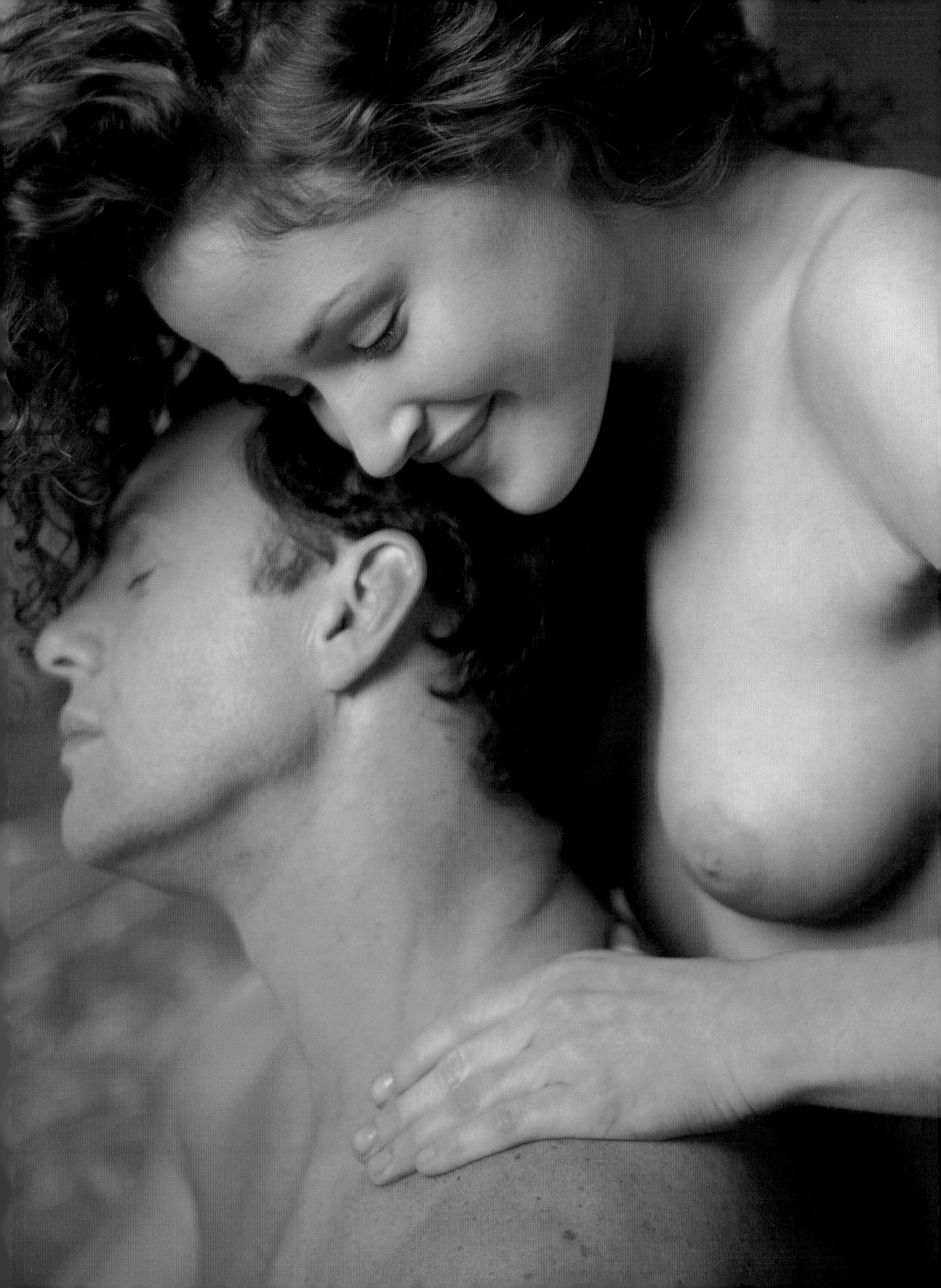

Das Vorspiel

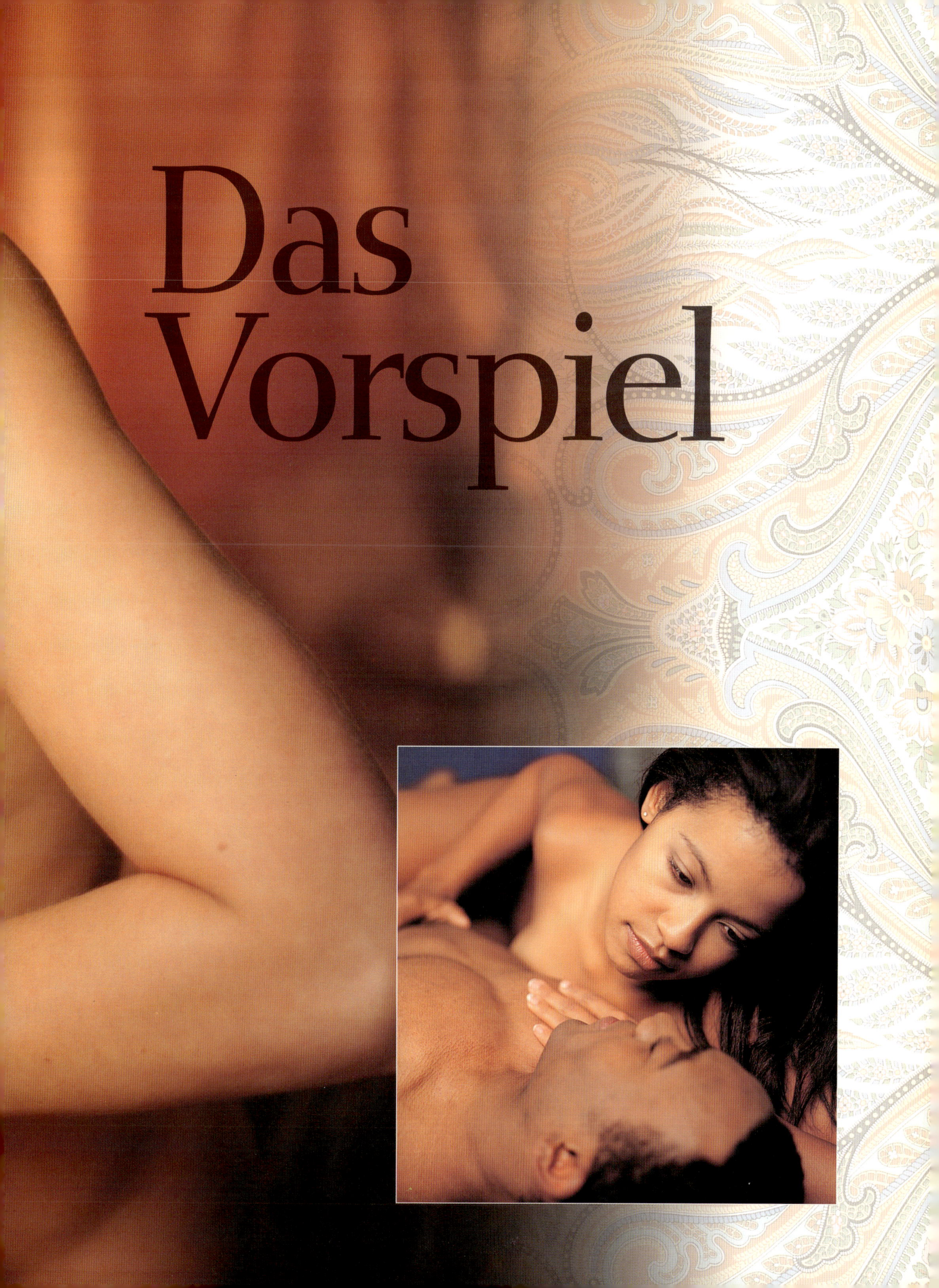

Erogene Zonen

Die Haut – unser größtes Organ – ist mit Nervenenden übersät. Beim Streicheln sensibler Zonen werden diese Nervenenden stimuliert, und es kommt zu starken Empfindungen. Diese berührungsempfindlichen Stellen werden als erogene Zonen bezeichnet.

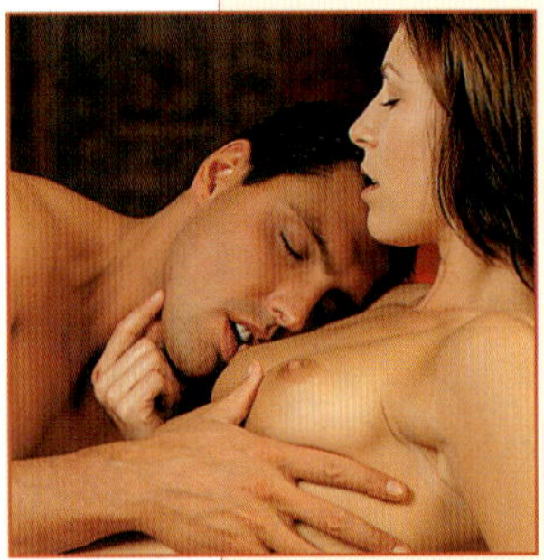

Die Brüste

Sie

Der Verfasser des *Kamasutra*, Vatsyayana, gab dem Mann, der die erogenen Zonen seiner Partnerin entdecken möchte, folgenden Rat: »Er sollte immer darauf bedacht sein, sich denjenigen Partien ihres Körpers zu widmen, auf die sie ihre Augen richtet.« Das ist durchaus sinnvoll, da nicht jede Frau die Berührung von Brust und Brustwarzen als erotisch empfindet. Deshalb sollte sich der Mann von der Reaktion der Frau leiten lassen, wenn er ihre Brüste liebkost.

Er

Im *Kamasutra* wird dagegen nicht erwähnt, dass auch viele Männer für Berührungen von Brust und Brustwarzen empfänglich sind.

Wenn die Partnerin Ihre Brustwarzen küsst, leckt und daran saugt und diese darauf reagieren, werden sie schnell zum Ort lustvoller Gefühle. Vielleicht ziehen Sie aber auch eine sanfte Massage der gesamten Brustpartie vor. Wenn Sie beim direkten Streicheln von Brust und Brustwarzen nur wenig empfinden, bitten Sie Ihre Partnerin, die Brustpartie seitlich zu streicheln; für manche Männer ist das erregender.

Lassen Sie Ihre Brustwarzen von der Partnerin sanft mit den Fingern umkreisen. Dann soll sie mit den Fingerspitzen von einer Seite über die Brustwarze hinweggleiten, sodass die Finger sich von den Brustwarzen entfernen, ehe sie das Spiel in entgegengesetzter Richtung wiederholen. Das kann höchst erregend sein, besonders wenn Ihre Partnerin langsam beginnt und dann allmählich immer schneller wird.

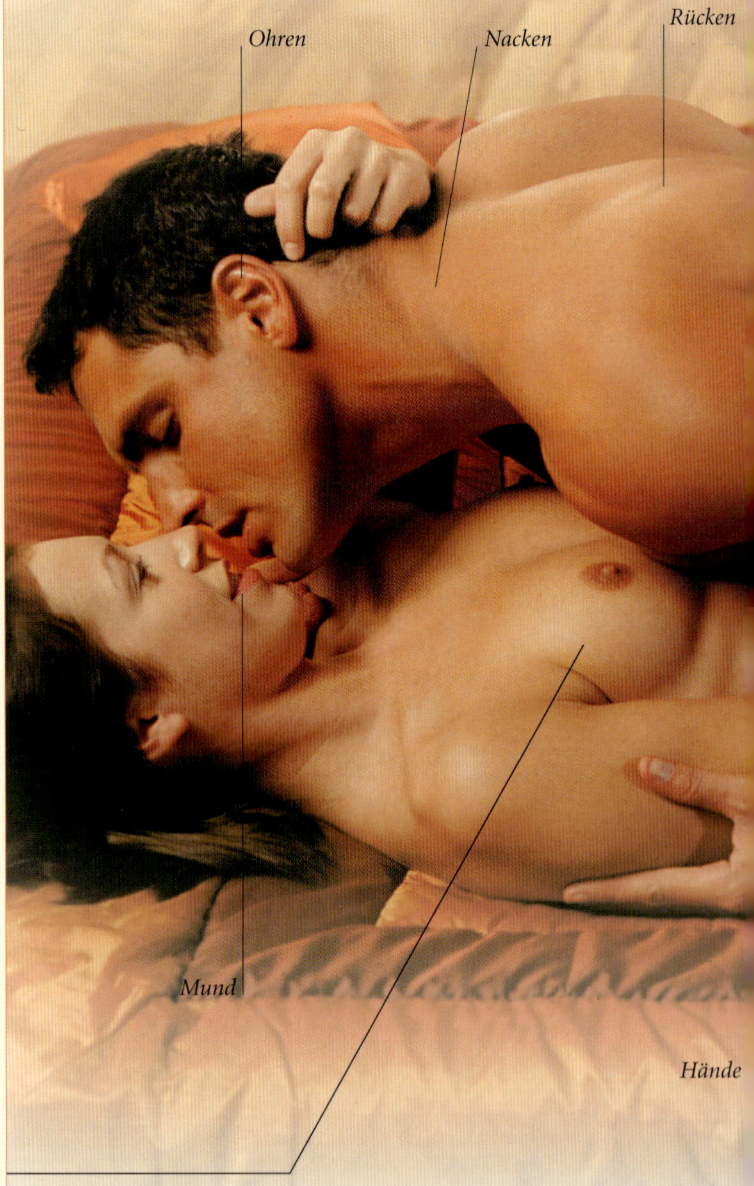

Der Po

Bei beiden Geschlechtern kann der Po archaische Triebe wecken – ein Instinkt, den wir mit unseren Vorfahren, den Affen, gemeinsam haben. Die meisten Frauen empfinden eher den Po als den Penis des Mannes als sexy, und von Männern weiß man, dass sie schon der Anblick eines weiblichen Pos erregen kann. Es ist also kein Wunder, dass beide Partner diesen Körperteil gerne berühren und streicheln.

Er

Ihre Partnerin kann ruhig etwas fester zupacken. Die Pomuskulatur ist bei manchen Männern so kräftig, dass sie sich ziemlich hart anfühlt. Ihre Partnerin kann die Pobacken mit der flachen Hand kreisförmig bewegen, was Sie als sehr angenehm empfinden werden. Wenn Sie sich intensivere Gefühle wünschen, bitten Sie Ihre Partnerin, auch andere Körperbereiche zu kneten.

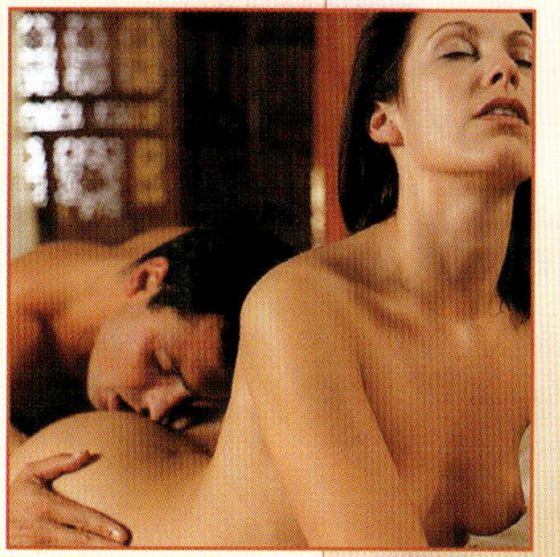

Sie

Sanftes Streicheln am Po kann sich sehr erotisch anfühlen. Auch ein Klaps mit der flachen Hand ist durchaus möglich. Sanfte Schläge führen zu einer verstärkten Blutzufuhr und einem leichten Kribbeln im Körper. Vielleicht denkt Ihr Partner auch daran, dass ein überraschender Schlag auf den Po, solange er nicht zu fest ist, die Erregung steigern kann.

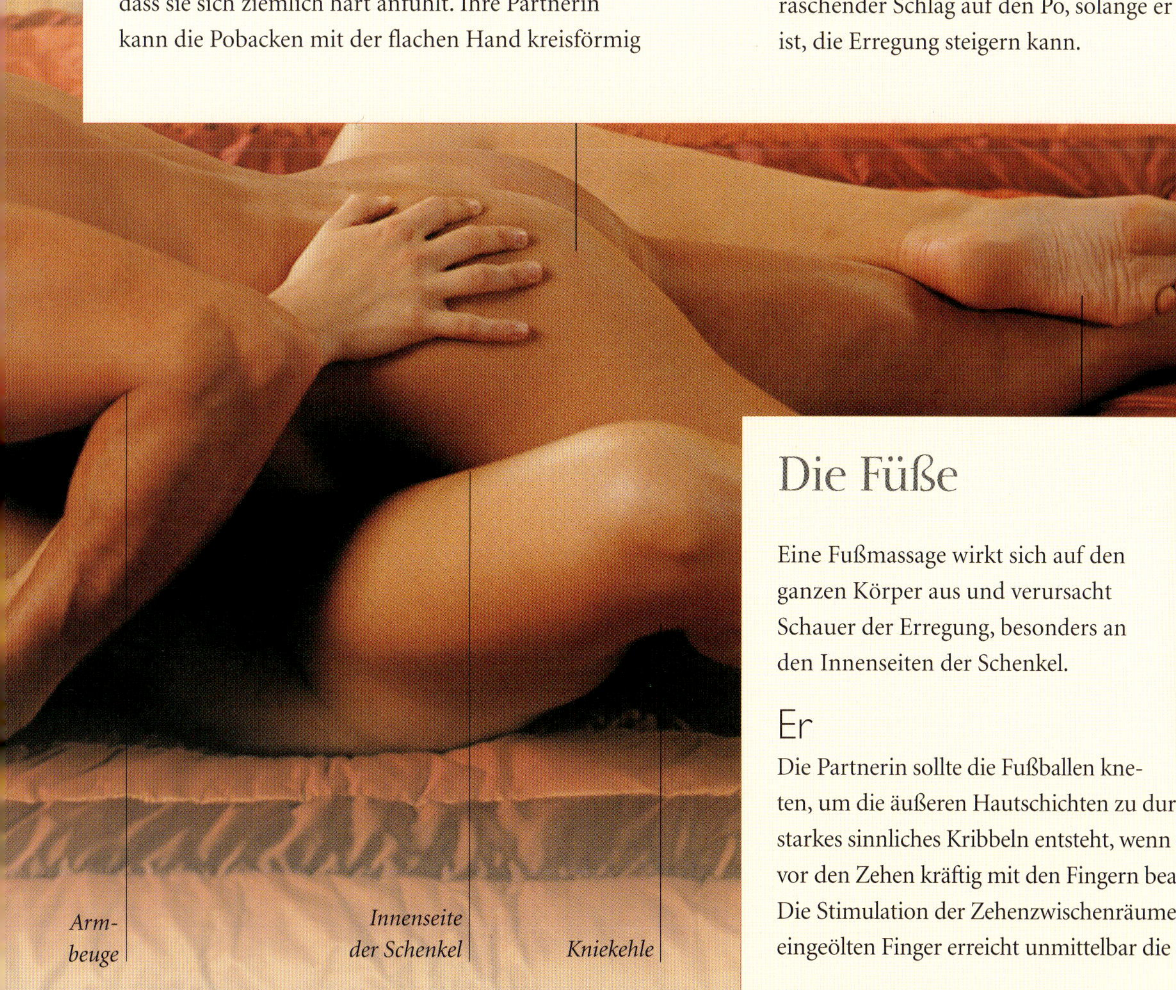

Die Füße

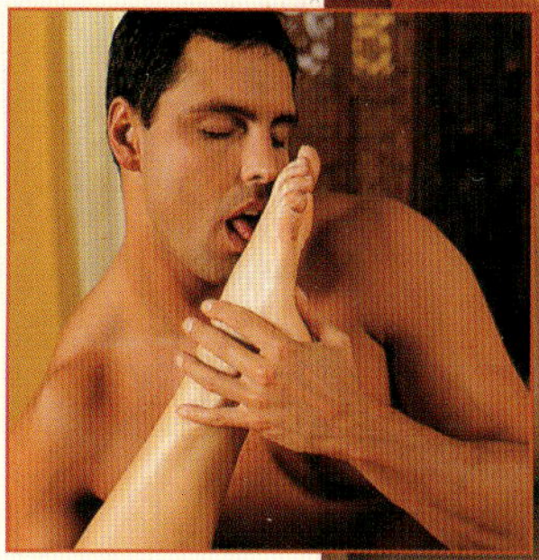

Eine Fußmassage wirkt sich auf den ganzen Körper aus und verursacht Schauer der Erregung, besonders an den Innenseiten der Schenkel.

Er

Die Partnerin sollte die Fußballen kneten, um die äußeren Hautschichten zu durchdringen. Ein starkes sinnliches Kribbeln entsteht, wenn der Bereich vor den Zehen kräftig mit den Fingern bearbeitet wird. Die Stimulation der Zehenzwischenräume mit einem eingeölten Finger erreicht unmittelbar die Genitalien.

Sie

Bitten Sie Ihren Partner, mit einer Hand Ihre Ferse, mit der anderen sanft die Zehen zu umfassen und dann den ganzen Fuß in einem weiten Kreis zu drehen. Sie verspüren ein wohliges Gefühl an den Innenseiten der Schenkel.

Körperpflege und Massage

Viele Paare lieben Sexspiele unter der Dusche, aber schon das alltägliche Bad und die Haarwäsche können zu einem erotischen Spaß werden. Zusammen mit dem Partner entdeckt man bei dieser Vorbereitung für die Liebe den Körper des anderen immer wieder neu. Eine gekonnte Massage dagegen ist schon an sich ein sexuelles Erlebnis.

Zusammen baden

Ein warmes Bad beruhigt den Körper und entspannt die Sinne. Was läge also näher, als zusammen mit dem Partner in die Wanne zu steigen. Die Aufmerksamkeit, die man dem Körper des anderen schenkt, lässt beide in einem Gefühl der Geborgenheit versinken.

Er

Vielleicht fühlen Sie sich an früher erinnert, wenn Ihre Partnerin Ihren Körper wie den eines kleinen Jungen einseift. Sicher steigt Ihre Erregung, wenn ihre Hände ins Wasser eintauchen, um sich all Ihren Körperteilen zu widmen.

Sie

Genießen Sie es, wenn Ihr Partner mit Händen und Augen Ihren nassen Körper erkundet. Der angenehme Schauer am ganzen Körper wird Sie geistig und körperlich erregen.

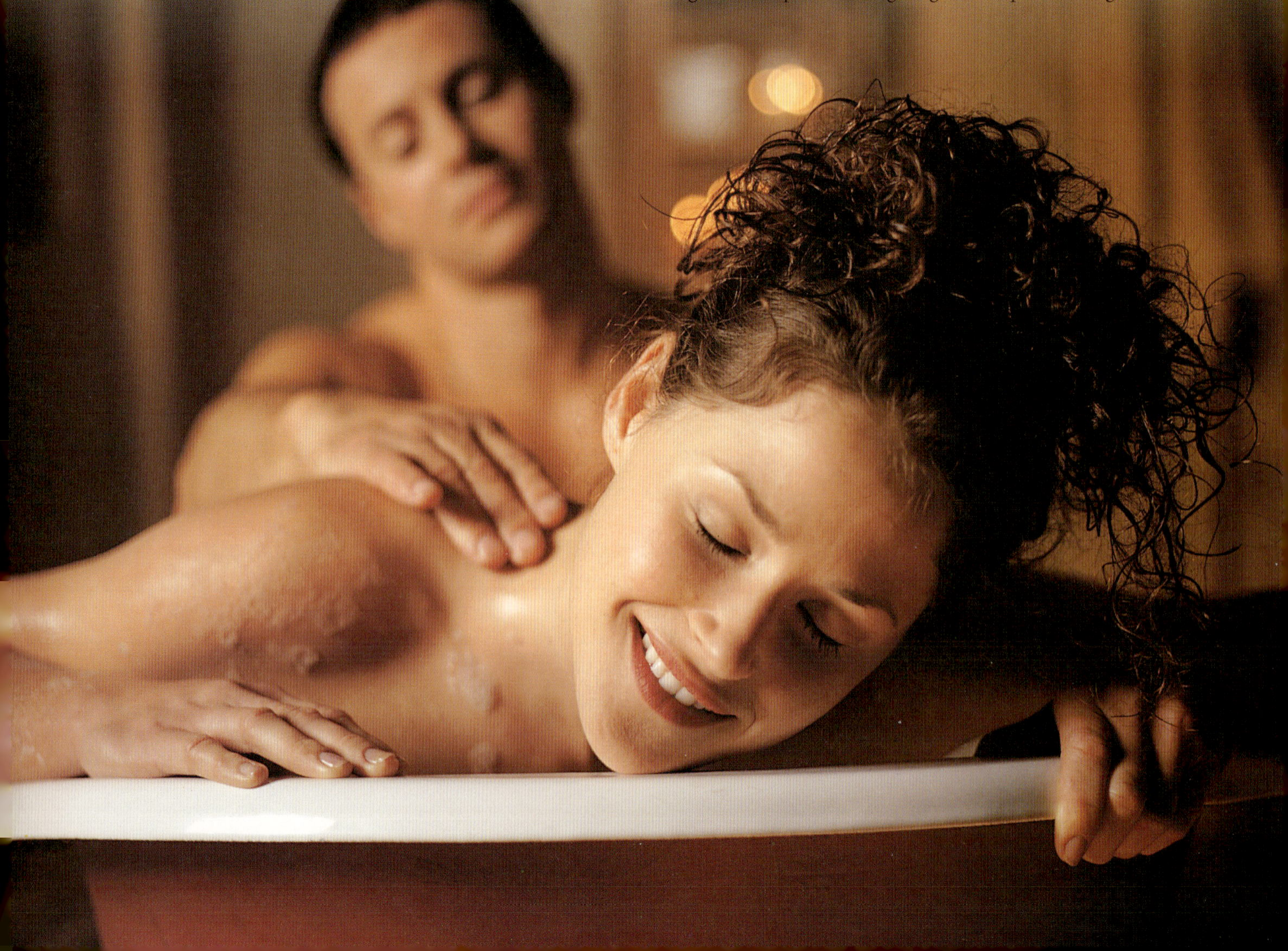

Po

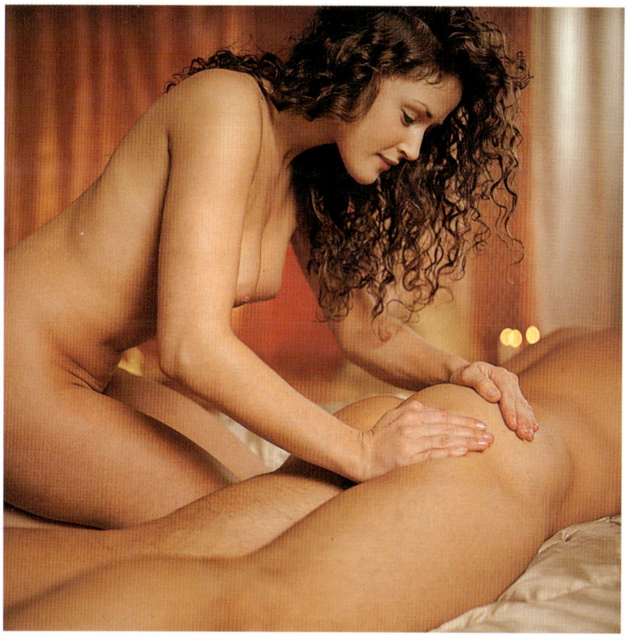

Eine kräftige Massage stimuliert den Po, aber entspannen Sie ihn vorher durch ausgiebiges Kneten. Verwenden Sie reichlich Massageöl, sodass Ihre Hände sanft über die Haut Ihres Partners gleiten.

Er

Ihre Partnerin kann vom Schenkelansatz über die Pobacken streichen und dabei das Gewicht ihres ganzen Körpers in die Hände legen. Sie kann dabei sehr langsam vorgehen.

Sie

Ihr Partner kann feste, kreisende Bewegungen ausführen und dann leicht mit der ganzen Hand oder den Fingerspitzen über Ihren Po streichen. Schließlich kann er Sie mit den Fingernägeln sanft kratzen.

Füße und Beine

Die Leser des klassischen *Kamasutra* verwendeten ein natürliches Öl wie Mandel- oder Kokosöl, das mit Essenzen aus Rose, Jasmin, Patschuli, Sandelholz oder Ylang-Ylang parfümiert war. Zwölf Tropfen davon reichen für 30 ml Öl. Dehnen, kneten und beugen Sie jeden einzelnen Zeh und reiben Sie dann die Zwischenräume. Danach streichen Sie die Füße entlang hinauf zu den Beinen. Winkeln Sie die Knie an, ehe Sie sich der Innenseite der Oberschenkel widmen.

Er

Der Duft des Öls und die warmen Hände Ihrer Partnerin entspannen ungemein. Geist und Körper konzentrieren sich auf die gleichmäßigen Griffe, und die Erregung steigt, je höher sich Ihre Partnerin an den Beinen emporarbeitet.

Sie

Ihr Liebhaber kann die Fußsohlen mit kreisenden Bewegungen des Daumens bedecken. Noch erregender ist es, wenn er jeden einzelnen dieser Kreise küsst.

Massagegriffe

Kreisen Vollführen Sie mit den Handflächen abwechselnd weite und enge Kreisbewegungen.
Fingerspitzen Führen Sie die Kreisbewegungen nur mit den Fingerspitzen aus.
Fingernägel Die besonders sensiblen Zonen Ihres Partners verwöhnen Sie statt mit den Fingerspitzen sanft mit den Fingernägeln.

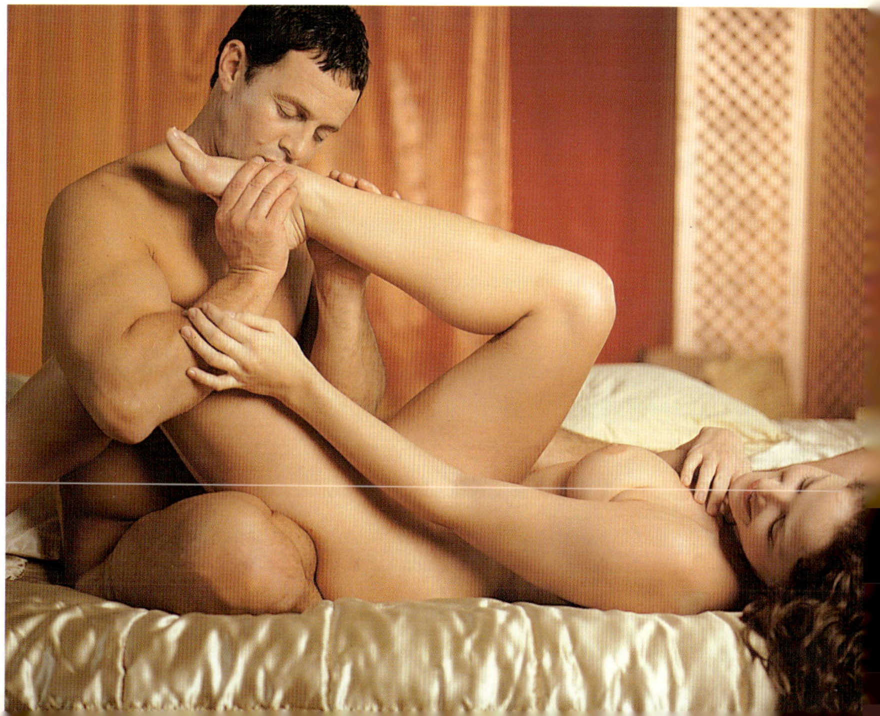

Massageöl

Ein Massageöl ist nicht unbedingt erforderlich, aber wenn Sie Ihre Hände mit einem wohlriechenden Öl anfeuchten, fühlen sich Ihre Griffe weich und erotisch an. Sie können Massageöl kaufen oder selbst zubereiten (*siehe S. 15*). Der Anblick glänzender Haut kann ungemein erregend wirken.

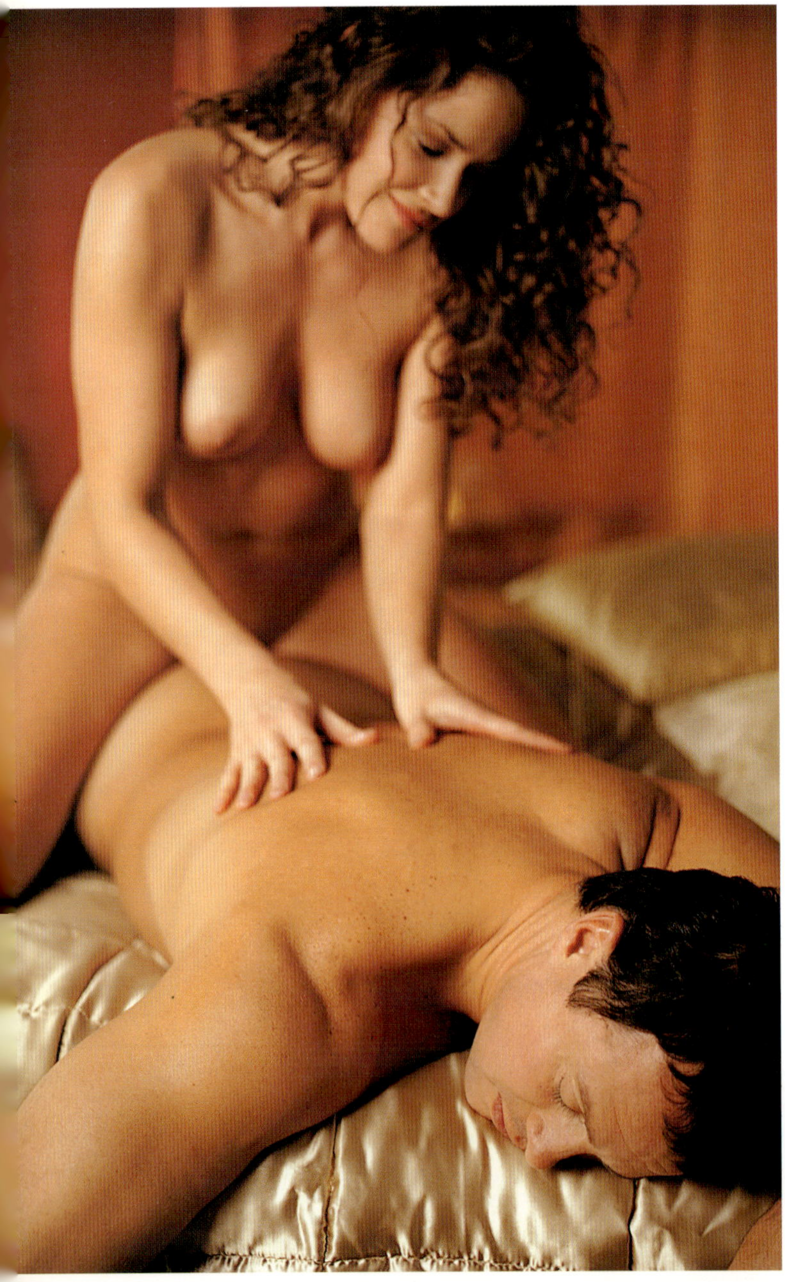

»... man trage Salben und Parfum in nicht allzu großer Menge auf den Körper auf, man kaue Betelblätter, die den Atem rein machen, man bade täglich, pflege den Körper hin und wieder mit Öl und entferne den Schweiß.«

Rücken und Wirbelsäule

Oberstes Gebot bei der Rückenmassage ist es, die Wirbelsäule niemals direkt zu berühren. Beginnen Sie mit kreisendem Streichen von der Wirbelsäule nach außen. Das löst die Anspannungen des Tages, und Sie können Ihr Liebesspiel entspannt angehen. Langsame Striche wirken besonders erotisierend.

Er

Viele Männer leiden unter Verspannungen, und ihre Haut fühlt sich ziemlich straff an. Um diesen »Panzer« bei einer Massage zu durchdringen, ist großer Druck erforderlich. Fordern Sie Ihre Partnerin dazu auf, mit dem Gewicht ihres ganzen Körpers zu arbeiten, um die harte Muskulatur zu lockern. Aber nicht alle Männer sind so verspannt. Eine einfühlsame Partnerin spürt von selbst, wie viel Druck angebracht ist, um auch geringfügige Spannungen zu lösen.

Sie

Wenn Sie schlank und eher zart gebaut sind, ist die Rückenmuskulatur sehr empfindlich. Achten Sie also darauf, dass Ihr Partner nicht zu fest zupackt, schließlich soll die Massage nicht wehtun. Ihr Partner sollte sich auf zärtliches Streichen mit den Handflächen und Fingerspitzen konzentrieren, damit Ihre Haut angenehm lebendig kribbelt.

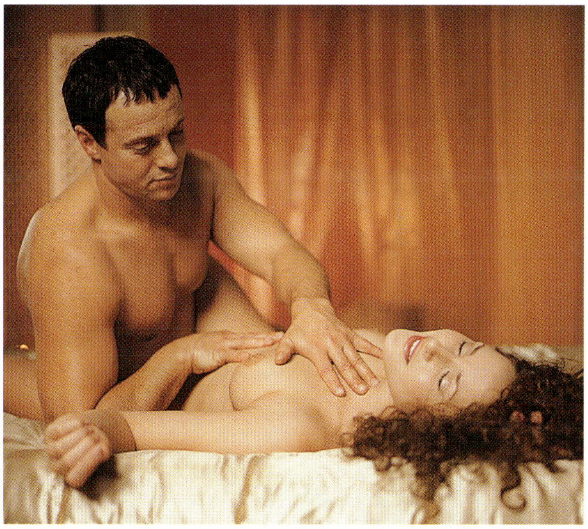

Arme und Oberkörper

Bedecken Sie die Brust mit sanft kreisenden Bewegungen. Streichen Sie, bei den Schultern beginnend, über den gesamten Oberkörper. Umkreisen Sie die Brust, um dann Brust und Brustwarzen mit den Fingerspitzen zu streicheln. Wenn Sie an Bauch und Hüfte angelangt sind, wandern Sie mit den Händen zum Schenkelansatz. Dann arbeiten Sie sich über Bauch und Brustkorb wieder nach oben, um noch einmal Brust und Schultern zu massieren. Die Arme massieren Sie, indem Sie mit den Händen nacheinander mehrmals von oben nach unten streichen.

Er

Frauen sind sich oft nicht bewusst, dass viele Männer sensible Brustwarzen haben. Eine Brustmassage ist ideal, um herauszufinden, wie sensibel Ihre eigenen sind. Noch erotischer wird die Massage, wenn Ihre Partnerin einen sanften Druck in der Leistengegend ausübt.

Sie

Achten Sie darauf, dass Ihr Partner genügend Öl verwendet, damit seine Hände sanft über Ihre Haut gleiten. Besonders erotisierend ist zärtliches Streichen. Eine Brustmassage genießt fast jede Frau, aber auch die Berührung bestimmter Bereiche von Armen und Händen kann auf den ganzen Oberkörper ausstrahlen.

Schultern und Kopf

Beginnen Sie mit einer Massage von Nacken und Schultern, wobei Sie besonders die kräftige Nackenmuskulatur mit Daumen und Zeigefinger sanft durchkneten. Dann streichen Sie mit dem Daumen und den Fingerspitzen über Haaransatz und Scheitel hinweg bis zur Oberseite des Kopfes.

Sie

Nach der Kopfmassage kann Ihr Partner Stirn und Schläfen mit Daumen und Fingerspitzen massieren. Zarte Berührungen in diesem Bereich entspannen und richten die Aufmerksamkeit auf die Berührung. Dann zeichnet er mit den Zeigefingern zarte Kreise auf die Wangen (die Augenpartie aussparen) und unter das Kinn und streicht über Nacken, Rücken und Brüste.

Er

Viele Männer nehmen eine Massage von Kopf und Schultern nicht nur unmittelbar an diesen Stellen wahr, sondern am ganzen Korper. Sehr angenehm ist es, wenn Ihre Partnerin Ihr Haar bei der Massage shampooniert und sich bis auf die Kopfhaut und die Haarwurzeln vorarbeitet.

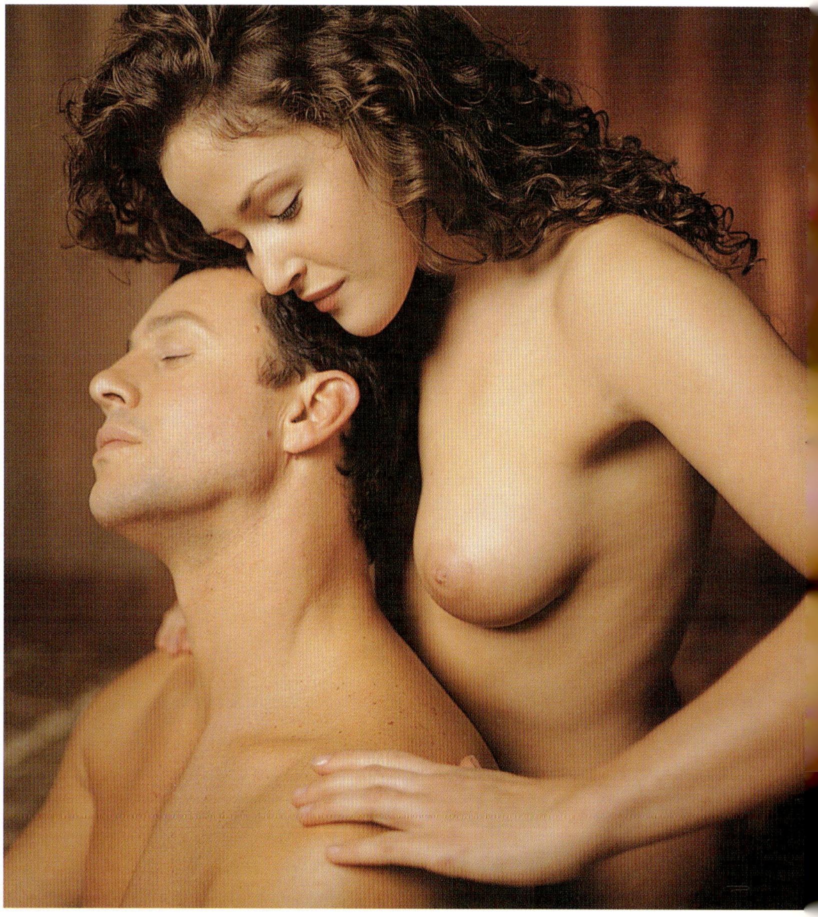

Küssen

Küssen stimuliert den Tast-, Geschmacks- und Geruchssinn und weckt starke Gefühle. Für Vatsyayana, den Verfasser des *Kamasutra*, war Küssen eine Kunst. Er beschrieb eine Vielzahl von Küssen für unterschiedliche Anlässe. Die Skala reicht von der leichten, fast beiläufigen Berührung der Lippen bis zum tiefen, lang anhaltenden Zungenkuss.

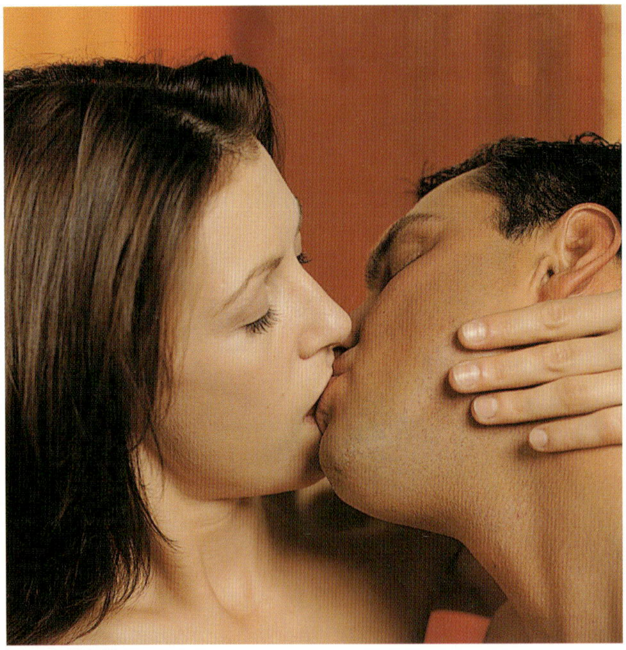

Der geneigte Kuss

Umfassen Sie den Nacken des Partners/der Partnerin mit der Hand und ziehen Sie seinen/ihren Kopf zu sich heran. Diese Kussvariante mit einander zugeneigten Gesichtern eignet sich ideal für das Vorspiel.

Er

Ein gut ausgeführter Kuss lässt Spielraum für Bewegungen der Lippen. Vielleicht möchte Ihnen Ihre Partnerin die Lippen entgegenwölben und sie dann wieder entspannen. Damit zeigt sie, wie erregt sie ist, was wiederum Ihre eigene Erregung steigert.

Sie

Vielleicht dreht Ihr Partner das Gesicht während des Kusses zur Seite, sodass Wange an Wange liegt. Wenn seine Lippen dann wieder auf Ihre gleiten, entsteht ein Gefühl von Intimität.

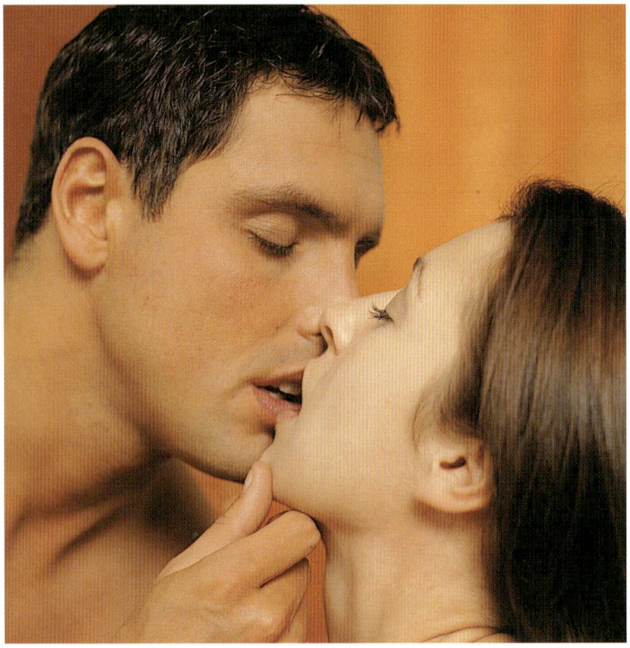

Der gewendete Kuss

Diesen Kuss sollte der größere der beiden Partner ausführen, in der Regel der Mann. Fassen Sie Ihre Partnerin am Kinn und wenden Sie das Gesicht nach oben, um sie zu küssen.

Sie

Viele Frauen empfinden es als romantisch und sinnlich, wenn ihr Partner auf diese Weise aktiv wird. Wenn Sie sich dabei bedrängt fühlen, machen Sie ihm das deutlich, indem Sie mit der Hand auf seiner Brust für Distanz sorgen.

Er

Küssen Sie Ihre Partnerin sanft und achten Sie darauf, wie sie reagiert. Wenn sie die Arme um Sie schlingt, sind Sie auf dem richtigen Weg und können an Leidenschaft zulegen.

Der gerade Kuss

Die Gesichter sind nur wenig geneigt, sodass ein Einsatz der Zunge kaum möglich ist. Mit diesem Kuss bringt man seine Zuneigung zum Ausdruck.

Er und sie

Bleiben Sie eine Weile bei dieser Kussvariante. Das gibt Ihnen Zeit, sich auf die intime Situation einzustimmen. Wenn Ihnen danach ist, können Sie von diesen harmlosen Küssen zu sexuell eindeutigeren Praktiken übergehen.

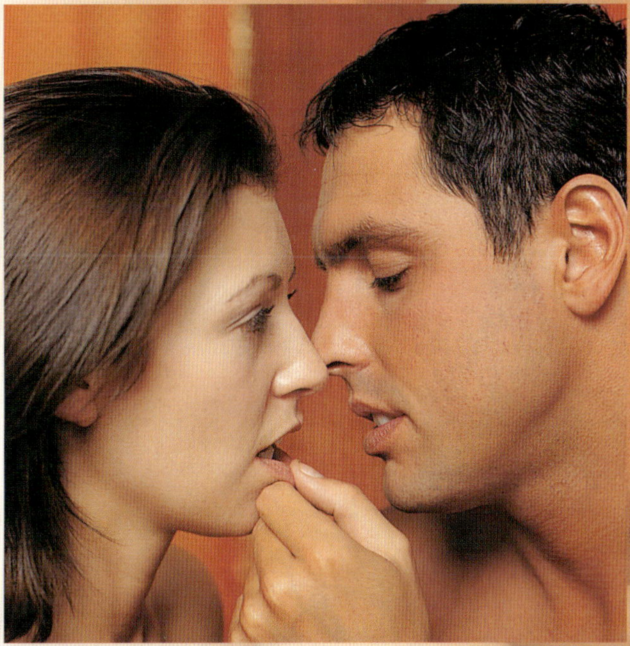

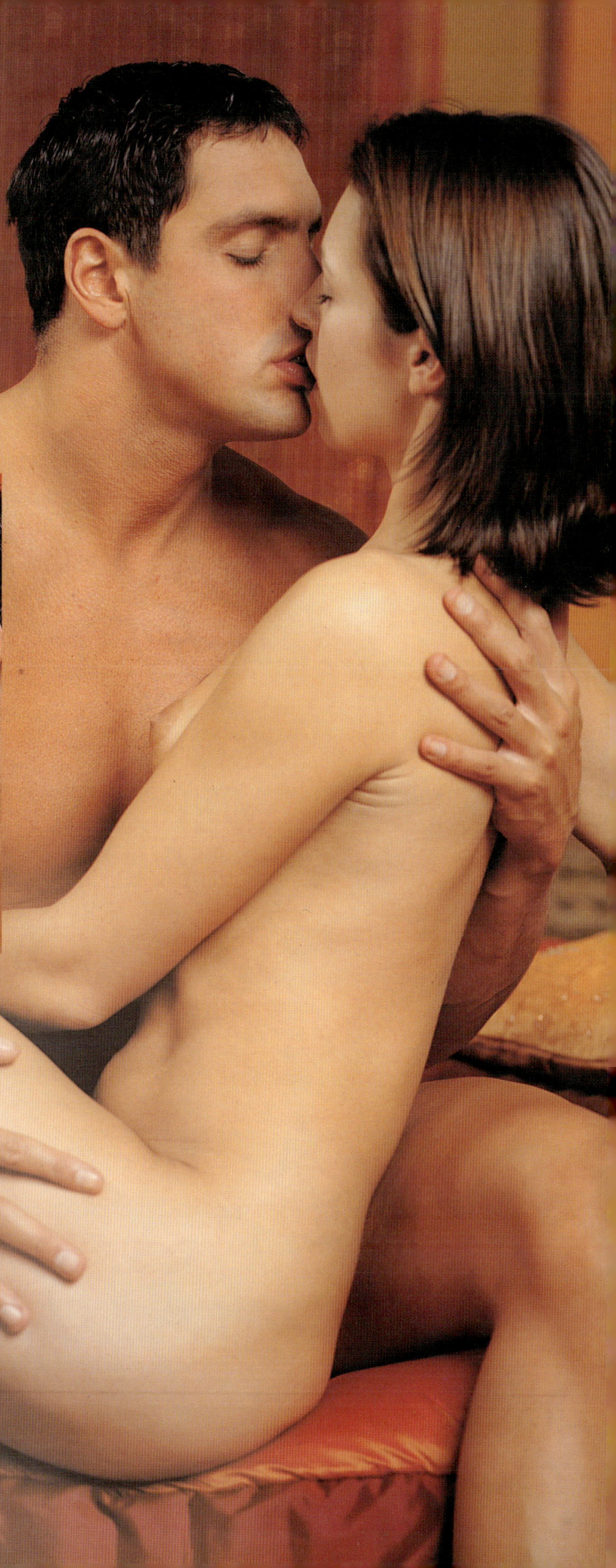

Der gepresste Kuss

Dieser in der westlichen Welt kaum bekannte Kuss ist etwas gewöhnungsbedürftig. Einer der Partner hält die Unterlippe des anderen mit der Hand fest, berührt sie mit der Zunge und küsst sie dann »mit großer Heftigkeit«.

Er

Diese erotische Erfahrung – eine Art Spiel der Lippen – kann zu tieferen Küssen überleiten. Sehen Sie Ihrer Partnerin in die Augen, wenn Sie ihre Unterlippe drücken. Damit steigern Sie ihre Leidenschaft und drücken Ihr eigenes Verlangen aus.

Sie

Diese Art des spielerischen Küssens können Sie jederzeit abbrechen, ohne Ihre Liaison zu gefährden. Am Anfang einer Beziehung kann diese Sicherheit hilfreich sein.

Küsse auf den Körper

Nicht nur die Lippen sind empfänglich für Küsse, sondern auch andere Körperstellen, besonders der Bereich um die Genitalien. Vatsyayana unterscheidet »vier Arten des Küssens: gemäßigt, saugend, gepresst oder sanft, je nachdem, welche Partie des Körpers man küsst, denn unterschiedliche Körperstellen erfordern unterschiedliche Küsse«.

Kussarten

Gemäßigte Küsse Sie sind maßvoll, ohne allzu große Intensität, wie etwa ein zärtlicher Kuss auf den Rücken oder viele einzelne die Wirbelsäule entlang.
Saugende Küsse Diese Kussart, bei der die Lippen den Partner nur kurz und scheinbar spielerisch berühren, ist ideal für eine schnelle Folge zärtlicher Küsse. Vielleicht bedecken Sie die Schenkel oder Pobacken ihres Partners damit.
Gepresste Küsse Üben Sie einen sanften Druck aus, wenn Ihr Mund den Körper des Partners berührt. Vermitteln Sie ihm das Gefühl, Ihre Lippen könnten sich gar nicht lösen.
Sanfte Küsse Diese zärtlichsten aller Küsse sind nur als Hauch auf der Haut des Partners spürbar. Verwöhnen Sie Ihren Partner damit an sensiblen Stellen wie Nacken, Hals und Dekolleté.

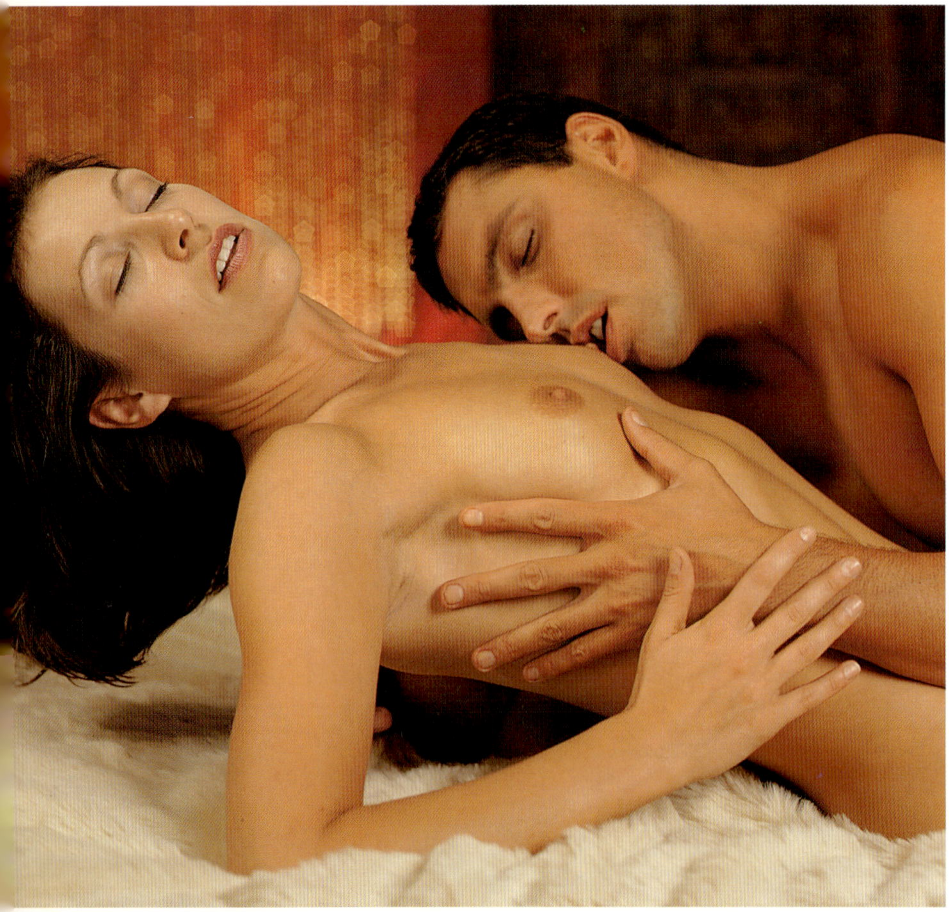

Küsse auf die Brust

Bedecken Sie einander mit sanften Küssen, und gehen Sie zu zärtlichem Knabbern und Saugen über. Widmen Sie sich intensiv den Brustwarzen. Das Erleben wird für Ihren Partner/Ihre Partnerin noch intensiver, wenn Sie dabei seine/ihre Genitalien stimulieren.

Er

Manche Männer sind im Brustbereich nur dann sensibel, wenn gleichzeitig ihre Genitalien stimuliert werden. Bitten Sie Ihre Partnerin, beide Körperpartien zu verwöhnen.

Sie

Genießen Sie es, wenn Ihr Partner Sie vom Bauch bis zu den Brüsten mit Küssen bedeckt. Vielleicht liebkosen seine Finger die Unterseite der Brüste, während sein Mund die Brustwarzen und die Partie darüber küsst.

Küssen und lecken

Ein Zungenbad entfaltet seine Wirkung besonders an heißen Abenden oder in einem sehr warmen Raum. Die feuchte Haut wird so unmittelbar erfrischt. Den Körper des Partners von oben bis unten zu lecken oder mit Küssen zu bedecken, kann ein überaus sinnliches Erlebnis sein.

Er und sie

Kümmern Sie sich besonders intensiv um Brust und Brustwarzen, die Innenseite der Schenkel und die Kniekehlen. So steigern Sie die Erregung. Je mehr Zurückhaltung Sie üben und je länger Sie die Penetration mithilfe dieses kunstvollen Vorspiels hinauszögern, desto größer ist die Belohnung, wenn es dazu kommt.

Küsse im *Kamasutra*

Weitere Kussvarianten im *Kamasutra* sind:

- Der »verstohlene Kuss«, wenn »sich ein Mann abends, im Theater oder bei einer Geselligkeit, einer Frau nähert und einen Finger ihrer Hand küsst, wenn sie steht, oder eine Zehe, wenn sie sitzt, oder aber wenn eine Frau, die den Körper ihres Geliebten einseift, das Gesicht auf seinen Schenkel legt (als ob sie müde sei), um seine Lust zu entfachen, und seinen Schenkel oder den großen Zeh küsst«.
- Beim »übertragenen Kuss« küsst der Liebende »ein Kind auf seinem Schoß, ein Bild oder eine Figur in Gegenwart der von ihm geliebten Person«.
- Beim »Kuss, der die Gefühle offenbart«, küsst der Liebende »das Bild der geliebten Person, wie es sich in einem Spiegel, auf dem Wasser oder an einer Wand spiegelt«.

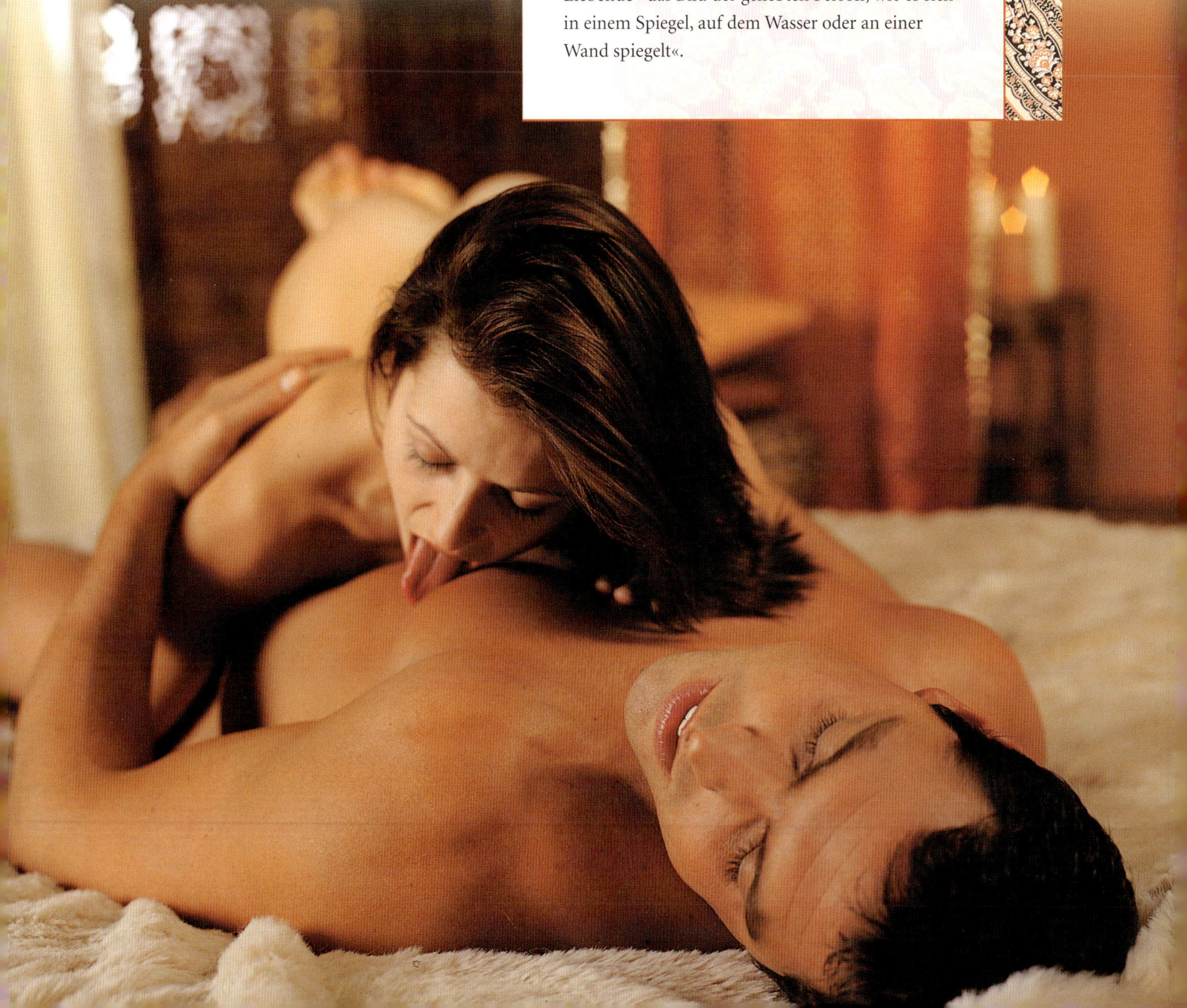

Cunnilingus

Offenbar gilt der Cunnilingus für das *Kamasutra* als eher uninteressante Praxis, da sich im Originaltext nur ein kurzer Hinweis darauf findet. Aber im 21. Jahrhundert ist der Cunnilingus ein erwünschter Bestandteil eines erfüllten Sexuallebens.

Vorgehensweise beim Cunnilingus

Die Vagina wird von Natur aus feucht, wenn sie stimuliert wird. Das erleichtert das Eindringen und löst zudem sexuelle Gefühle bei der Frau aus. Wenn diese natürliche Feuchtigkeit fehlt, empfindet die Frau den Geschlechtsverkehr als schmerzvolle und entschieden unerotische Erfahrung. Mit der Scheidenflüssigkeit in der Konsistenz vergleichbar ist unser Speichel. Wenn der Mann die Schamlippen der Frau damit befeuchtet, wird sie unmittelbar sexuell stimuliert.

Es gibt unterschiedliche Vorgehensweisen, wie ein Mann die Empfindungen seiner Partnerin beeinflussen kann (*siehe rechts*). Sicher hat Ihre Partnerin bestimmte Vorlieben. Achten Sie auf ihre Reaktionen, um sich in dieser Technik mehr und mehr zu vervollkommnen.

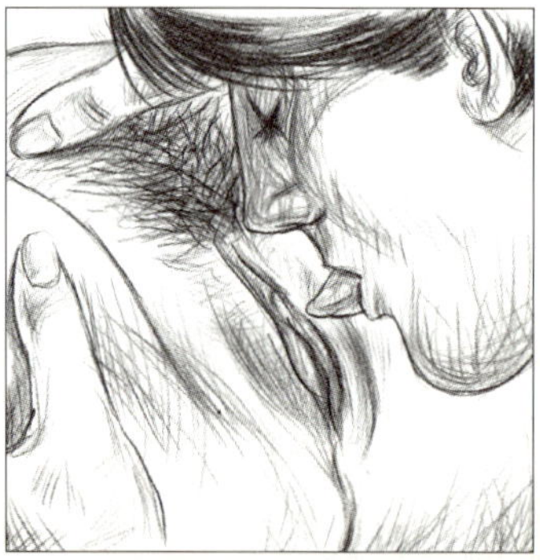

Lecken der Schamlippen
Gleiten Sie mit der Zunge in mehreren Wiederholungen über die äußeren Schamlippen hinweg und dazwischen hindurch.

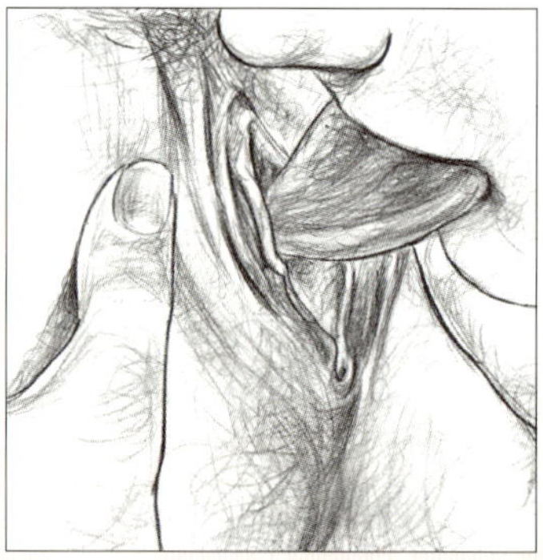

Eindringen mit der Zunge
Bewegen Sie die Zungenspitze in der Vagina auf und ab, hinein und heraus. Dringen Sie dabei nach und nach immer tiefer ein.

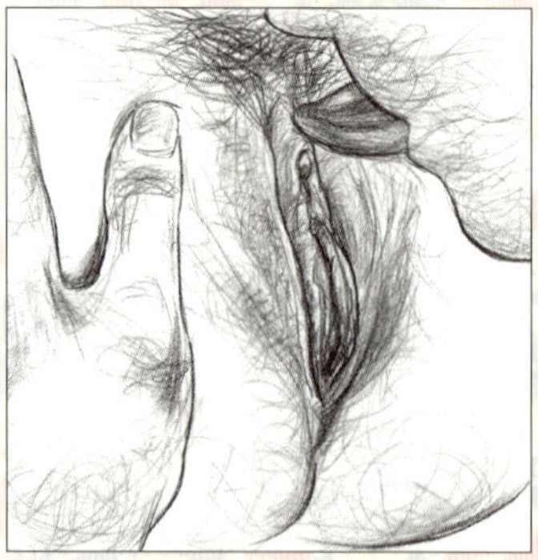

Lecken der Klitoris
Feuchten Sie die Klitoris mit der Zungenspitze an, indem Sie nur von unten nach oben lecken. Versuchen Sie, die Klitoris eher seitlich als frontal zu lecken. Viele Frauen haben den Eindruck, auf der linken Seite mehr zu empfinden.

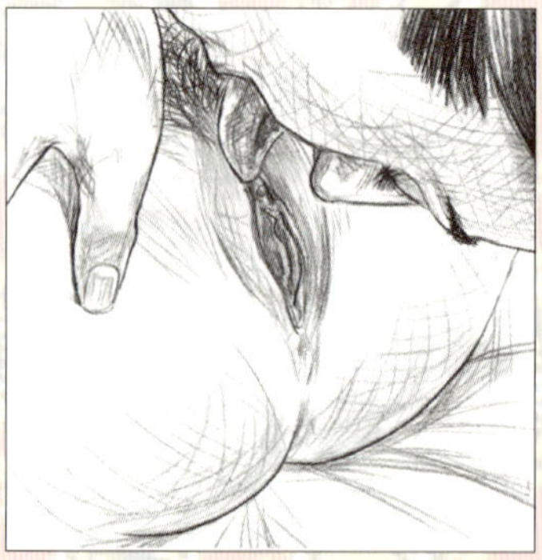

Umkreisen der Klitorisspitze
Umkreisen Sie mit der Zungenspitze sanft die Spitze der Klitoris, erst im Uhrzeigersinn, dann entgegen dem Uhrzeigersinn. Manche Frauen sind an dieser Stelle sehr empfindlich. Gehen Sie also mit Gefühl vor.

Klitorale Stimulation

Die Klitoris ist wahrscheinlich der sensibelste Teil des weiblichen Körpers. Für einen lustvollen Cunnilingus sollten Sie sich zwischen die Beine Ihrer Partnerin legen, sodass Sie Schamlippen und Klitoris mit der ganzen Zunge gut erreichen. Lecken Sie mit der Zunge aufwärts über Schwellkörper und Spitze der Klitoris, stimulieren Sie dann abwechselnd, ebenfalls von unten nach oben, die Seiten. Streichen Sie nur ganz leicht über die Spitze, und stimulieren Sie die Klitoriswurzel mit einem schnellen Flackern der Zungenspitze. So erlebt Ihre Partnerin einen lustvollen Höhepunkt.

»Ein Mann sollte immer darauf bedacht sein, sich denjenigen Partien ihres Körpers zu widmen, auf die sie ihre Augen richtet.«

Kamasutra

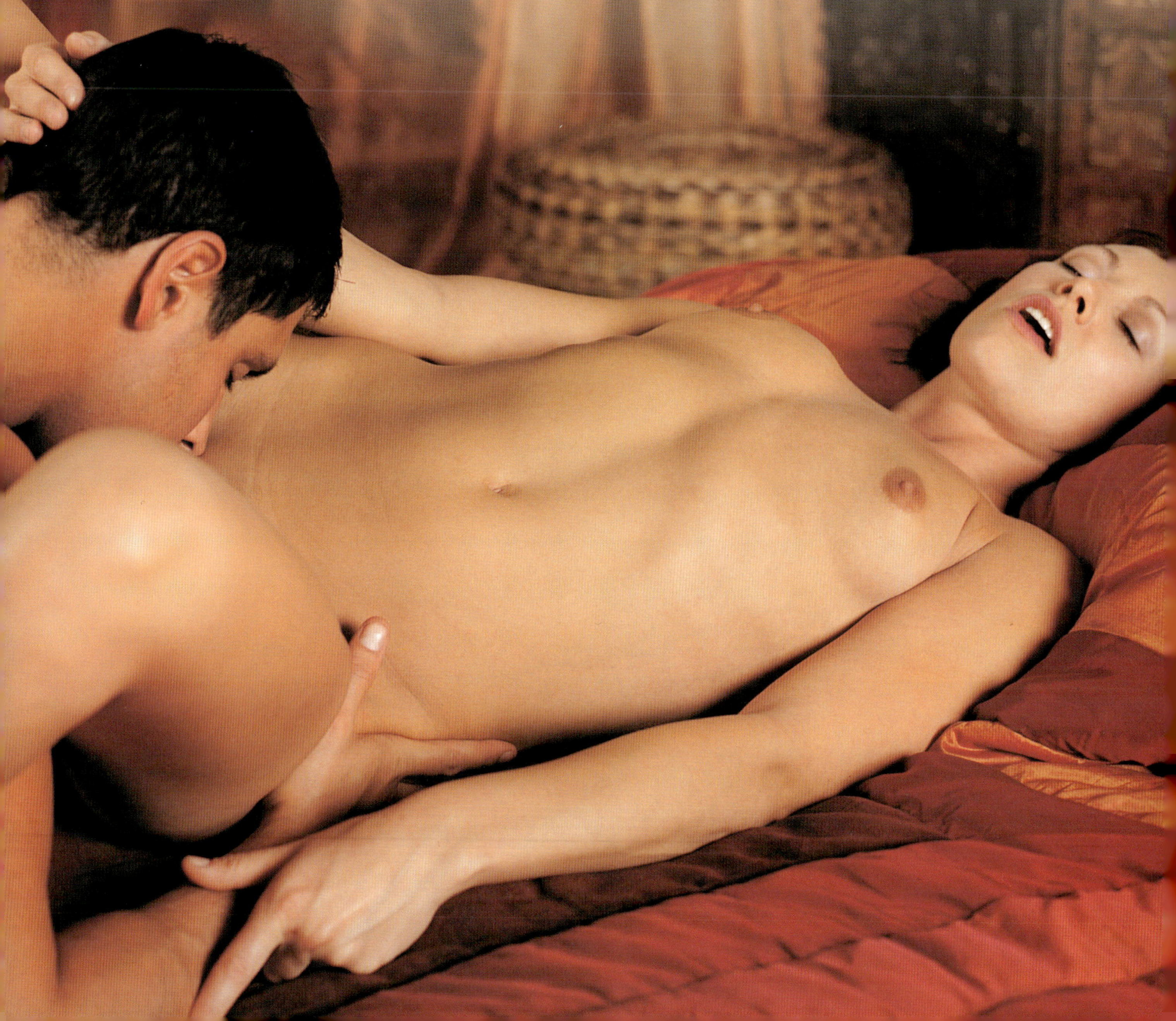

Fellatio

Auparishtaka oder »Mundverkehr« beschreibt Vatsyayana im *Kamasutra* als Praxis, die Eunuchen an ihren Herren vollziehen. Er schildert, wie »als Männer verkleidete Eunuchen ihr Begehren geheim halten und, wenn sie sich doch betätigen möchten, das Leben eines Badedieners führen«. Vatsyayana erklärt weiter, dass unter dem Vorwand des Einseifens der Eunuch seinen Herrn betastet und erregt und ihn schließlich mit acht Arten der Fellatio erfreut. Im 21. Jahrhundert wird die Fellatio von vielen heterosexuellen Paaren praktiziert, die darin eine willkommene Erweiterung des erotischen Repertoires für die Frau sehen.

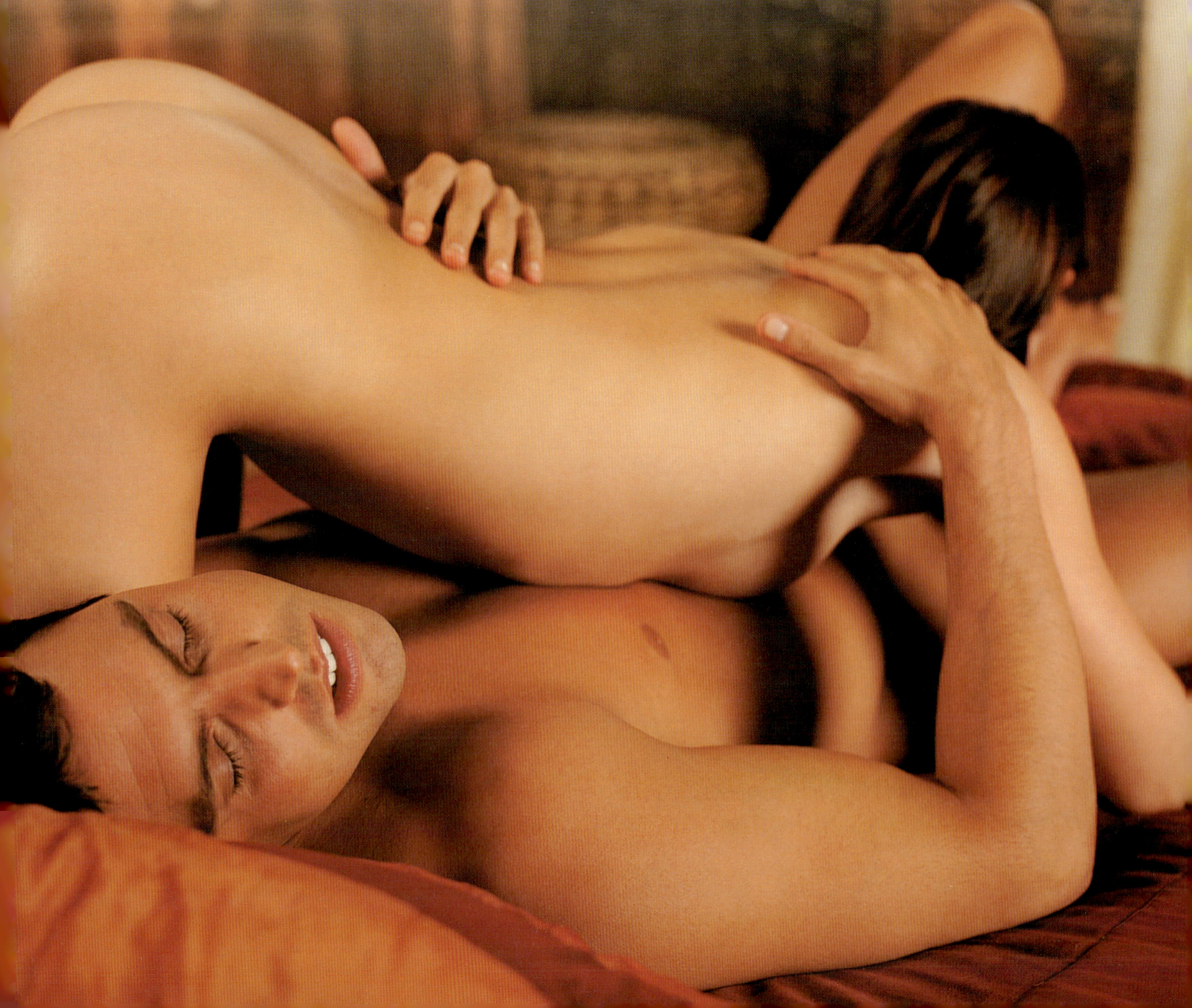

Den Penis lecken

Zu Beginn der Fellatio leckt die Frau den Penis des Mannes wie eine Eistüte. Dabei umfasst sie mit einer Hand die Peniswurzel und leckt mehrmals an den Seiten von unten nach oben.

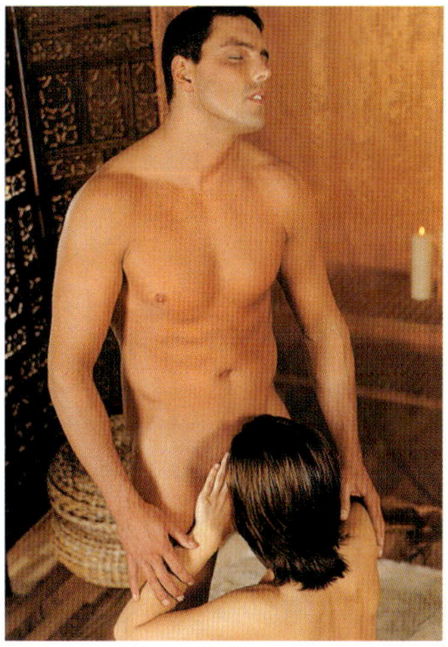

Technik für das 21. Jh.

Der »Schmetterlings-Triller« ist eine zeitgemäße Ergänzung gängiger Fellatio-Techniken. Die Frau hält den Penis mit einer Hand fest, während sie unten am Schaft mit schnellen Zungenwirbeln entlangfährt.

Die acht Arten der Fellatio

Vatsyayanas Eunuchen machten aus der Fellatio ein Spiel. Immer, wenn sie eine dieser acht Variationen ausgeführt hatten, hielten sie inne und warteten, bis ihr Herr um mehr bat. Erst dann gingen sie zur nächsten Technik über.

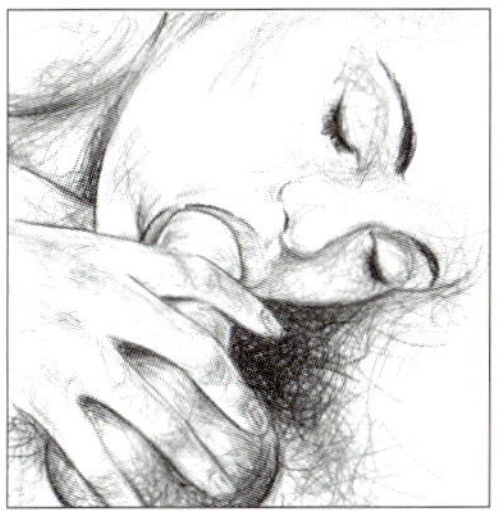

Als-ob-Verkehr

Umschließen Sie die Eichel mit den Lippen und bewegen Sie sie im Mund hin und her.

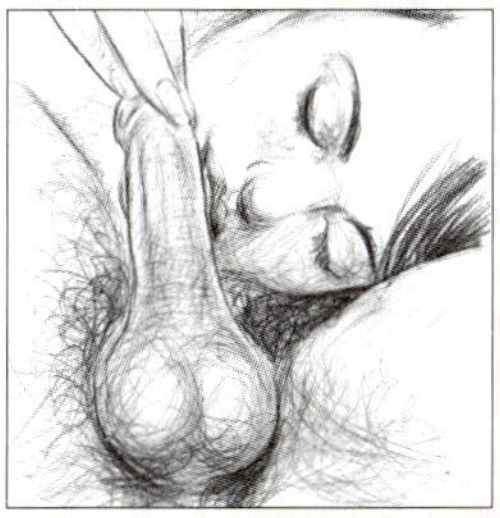

Die Seiten beißen

Knabbern Sie zärtlich am Penisschaft.

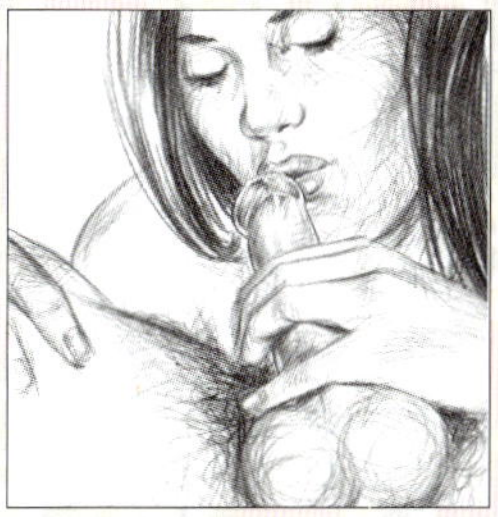

Lippendruck außen

Drücken Sie die Eichel sanft mit den Lippen, ehe Sie den Penis herausgleiten lassen.

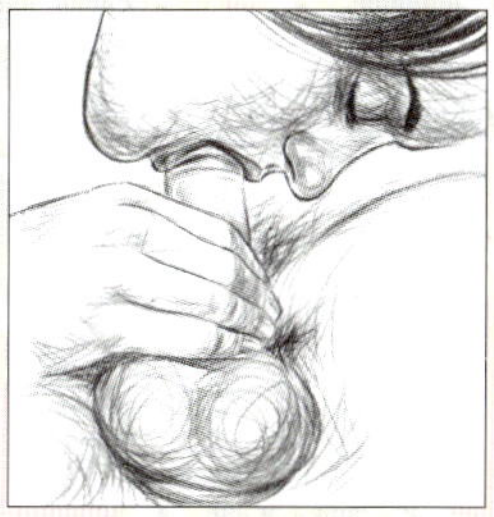

Lippendruck innen

Nehmen Sie die Eichel in den Mund, ehe Sie sie mit den Lippen drücken und den Penis herausziehen.

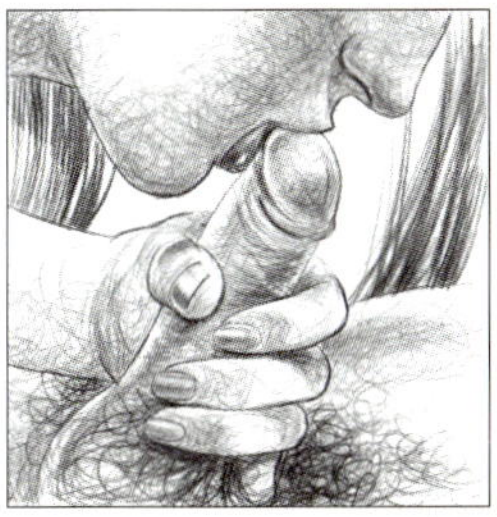

Den Penis küssen

Nehmen Sie den Penis in die Hand und küssen Sie ihn.

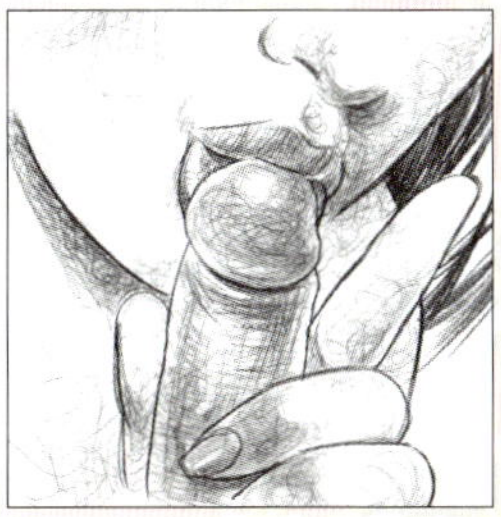

Den Penis liebkosen

Berühren Sie den Penis mit Mund und Zunge.

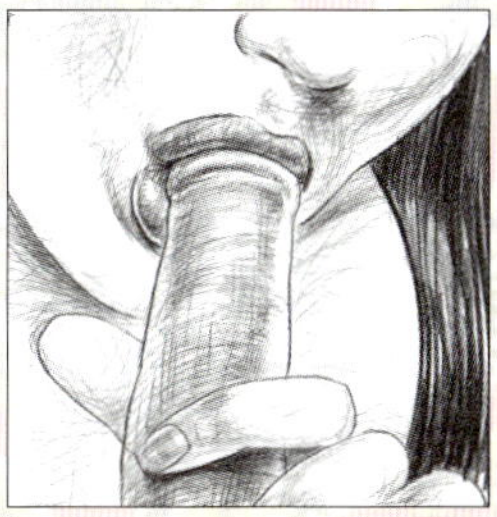

Eine Mango saugen

Nehmen Sie den Penis zur Hälfte in den Mund und saugen Sie daran.

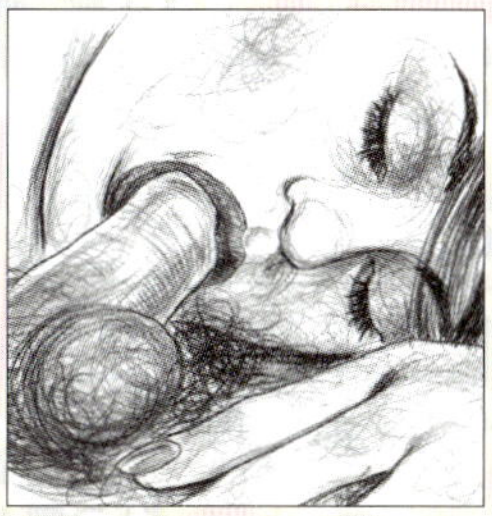

Den Penis schlucken

Tun Sie so, als ob Sie den Penis verschlucken wollten.

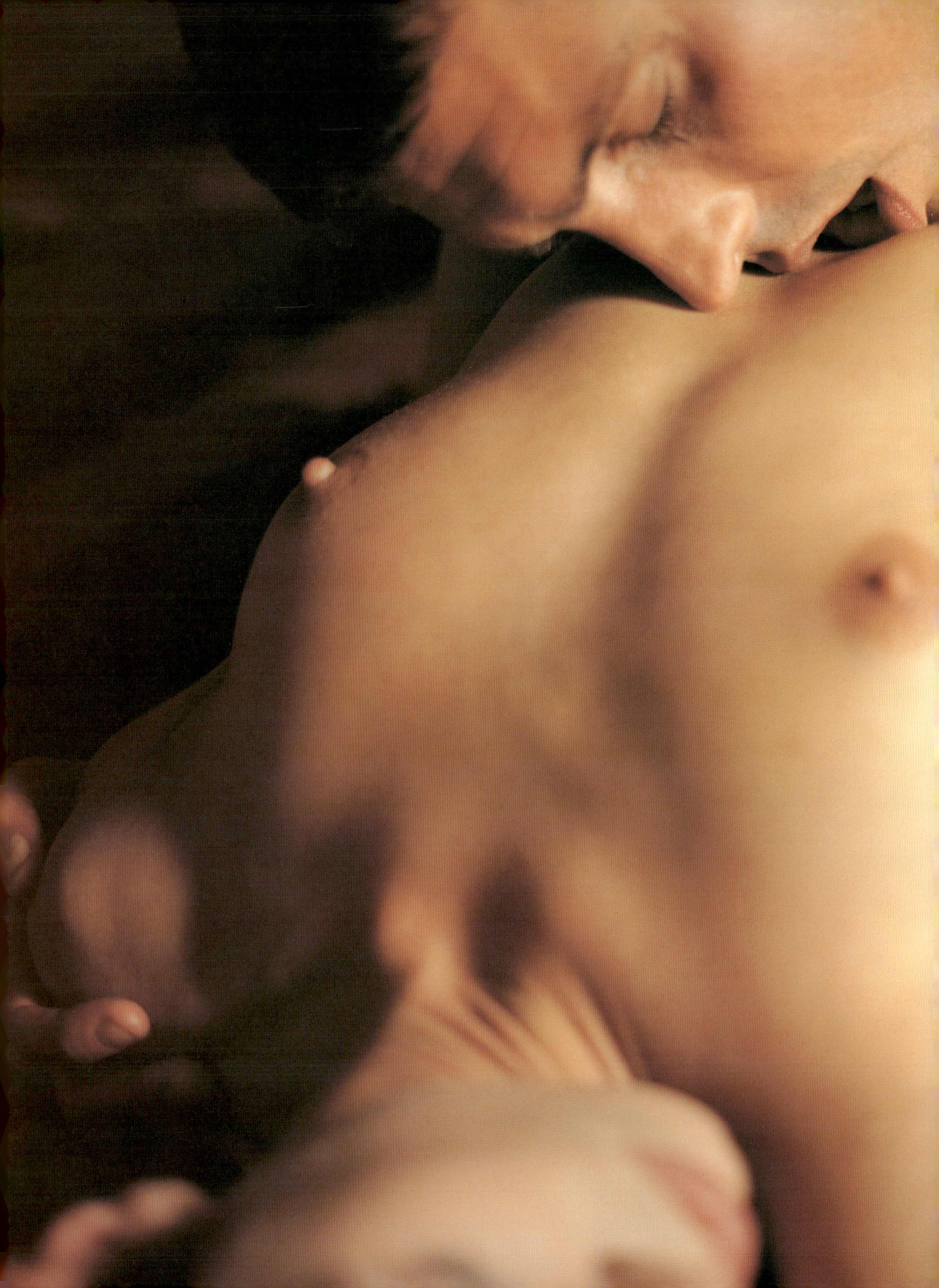

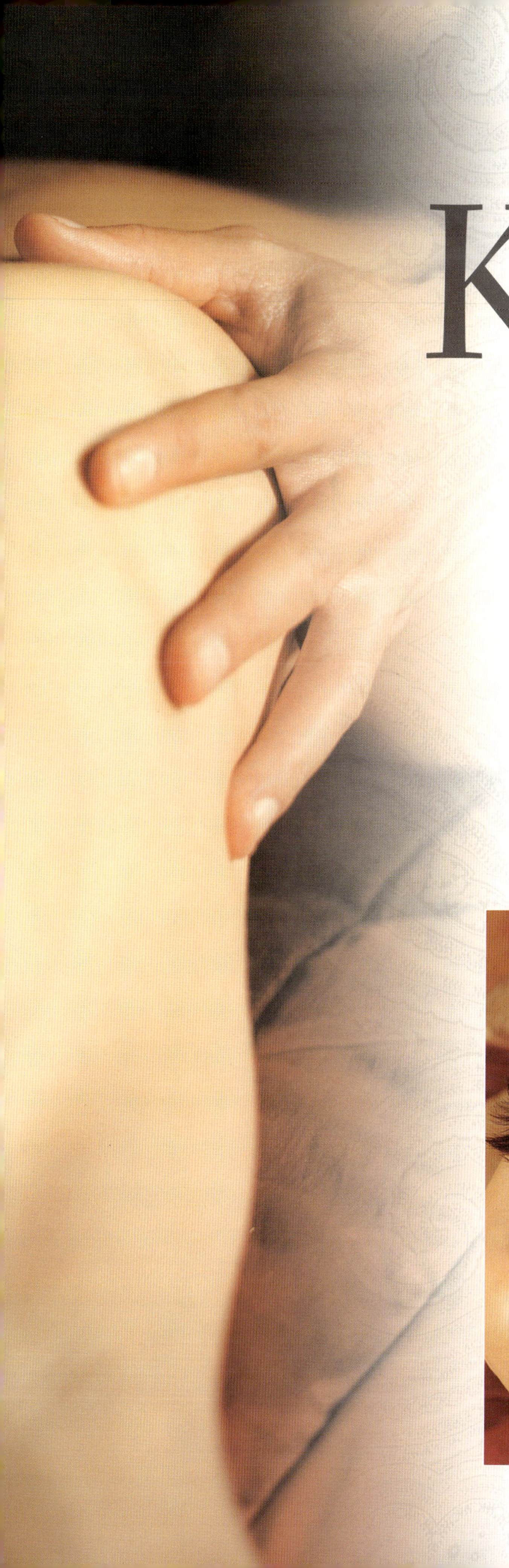

Kama-sutra

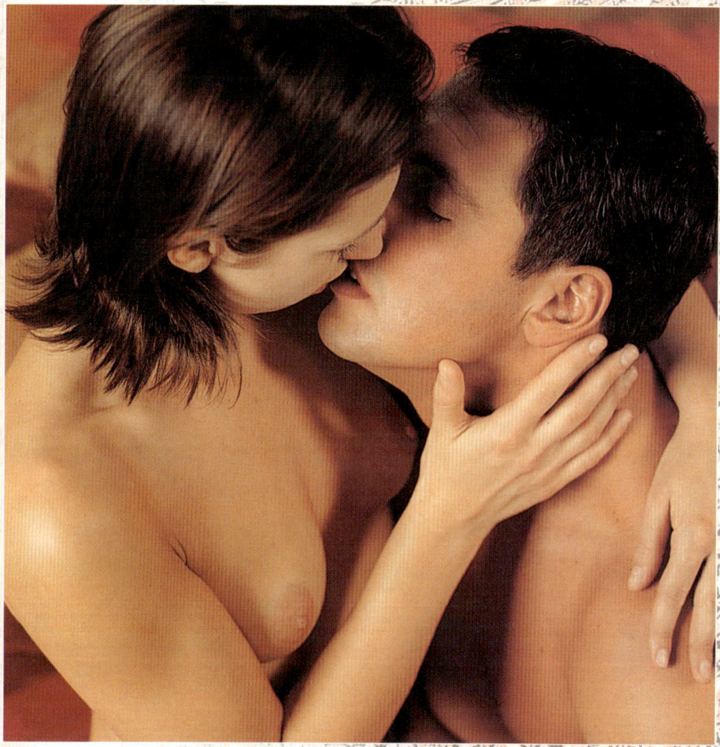

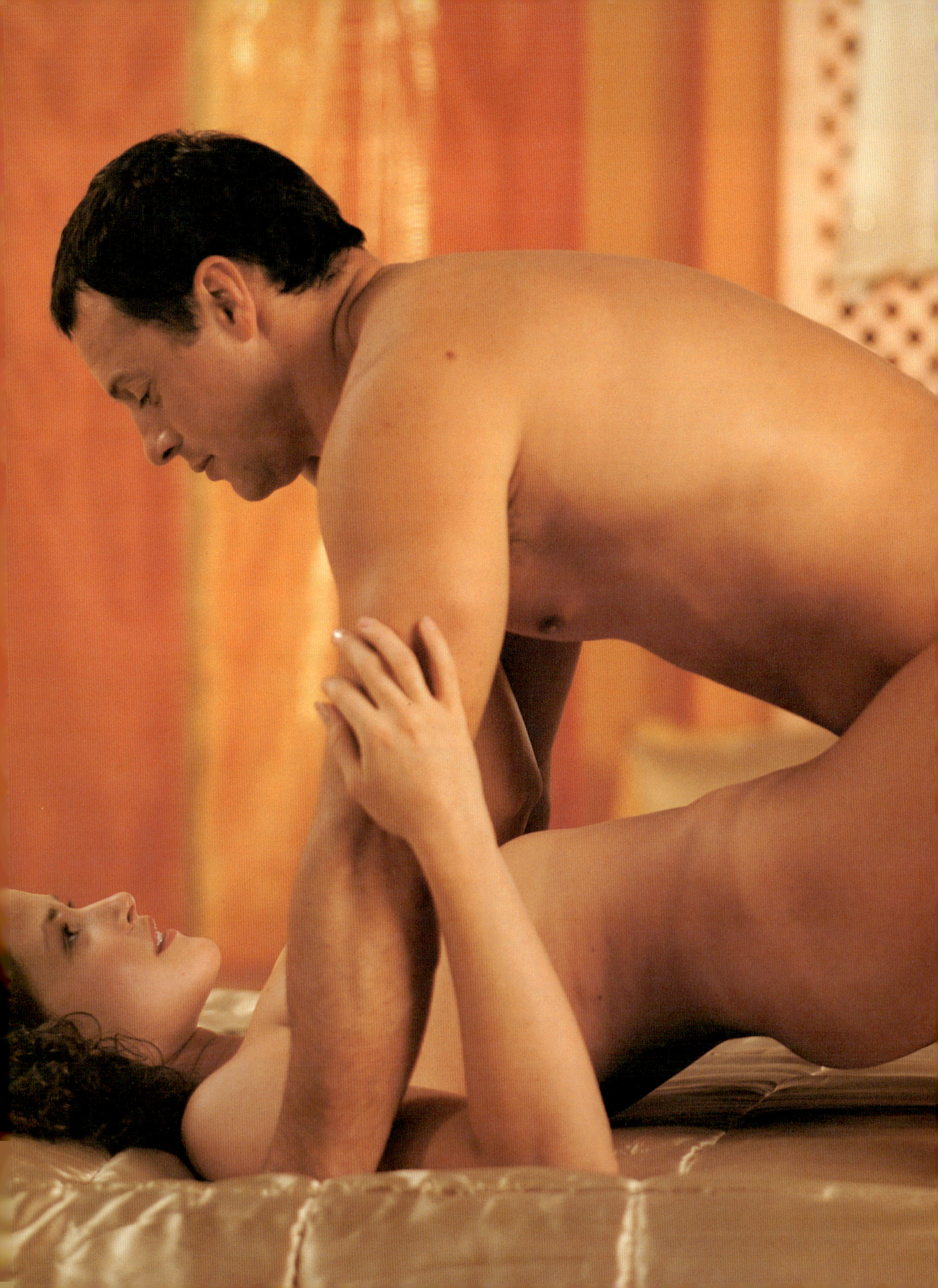

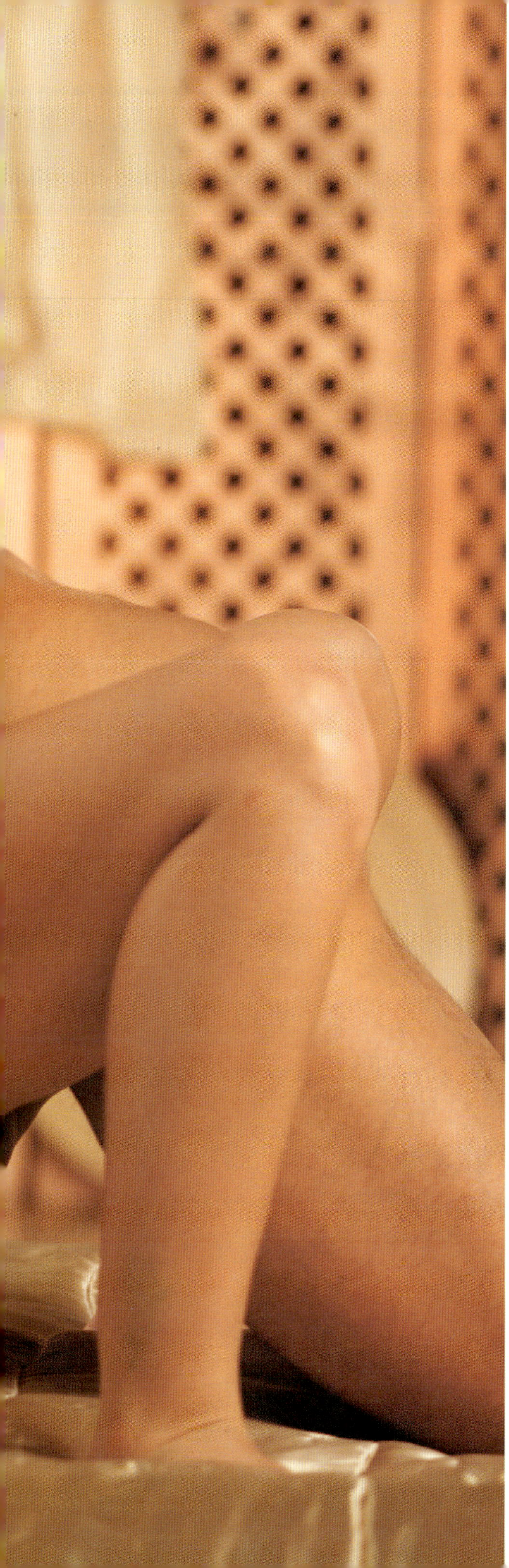

Die Klitoris stimulieren

Der Verfasser des Kamasutra beschrieb Stellungen, bei denen der Mann oben liegt und die Frau die Beine weit spreizt. Von der Klitoris spricht er zwar nie, er wusste aber sicher über sie Bescheid, denn bei diesen Stellungen wird die Klitoris durch Penis und Schambein des Mannes optimal stimuliert.

DIE HOCH GERUNDETE STELLUNG

In dieser Stellung kann die Frau ihr Verlangen deutlich zum Ausdruck bringen, indem sie den Rücken nach oben wölbt und dem Mann das Becken entgegenstreckt.

Sie☆☆☆☆

Wenn Sie sich mit den Ellbogen abstützen, können Sie die Erregung im Gesicht Ihres Liebhabers gut beobachten. Stellungen mit Blickkontakt können sehr anregend sein, wobei diese sehr anstrengend ist. Verzichten Sie bei Rückenproblemen darauf.

Er☆☆

Bei dieser Stellung ist der Kraftaufwand Ihrerseits geringer, da die erforderlichen Stöße eher kurz sind. Die flache Beckenbewegung erschöpft Sie nicht, und Sie können damit so lange fortfahren, wie Ihre Partnerin die Rückenwölbung durchhält. Erwarten Sie aber keine Höchstleistungen von ihr.

Hingabe der Frau

Viele Frauen öffnen bei der Penetration die Beine sehr weit, um sich mit dieser Geste dem Geliebten anzubieten. Die »Weit geöffnete Stellung« macht eine derartige Hingabe möglich.

DIE WEIT GEÖFFNETE STELLUNG

Er☆☆

Im Gesicht Ihrer Partnerin können Sie erkennen, wie erregt sie ist. Sie sind zwar durch die Schenkel der Partnerin in Ihrer Bewegungsfreiheit eingeschränkt, aber denken Sie daran, dass nicht nur Reibung im Genitalbereich erotische Gefühle auslöst. Guter Sex schließt die Vorstellung von Sex ebenso mit ein wie den tatsächlichen Vollzug.

Sie☆☆

Diese Stellung hat zwar ihren Reiz, beschert Ihnen aber nicht gerade die intensivsten Gefühle. Das Hindernis Ihrer hoch erhobenen Beine erlaubt kein besonders intensives Eindringen, und Ihre Klitoris dürfte dabei kaum stark stimuliert werden. Aber die Hilflosigkeit, die Sie dabei empfinden, kann die Erregung enorm steigern.

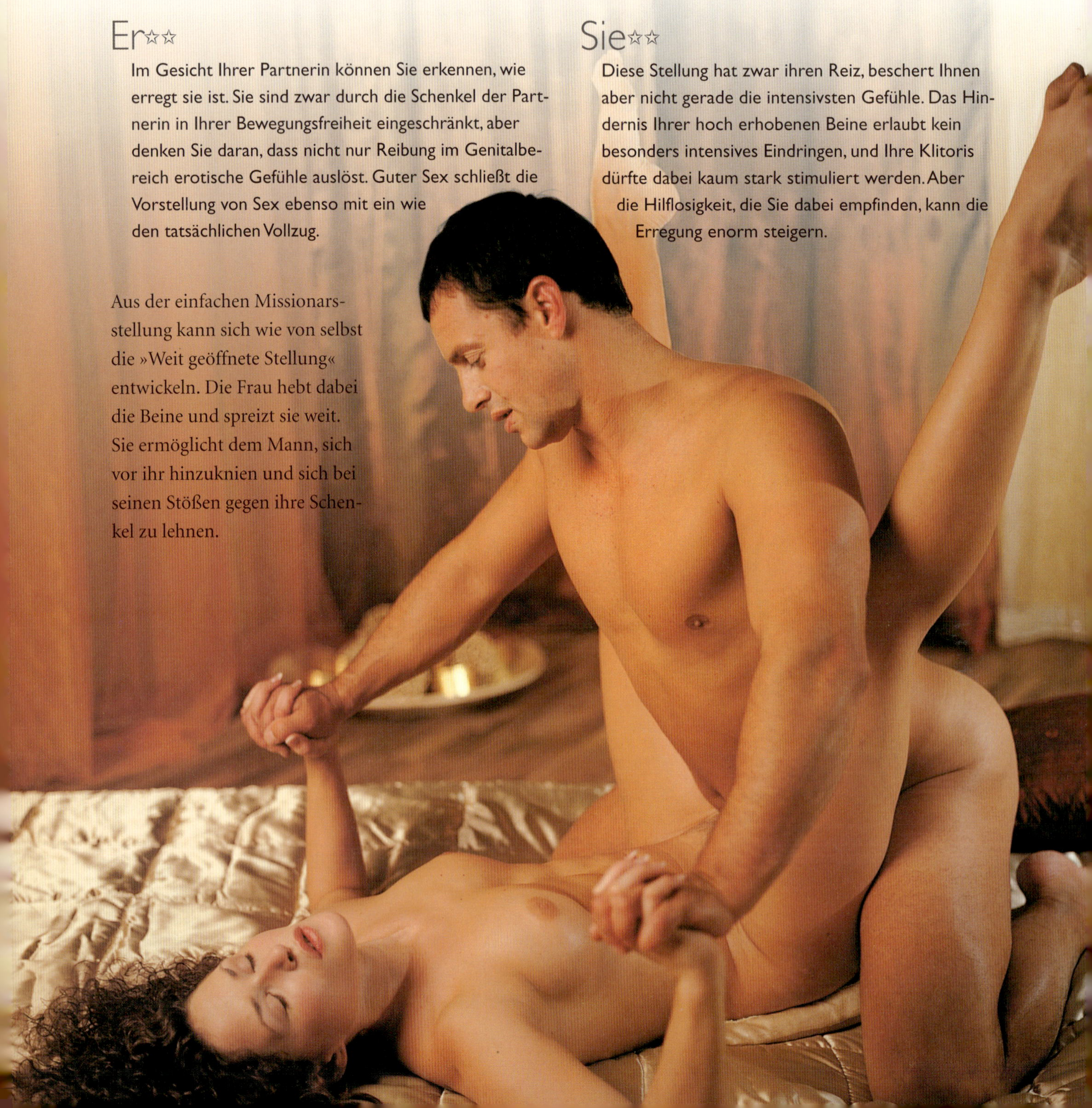

Aus der einfachen Missionarsstellung kann sich wie von selbst die »Weit geöffnete Stellung« entwickeln. Die Frau hebt dabei die Beine und spreizt sie weit. Sie ermöglicht dem Mann, sich vor ihr hinzuknien und sich bei seinen Stößen gegen ihre Schenkel zu lehnen.

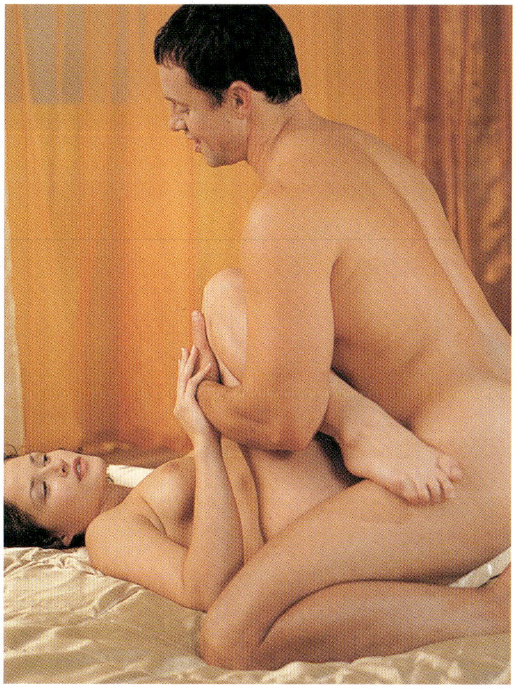

DIE KRABBEN-STELLUNG

Die Frau zieht die angewinkelten Beine dicht an den Körper heran. Wenn wir uns in Stellungen wie dieser »gehen lassen« können, lernen wir die tiefsten Gefühle des anderen kennen.

Sie☆☆☆☆

Indem Sie die Knie anwinkeln und nach hinten nehmen, spannen Sie die Oberschenkelmuskeln. Jeder Stoß Ihres Partners überträgt sich über die Knie auf die Schenkel und den Genitalbereich, sodass jeder einzelne seiner Stöße die Beckenspannung – und Ihren Genuss – steigert.

Er☆☆☆

Diese Stellung trägt dazu bei, dass sich die Vagina um den Penis zusammenzieht, und bietet somit mehr unmittelbare Genitalreizung als die »Weit geöffnete Stellung«. Ihre Stöße werden rhythmischer, wenn Sie die Knie der Partnerin gegen ihre Brust drücken.

DIE LOTUSÄHNLICHE STELLUNG

Die Frau kreuzt die Beine und zieht sie zum Oberkörper, ehe der Mann sich über sie beugt und in sie eindringt. Diese Stellung ist nicht ganz ernst zu nehmen, da sie wegen der Anspannung in den Gliedern kaum als angenehm empfunden werden kann. Die wenigen Frauen, die diese Position überhaupt einnehmen können, werden Schwierigkeiten haben, sie lange zu halten.

Er☆

Die Versuche Ihrer Partnerin, mit dieser Position zurechtzukommen, werden Sie kaum Ihren Rhythmus finden lassen. Zudem besteht die Gefahr, sich einen Tritt an einer empfindlichen Stelle einzuhandeln. Belassen Sie es lieber bei der Betrachtung dieses Fotos – es sei denn, Sie gehören zu den ganz Mutigen.

Sie

Das eigentliche Ziel dieser bekannten Yogastellung besteht darin, die Vagina anzuheben. Eine gelenkige, yogaerfahrene Frau schafft das vielleicht sogar. Entscheiden Sie selbst, ob es die Mühe wirklich wert ist.

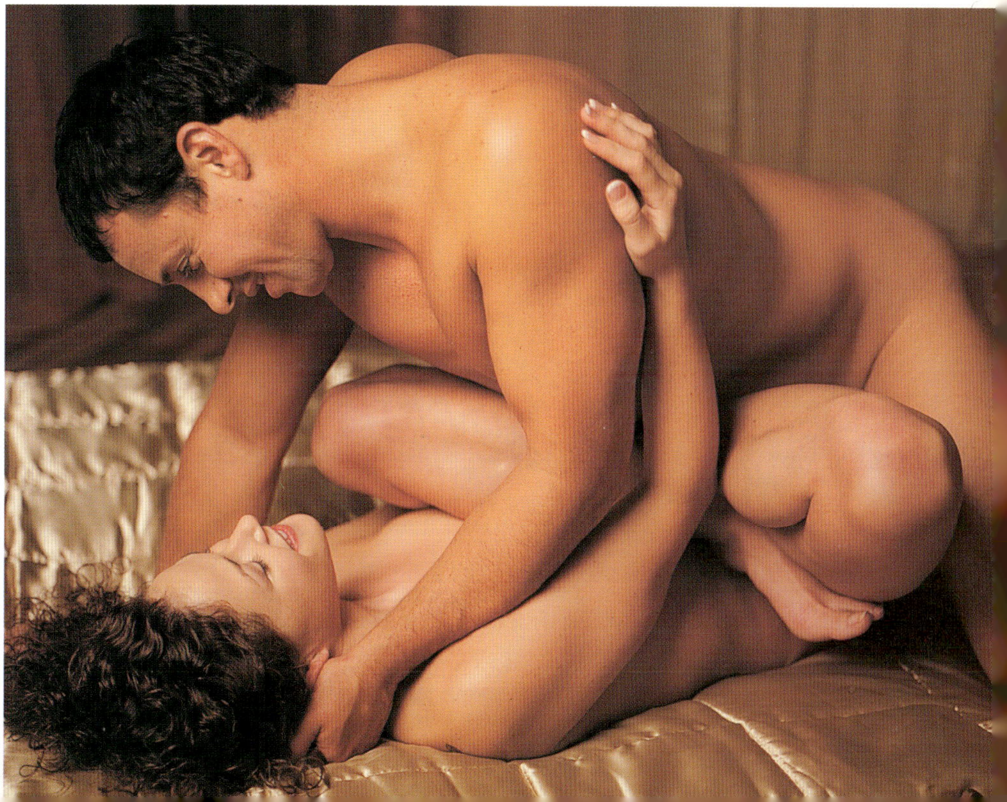

WEIT GEÖFFNETE STELLUNG EINMAL ANDERS

Sie werden wahrscheinlich wie von selbst zu dieser Stellung übergehen, nachdem Sie mit der »Weit geöffneten Stellung« (*S. 30*) experimentiert haben. Insbesondere der Mann wird sich wohlfühlen, da er tief eindringen kann, ohne auf die Bequemlichkeit der Missionarsstellung verzichten zu müssen. Die Frau, deren Waden auf den Schultern des Mannes liegen, reckt die Beine hoch in die Luft, was auf beide Partner erregend wirkt.

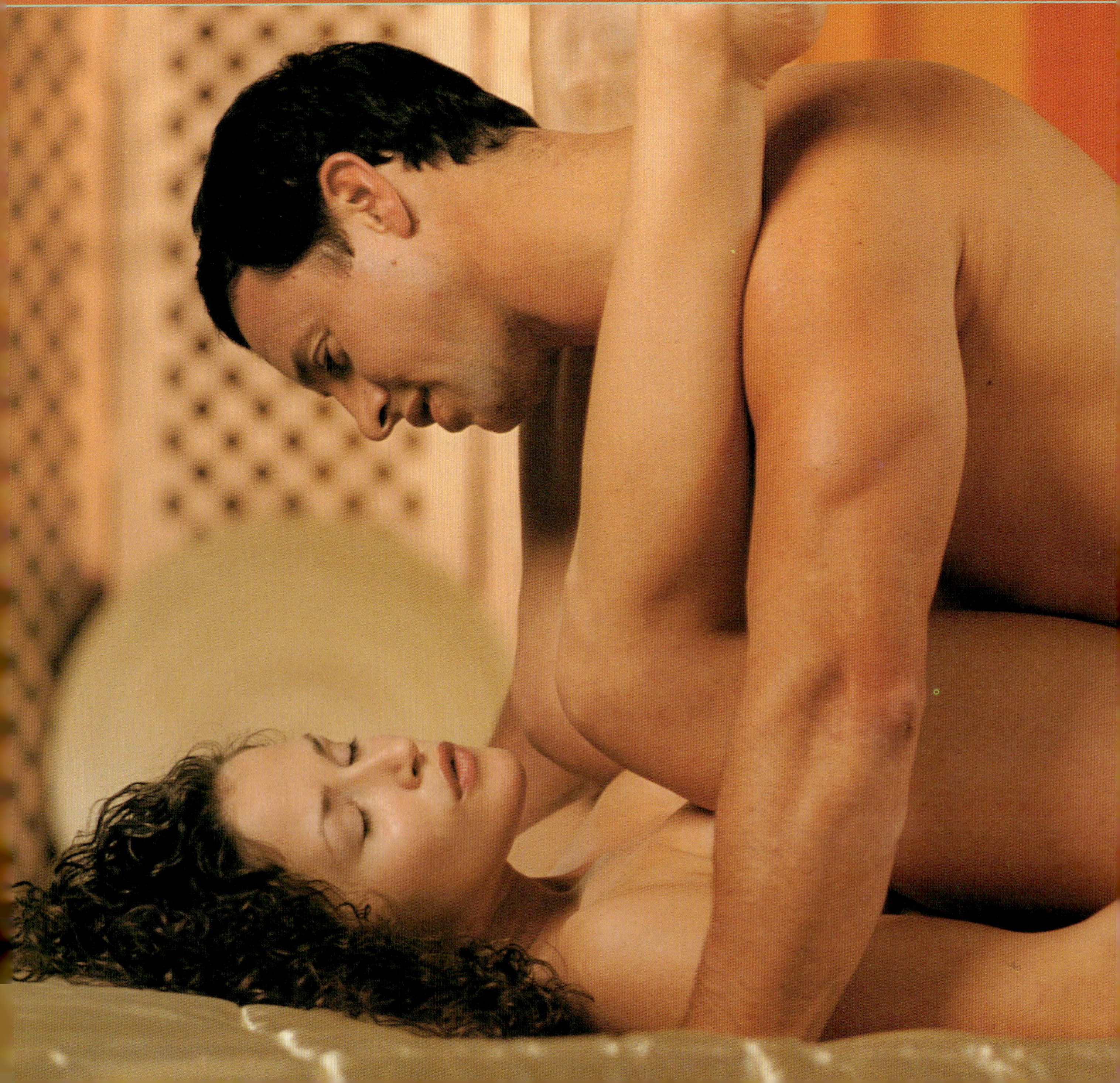

Er ☆☆☆

Für Sie ist diese Stellung ermüdend, da Sie sich beim Stoßen mit den Armen abstützen müssen. Wahrscheinlich werden Sie die Position nicht lange halten können. Bei aller Anstrengung haben Sie aber die Möglichkeit, tiefer in Ihre Partnerin einzudringen.

Sie ☆☆

Da Ihr Partner tief eindringt, müssen Sie für diese Stellung bereits vollständig erregt sein. Die Penisbewegungen fühlen sich zwar äußerst lustvoll an, aber es kommt dabei zu keiner direkten Stimulation der Klitoris. Sie werden in dieser Stellung keinen Orgasmus bekommen, es sei denn, Sie reagieren besonders auf Druck auf den Damm und Analbereich.

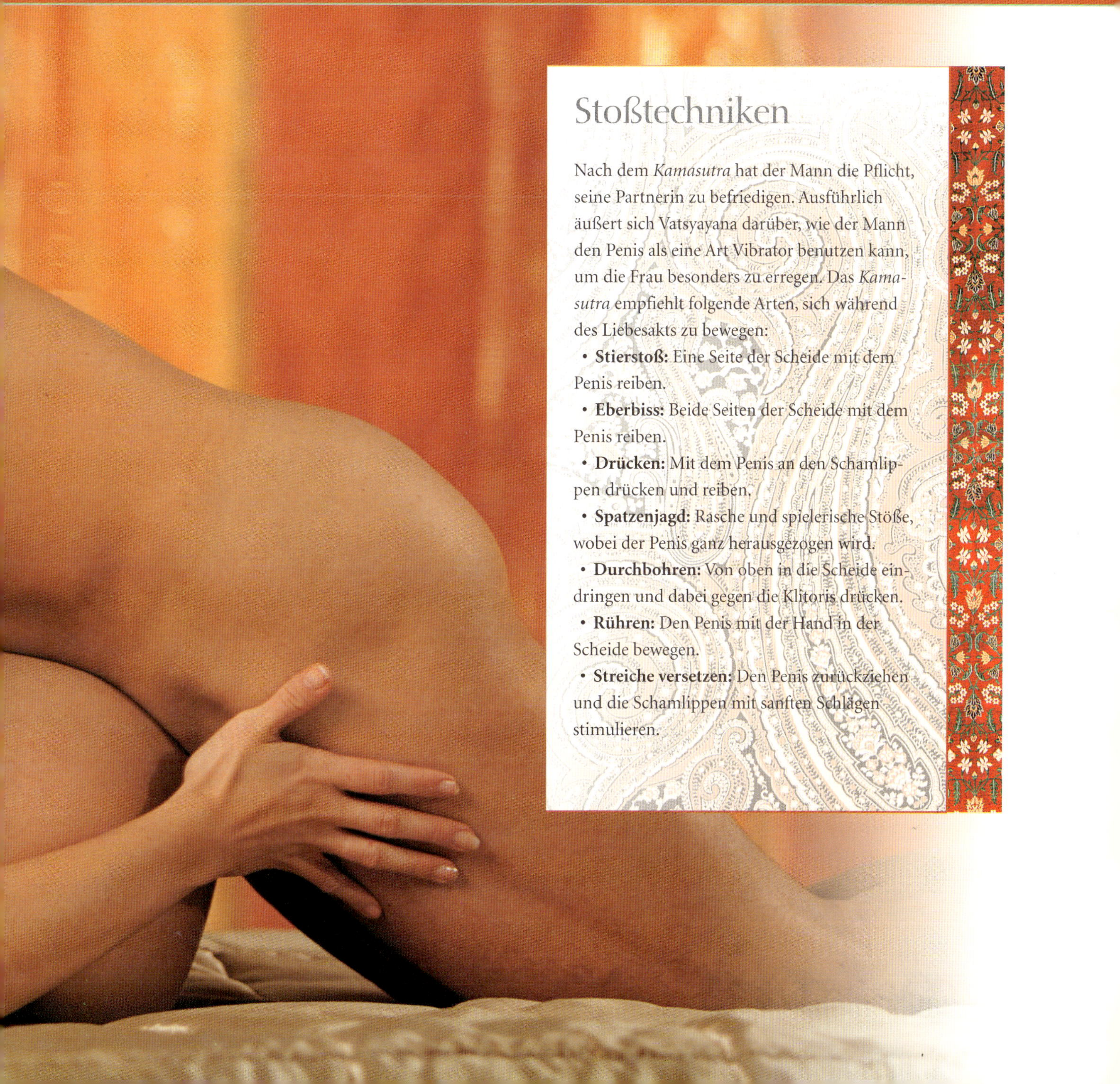

Stoßtechniken

Nach dem *Kamasutra* hat der Mann die Pflicht, seine Partnerin zu befriedigen. Ausführlich äußert sich Vatsyayana darüber, wie der Mann den Penis als eine Art Vibrator benutzen kann, um die Frau besonders zu erregen. Das *Kamasutra* empfiehlt folgende Arten, sich während des Liebesakts zu bewegen:

- **Stierstoß:** Eine Seite der Scheide mit dem Penis reiben.
- **Eberbiss:** Beide Seiten der Scheide mit dem Penis reiben.
- **Drücken:** Mit dem Penis an den Schamlippen drücken und reiben.
- **Spatzenjagd:** Rasche und spielerische Stöße, wobei der Penis ganz herausgezogen wird.
- **Durchbohren:** Von oben in die Scheide eindringen und dabei gegen die Klitoris drücken.
- **Rühren:** Den Penis mit der Hand in der Scheide bewegen.
- **Streiche versetzen:** Den Penis zurückziehen und die Schamlippen mit sanften Schlägen stimulieren.

Kontraktion

Durch Anspannen der Scheidenmuskulatur kann die Frau sich selbst und ihrem Partner größere Lustgefühle verschaffen. Bestimmte Stellungen führen von selbst zu einer Kontraktion, bei anderen wechselt der auf den Penis ausgeübte Druck mit den Koitusbewegungen.

Der Orgasmus

Wenn die sexuelle Erregung steigt, entsteht eine Spannung, die sich im Orgasmus entlädt. Ohne ausreichende sexuelle Spannung ist es schwierig, einen Orgasmus zu erreichen. Die Beckengegend, vor allem Schenkel und Po, stehen im Mittelpunkt dieser sexuellen Spannung – man kann den Höhepunkt unterstützen und verstärken, indem man dort bewusst Spannung aufbaut. Bioenergetische Übungen, ein bewusstes Anspannen der Muskeln etwa, und Kegel-Übungen (*S. 36*) unterstützen die Orgasmusfähigkeit.

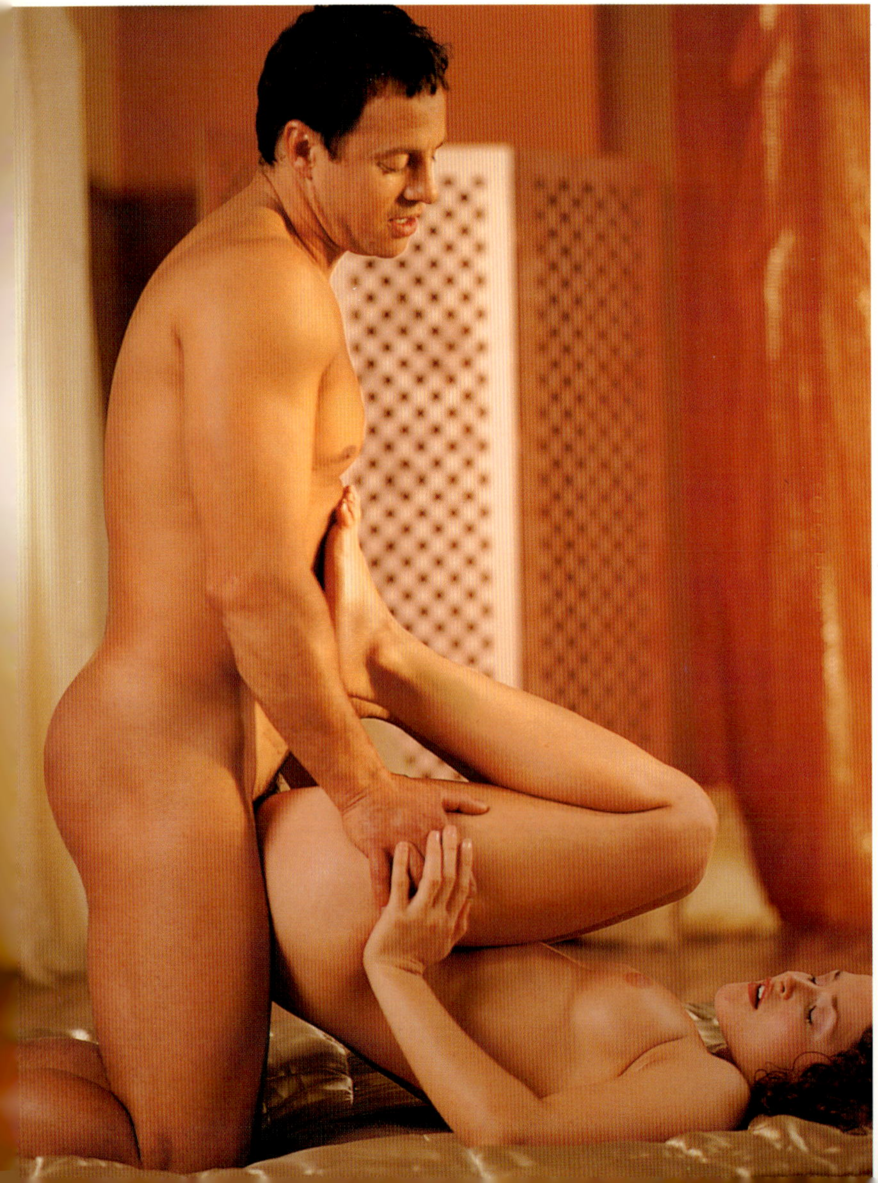

GEFÄHRTIN DES INDRA

Die Stellung ist nach Indrani benannt, der Frau des Hindugottes Indra. Das *Kamasutra* empfiehlt sie als »höchste Vereinigung«. Die Frau zieht dabei die angewinkelten Knie dicht an den Körper heran. Der Mann hebt ihre Hüfte an und dringt im Knien in sie ein. Er kontrolliert seine Stöße, indem er sich an ihren Schenkeln festhält.

Er ☆☆☆☆

Dies ist eine bequeme Position, vorausgesetzt Sie sind in etwa genauso groß und schwer wie Ihre Partnerin. Wenn das der Fall ist, können Sie sich gegen Ihre Partnerin lehnen und stoßen, ohne Arme und Beine anzustrengen.

Sie ☆☆☆

Wenn Sie die Knie so anziehen, spannt sich die Scheidenmuskulatur an. In der Beckengegend baut sich eine enorme sexuelle Spannung auf. Die Spannung kann sich noch steigern, wenn es Sie besonders erregt, in dieser Position dazuliegen.

Zauberei & Magie

Ursprünglich enthielt Vatsyayanas Buch auch Hinweise auf Zaubertränke und Sprüche. Einige der eher harmloseren Verfahren werden hier vorgestellt. Der Leser des 21. Jahrhunderts wird sie zwar nicht nachahmen, aber doch staunend zur Kenntnis nehmen.

Wie man mit zahllosen Frauen schläft

Shringataka (was auch immer das sein mag!), Jasmin und wilde Feigen zerstoßen und mit Süßholz, Zucker und Milch vermischen. Das Ganze über kleinem Feuer mit *ghee* (geklärter Butter) aufkochen und in portionsgerechte Stücke zerteilen. Wer davon isst, wird mit Unmengen von Frauen schlafen – angeblich. Da Süßholz und Feigen auch für ihre abführende Wirkung bekannt sind, werden Sie am Ende womöglich auf dem stillen Örtchen landen...

Wie man Rivalinnen ausschaltet

Diesen Zauber empfiehlt Vatsyayana allen Frauen, die von ihrem Mann verlassen wurden. Der Zauber zielt darauf ab, das *bhaga* der Rivalin zu vernichten. *Bhaga* hat zwei Bedeutungen: Glück und Vagina. Eine Rivalin an dieser Stelle zu treffen, heißt, sie im wahrsten Sinn des Wortes »auszutrocknen«, womit sie, im Kontext des 4. Jahrhunderts, jeden Wert als Frau verliert.

Die Frau muss in den Besitz einer Haarlocke, eines Zahnstochers und eines Haarkranzes ihrer Rivalin gelangen. Diese drei Gegenstände werden in ein Stück Haut einer Opferkuh eingewickelt und unter drei großen Steinen vergraben. Reste des Kranzes werden zerrieben, mit übriggebliebenem Haar vermengt und, verschnürt mit schwarzem Garn, ebenfalls vergraben. Wenn alle diese Gegenstände wieder ausgegraben werden, ist es um Ihre Rivalin schlecht bestellt.

Wie Sie die Liebe Ihres Partners behalten

Die Frau soll sich mittels eines Zaubers der Kräfte der Indrani (*siehe vorige Seite*) bemächtigen, die als Verkörperung ehelichen Glücks gilt.

Zuerst streuen Sie Bohnen (Sinnbild für die Hoden des Mannes) auf den Kopf Ihres Gatten. Dann fertigen Sie ein Bild von ihm an und umgeben es mit brennenden Pfeilen (Sinnbild für den Phallus). So liegt Ihnen Ihr Mann garantiert zu Füßen. Paaren, die sich einen hellhäutigen Sohn wünschen, wird außerdem geraten, Milch zu trinken und in Milch gekochten Reis zu essen. Wer einen dunkelhäutigen Sohn wünscht, soll sich ausschließlich von Schokolade und schwarzen Oliven ernähren!

Heutige Zaubermittel sind viel profaner. Eine Möglichkeit ist Viagra, eine weitere die Antibabypille und die dritte schließlich die Kunst der Eheberater.

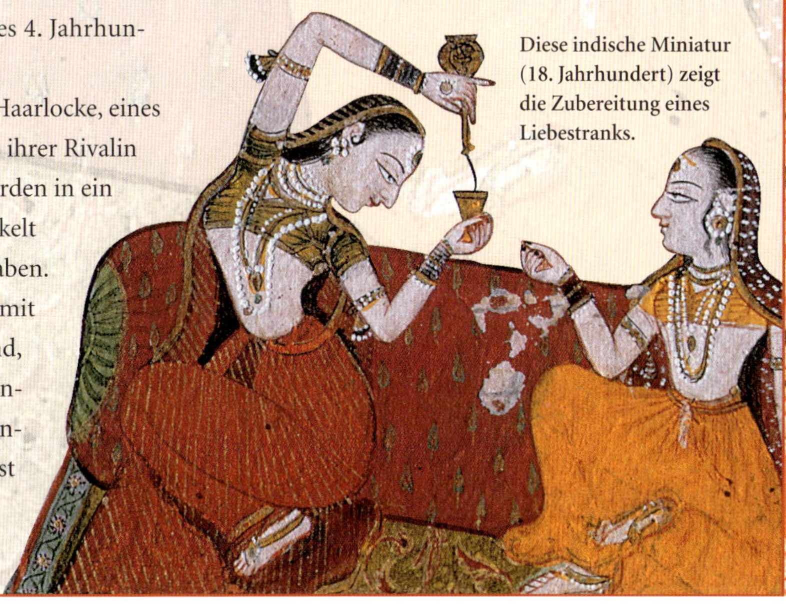

Diese indische Miniatur (18. Jahrhundert) zeigt die Zubereitung eines Liebestranks.

Kegel-Übungen

Dr. Arnold Kegel entwickelte diese Übungen zur Straffung der nach einer Geburt erschlafften Beckenbodenmuskeln. Ein Training dieser Muskeln hat auch eine Steigerung des sexuellen Empfindens zur Folge. Sie erleben Ihre Orgasmen umso intensiver, je mehr Sie in der Lage sind, die Scheidenmuskeln zu kontrahieren.

Um herauszufinden, wo genau sich die Beckenbodenmuskeln befinden, versuchen Sie auf der Toilette, den Urinfluss zu unterbrechen. Wiederholen Sie diese Übung, bis Sie genügend Kontrolle über diesen Muskel haben. Dann testen Sie, wie stark Ihre Beckenbodenmuskeln sind. Legen Sie sich auf den Rücken, stecken Sie einen Finger in die Scheide und ziehen Sie die Beckenbodenmuskeln zusammen. Wenn Sie nur wenig spüren, sollten Sie folgende Übungen regelmäßig ausführen. Sie können das überall und jederzeit tun.

- Spannen Sie die Vaginalmuskeln langsam im Wechsel jeweils für drei Sekunden an und entspannen Sie sie wieder. Dreimal täglich jeweils zehn Mal wiederholen.
- Die Muskeln schnell anspannen, so dass Ihre Vagina »flattert«. Dreimal täglich zehn Mal wiederholen.
- Stellen Sie sich vor, im Inneren Ihrer Vagina befände sich ein Fahrstuhl, und Ihre Muskeln müssten den vierten Stock erreichen. Spannen Sie die Muskeln langsam an und machen Sie bei jedem Stockwerk halt. Oben angelangt, halten Sie die Anspannung einen Moment lang, um wieder langsam ins Erdgeschoss zurückzukehren. Zweimal täglich wiederholen.

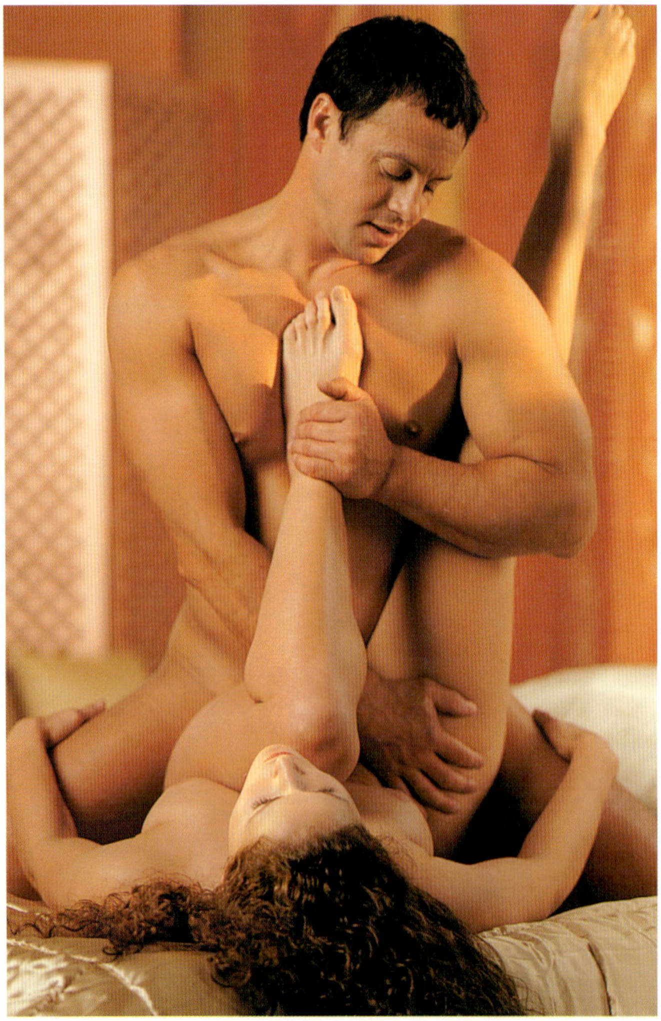

HALB GEPRESSTE STELLUNG

Diese Stellung wirkt eher wie eine Gymnastikübung als wie ein Weg zu lustvollem Genießen körperlicher Liebe. Die Frau streckt ein Bein am Körper ihres Partners entlang in die Höhe, während sie das andere zur Brust zieht, die Fußsohle gegen die Brust des Partners gestützt. Das ermöglicht eine Stimulierung der Klitoris, was bei der »Gepressten Stellung« nicht der Fall ist. Ein ausgestrecktes Bein wirkt zudem sexy und steigert die Erregung des Mannes.

Er☆☆☆

Bei zärtlichem Gegendruck Ihrer Partnerin spürt der Penisschaft mehr vaginale Vibration. Sie können ihren Fuß im Lauf des Akts zärtlich streicheln. Berührungen an den Füßen vermitteln Intimität und wirken oft schon für sich alleine erregend.

Sie☆☆

Um die Klitoris zu stimulieren, schieben Sie das Becken gegen den Partner. Da sich bei dieser Stellung die Scheide zusammenzieht, sollte der Partner nicht zu heftig stoßen, sonst empfinden Sie eher Unbehagen als sexuelle Lust.

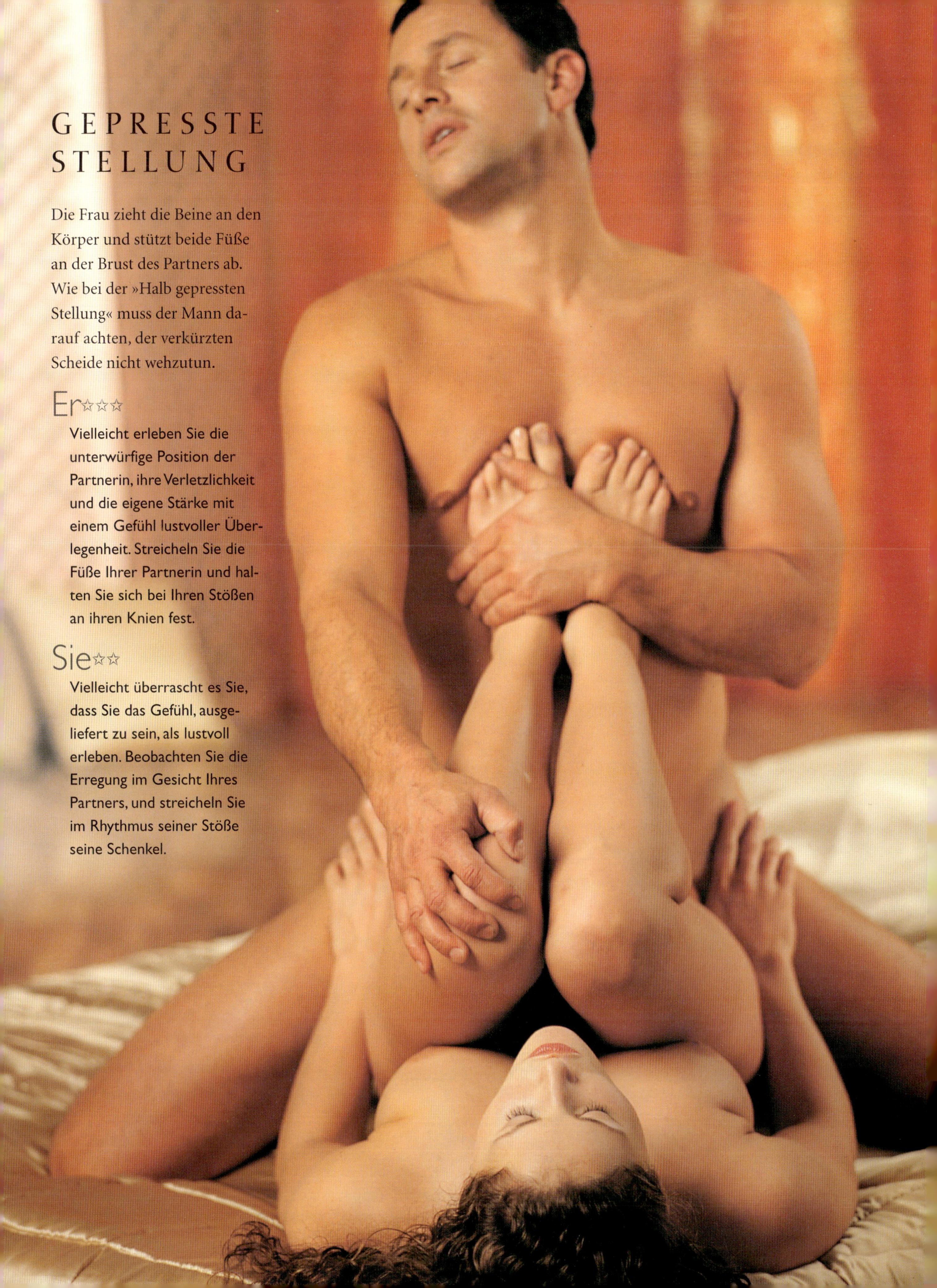

GEPRESSTE STELLUNG

Die Frau zieht die Beine an den Körper und stützt beide Füße an der Brust des Partners ab. Wie bei der »Halb gepressten Stellung« muss der Mann darauf achten, der verkürzten Scheide nicht wehzutun.

Er☆☆☆

Vielleicht erleben Sie die unterwürfige Position der Partnerin, ihre Verletzlichkeit und die eigene Stärke mit einem Gefühl lustvoller Überlegenheit. Streicheln Sie die Füße Ihrer Partnerin und halten Sie sich bei Ihren Stößen an ihren Knien fest.

Sie☆☆

Vielleicht überrascht es Sie, dass Sie das Gefühl, ausgeliefert zu sein, als lustvoll erleben. Beobachten Sie die Erregung im Gesicht Ihres Partners, und streicheln Sie im Rhythmus seiner Stöße seine Schenkel.

GESPALTENER BAMBUS

Bei dieser akrobatischen Stellung beugt und streckt die Frau die Beine während des Akts – sie muss also höchst gelenkig sein. Es wiederholt sich die immer gleiche Abfolge: Die Frau zieht ein Bein an und legt es ihrem Partner auf die Schulter; nach einer Weile legt sie dieses Bein wieder ab und zieht das andere an. So »spaltet sie den Bambus«. Liebesspiele wie diese erinnern mich daran, wie frisch verliebte Paare eine verrückte Stellung nach der anderen erfinden.

Er ☆☆☆

Wenn Ihre Partnerin die Beine im Wechsel anhebt, wird Ihr Penis von verschiedenen Vaginalmuskeln gepresst, was Ihnen sehr ungewöhnliche Empfindungen beschert.

Sie

Für Ihren Partner ist diese Stellung besonders reizvoll. Kommen Sie ihm im Erleben seiner Lust entgegen, indem Sie die Grenzen Ihrer Beweglichkeit ausloten.

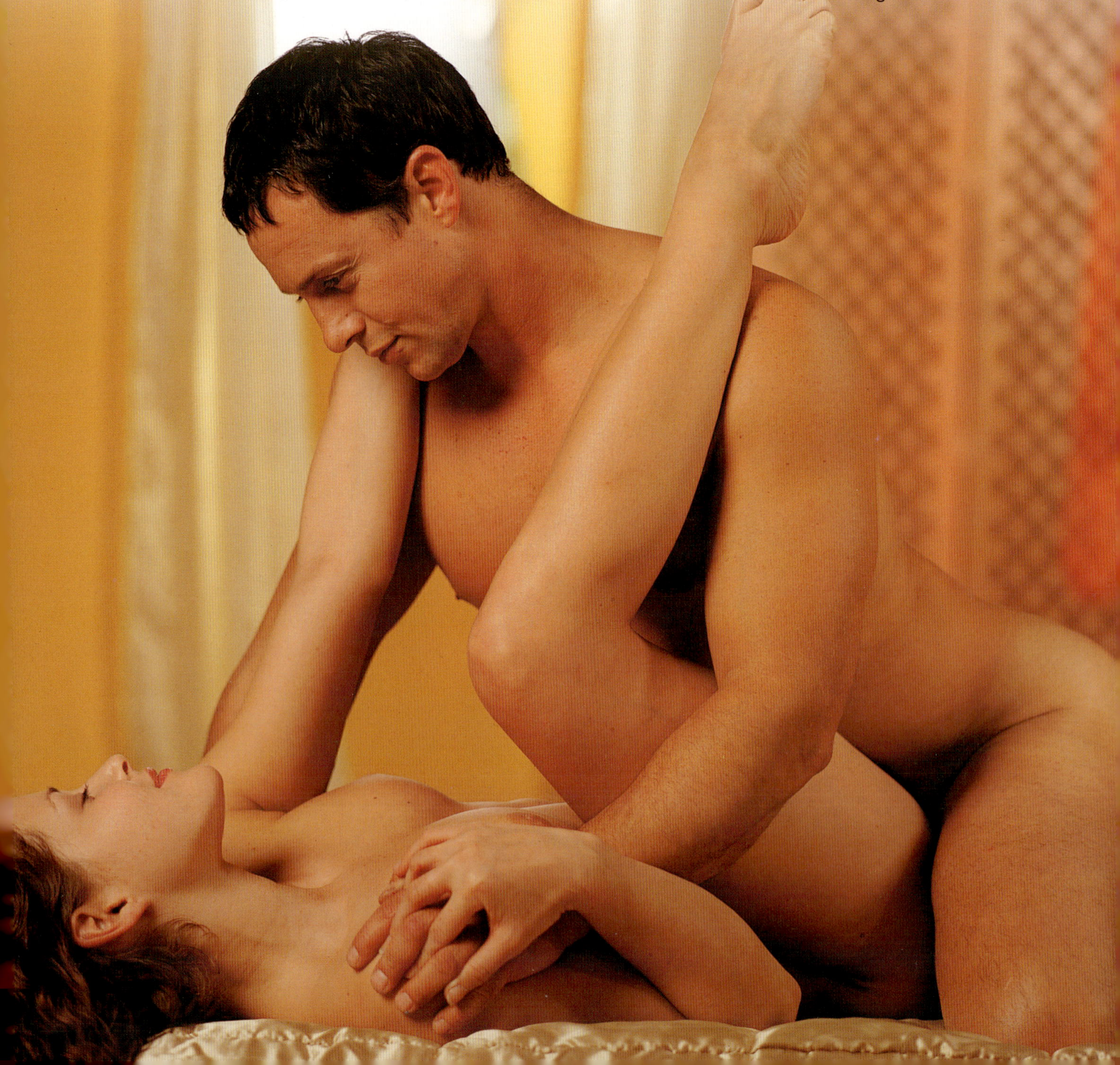

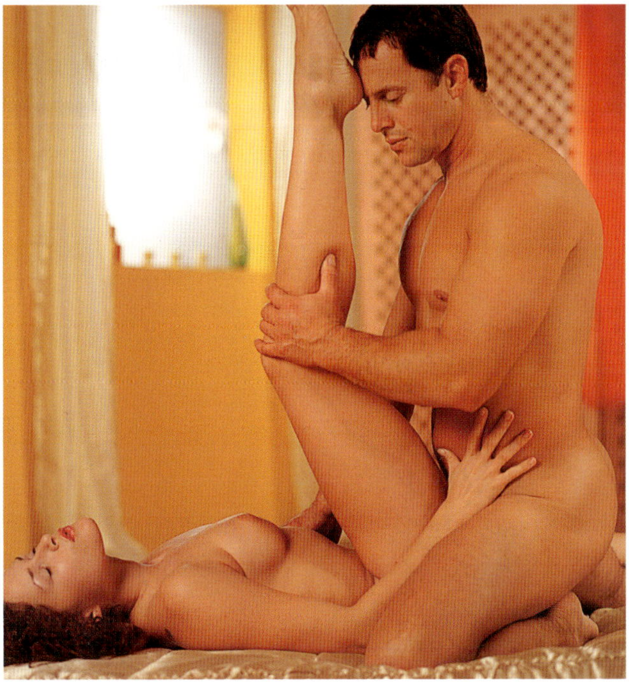

DER EINGESCHLA-GENE NAGEL

Die Frau setzt ihre Ferse an die Stirn des Mannes. Bein und Fuß gleichen dann einem Hammer. Stellungen wie diese sollen unbeschwert genossen werden.

Er☆

Das erhobene Bein der Partnerin bewegt sich mit den Stößen mit. Die davon ausgehende Wirkung auf die Vagina empfinden Sie unmittelbar.

Sie

Für Sie selbst ist diese Stellung weniger befriedigend, aber genießen Sie es, den Gefühlsausdruck im Gesicht Ihres Partners zu verfolgen. Er zumindest entdeckt ungewohnte Empfindungen.

DIE ERHOBENE STELLUNG

Die Frau hebt die Beine hoch und legt die Füße auf den Schultern des Mannes ab. Dieser kniet vor ihr und dringt in dieser Position in sie ein. Dabei presst sie die Schenkel zusammen, was beiden Partnern die angenehmsten Gefühle verschafft.

Er☆☆☆☆

Versuchen Sie es mit dieser Stellung, wenn Sie eigentlich erschöpft und zu müde für Sex sind – es lohnt sich wirklich. Sie können kraftvoll von unten stoßen und sich dabei an Knien und Waden der Partnerin festhalten.

Sie☆☆☆☆

Mit Ihren Schenkeln können Sie versuchen, Druck auf den Penis auszuüben und so die Reibung zwischen Penis und Vagina zu verstärken. Das steigert Ihr eigenes Lustempfinden und das Ihres Partners.

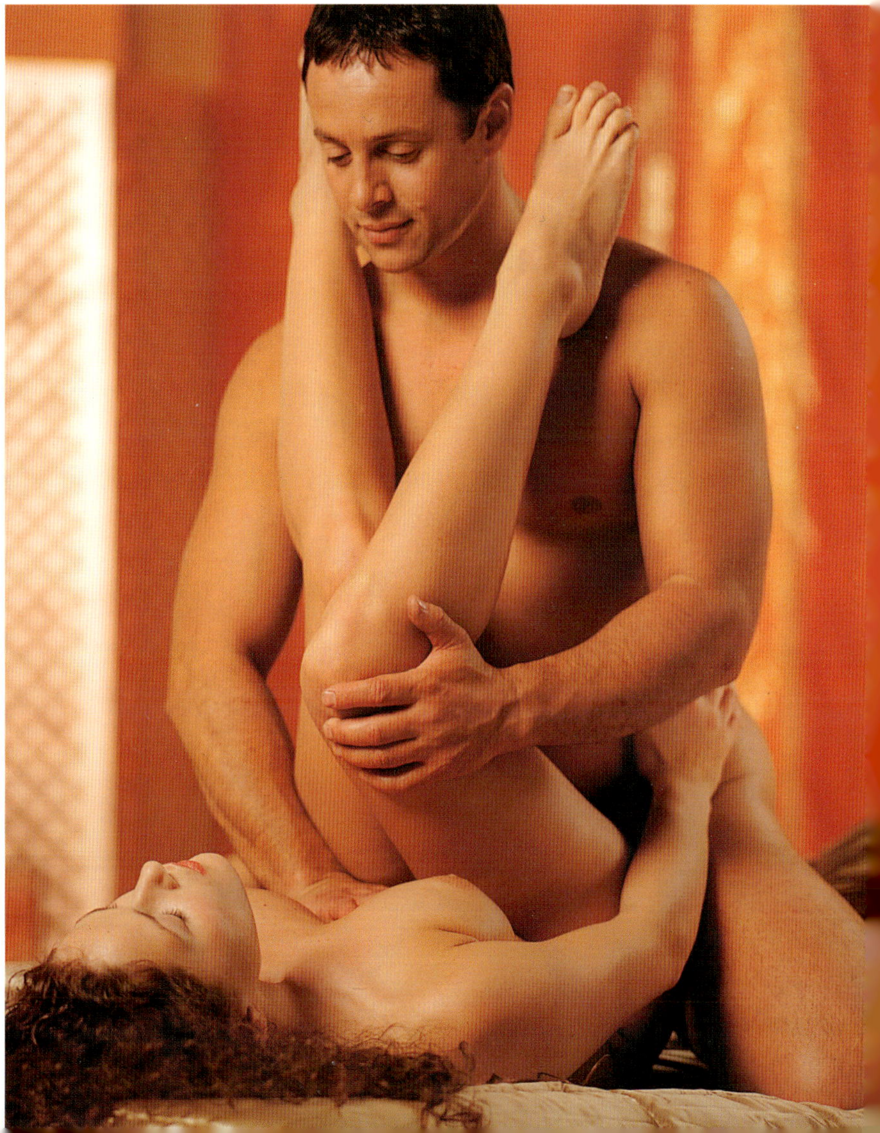

Ganzkörper-Umarmungen

Dem Partner körperlich ganz nahe zu sein, hat etwas sehr Intimes. Es ist wissenschaftlich nachgewiesen, dass Körperkontakt die Lebenseinstellung verändert. Paare, die enge Umarmungen lieben, sind sich in jeder Hinsicht näher.

DIE UMKLAMMERNDE STELLUNG

In unserer schnelllebigen Zeit müssen Liebende vielleicht erst lernen, was es heißt, sich bei der Liebe Zeit zu lassen. Diese Stellung, bei der Arme und Beine verschränkt sind, bietet Körperkontakt von Kopf bis Fuß und vereint die Liebenden in einer leidenschaftlichen Umarmung.

Er☆☆

Hier ist vor allem die Nähe wichtig. Kleine Bewegungen sollten genügen, um die Erektion zu halten.

Sie☆

Halten Sie Ihren Partner fest im Arm und genießen Sie die körperliche und emotionale Nähe in dieser Stellung.

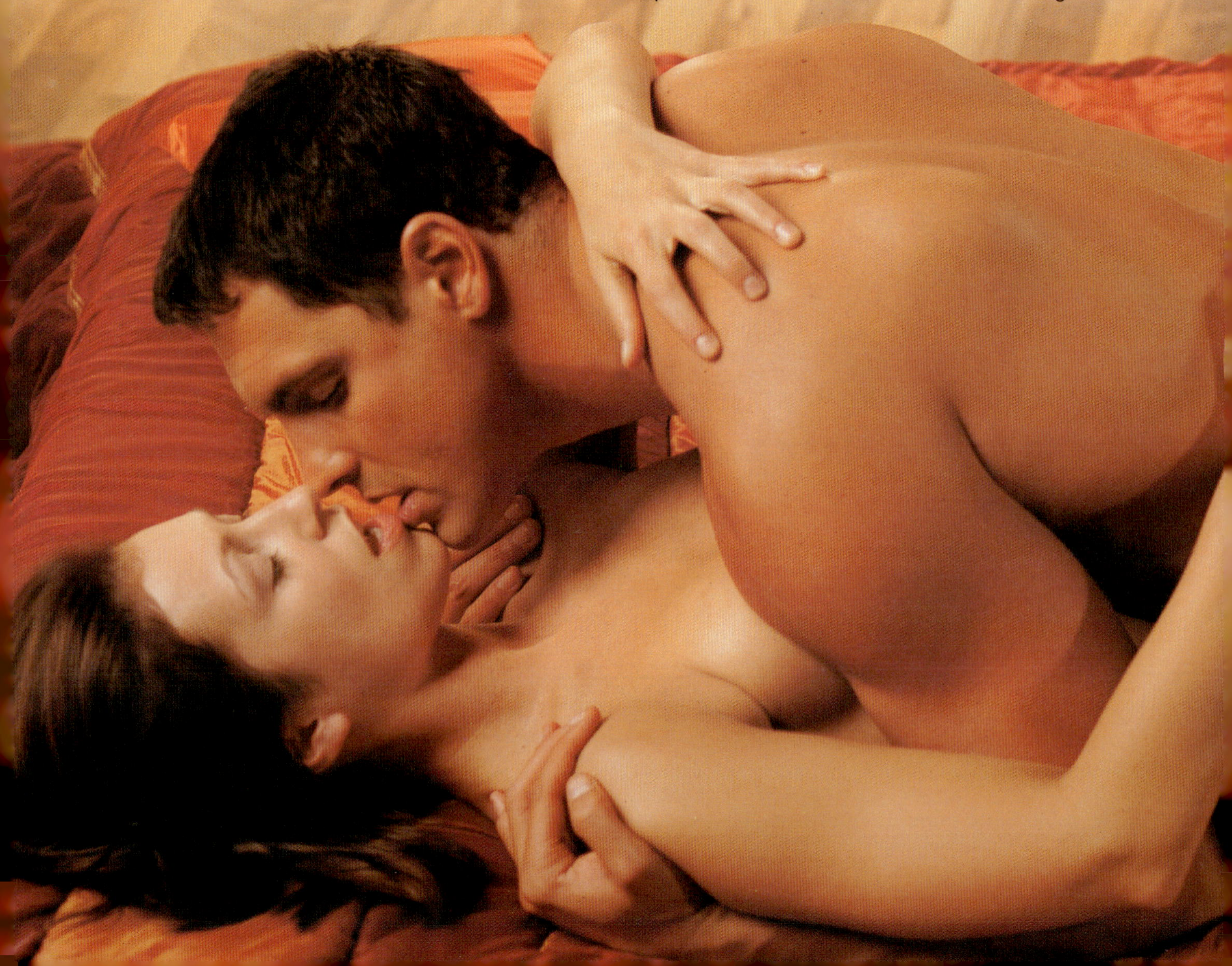

DIE SEITLICHE STELLUNG

Eine liebevolle Umarmung wie diese vermittelt das Gefühl von Sicherheit und Wärme, vor allem zu Beginn einer Beziehung. Geborgenheit und Zärtlichkeit sind auch wichtig, um in aller Ruhe mit dem Liebesspiel zu beginnen. Das *Kamasutra* legt fest, dass der Mann auf der linken, die Frau auf der rechten Seite liegt, aber im 21. Jahrhundert darf man das weniger eng sehen. Nehmen Sie einfach die Position ein, die für Sie beide am angenehmsten ist.

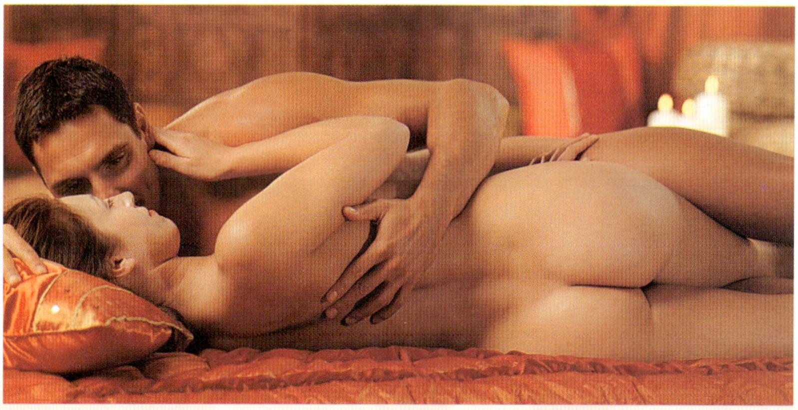

Er und sie☆☆

Die ineinander verschlungenen Beine und das zarte Streicheln der Hände vermitteln Ihnen das Gefühl, geschützt zu sein und selbst zu beschützen. Ihre Sinne erwachen zu neuem Leben, Sie entspannen sich und können ohne Zeitdruck zu sexuell eindeutigeren Spielen übergehen.

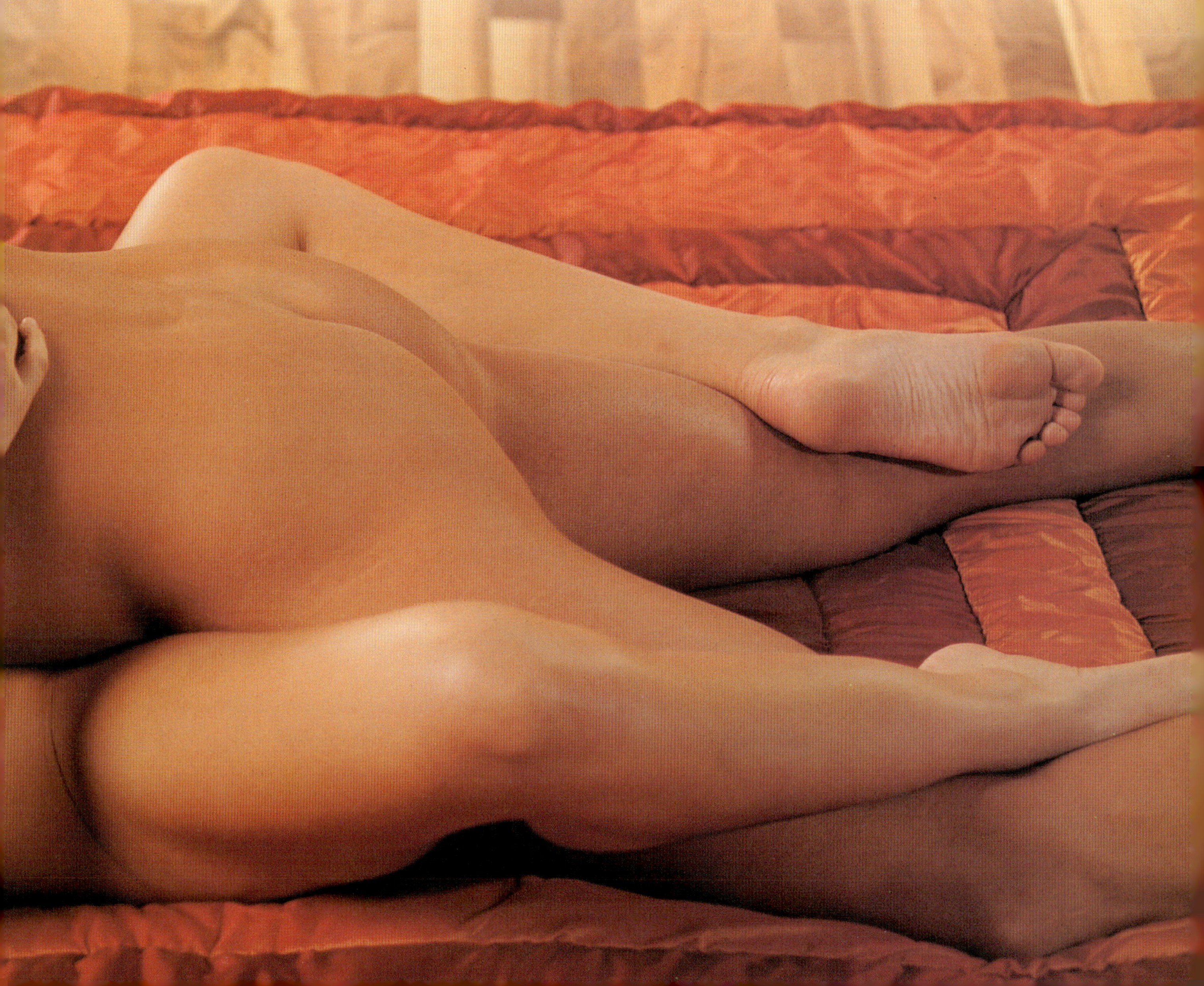

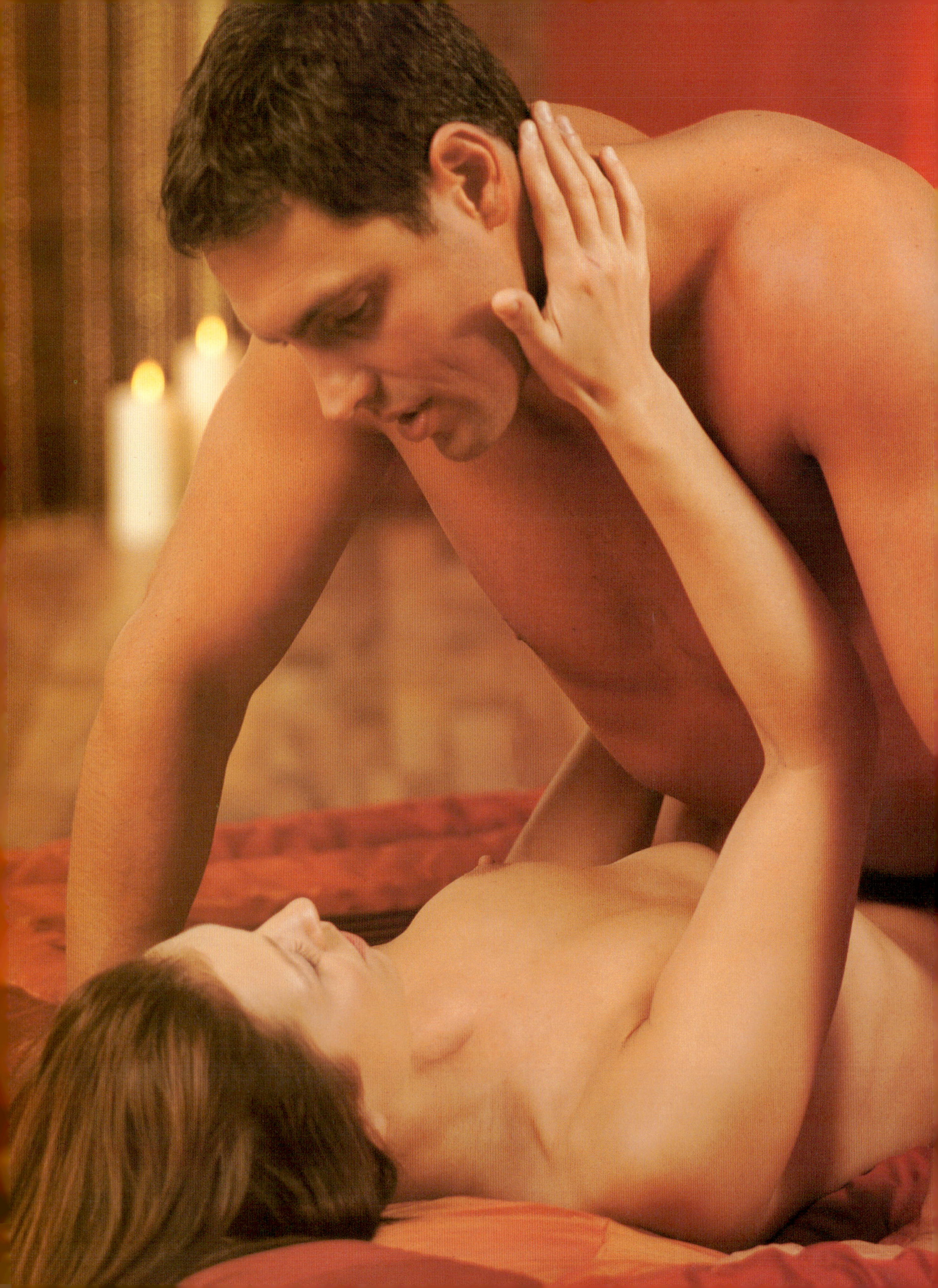

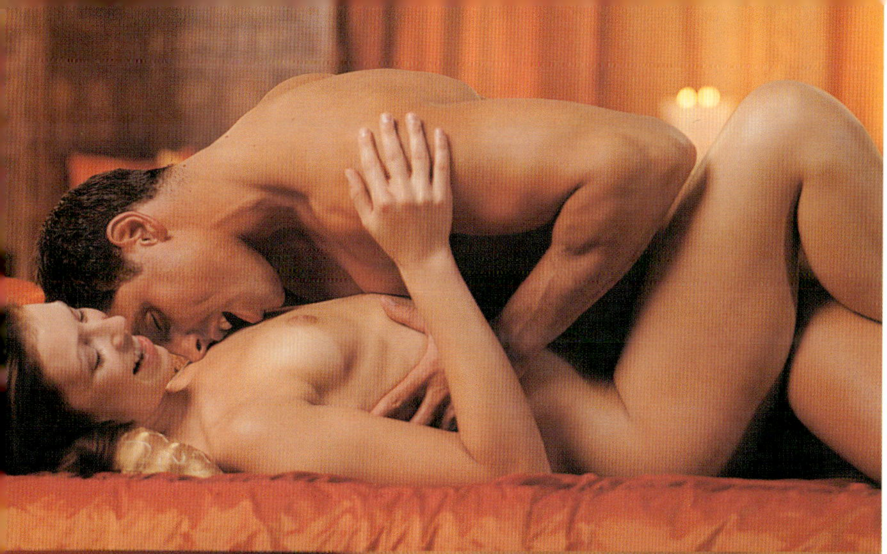

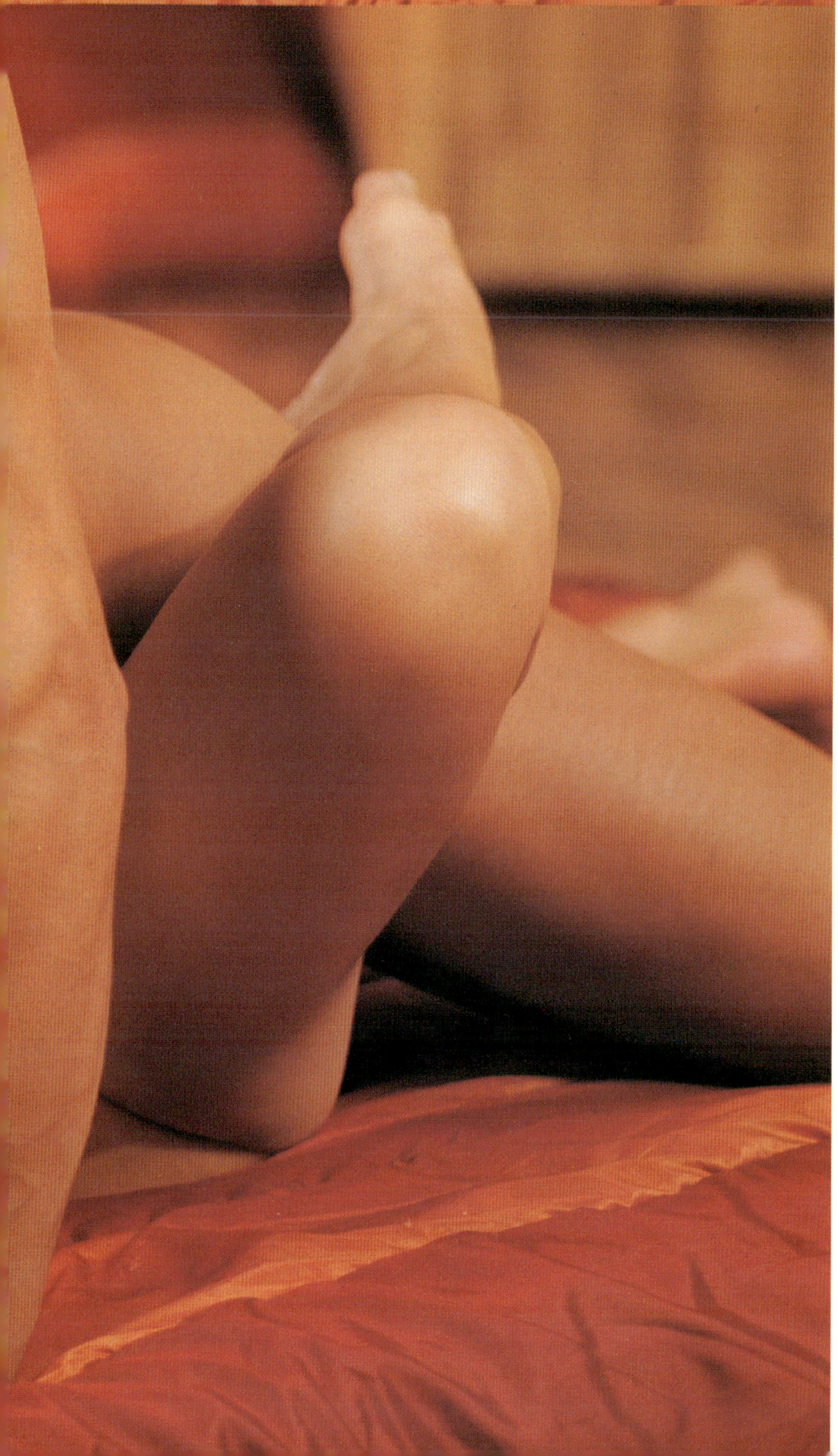

Um-schlingen

Den Partner mit Armen und Beinen zu umschlingen, erlaubt größtmögliche körperliche Nähe. Ein derart intensiver Körperkontakt löst bei beiden Partnern unweigerlich auch einen Zustand starker sexueller Erregung aus.

DIE UMWINDENDE STELLUNG

Bei dieser Variante der »Pressenden Stellung« (*S. 44*) legt die Frau ein Bein um den Schenkel des Partners, um ihn auf diese Weise möglichst nahe an sich heranzuziehen.

Er und sie☆☆

Bei zunehmender Erregung werden die Brustwarzen hart, die Muskeln spannen sich an und Schamlippen, Klitoris und Penis schwellen an. Bei weiter steigender Erregung schwillt auch Ihr Brustgewebe an, was eine leichte Rötung im Brustbereich bewirken kann.

Pressende Positionen

Wie bei einem beschwingten Tanz wechseln manche Paare von einer Stellungen zur anderen. Aus der »Umwindenden Stellung« (S. 42–43) können Sie in diese Position übergehen und haben dabei das erregende Gefühl intensiver Körperlichkeit.

DIE PRESSENDE STELLUNG

Er☆☆☆☆

Der durch das Pressen verstärkte Körperkontakt wird Sie auf Touren bringen. Ihre Haut wird vibrieren und die Spannung in den Muskeln ansteigen. Überschütten Sie die Haut der Partnerin mit Zärtlichkeiten, rollen Sie hin und her. Umso größer wird die sexuelle Aufladung sein!

Sie☆☆

Lassen Sie Ihren Partner wissen, wie sehr Sie den Körperkontakt schätzen. Wölben Sie den Rücken, wenn Ihnen danach ist. Gehen Sie mit, wenn Ihr Partner hin- und herrollt.

Die Frau umfasst ihren Partner mit einem kräftigen Schenkeldruck, sodass sie seinen Penis mit Becken- und Scheidenmuskeln umklammert. Diese Stellung ermöglicht einen nahezu spielerischen Übergang vom Vorspiel zum Geschlechtsverkehr.

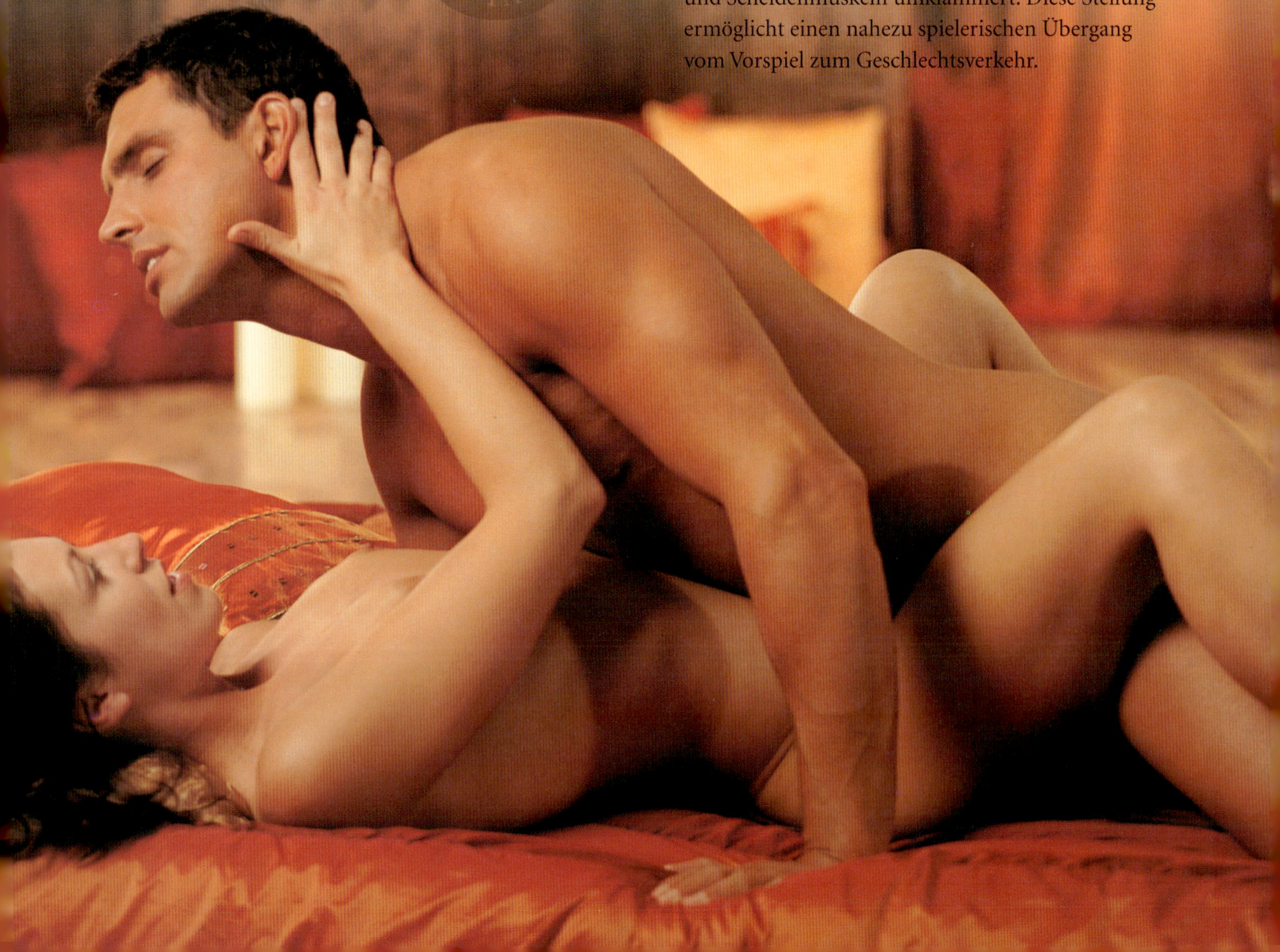

Vatsyayanas Ratschlag zum wirksamen Werben

Ein Großteil des *Kamasutra* beschäftigt sich damit, wie man um eine Frau wirbt, ihre Liebe und ihr Vertrauen gewinnt. Vatsyayna rät dem Bräutigam in spe zu Freundlichkeit und Großzügigkeit, um die Braut für sich zu gewinnen.

SPIELE

Im 4. Jahrhundert machte man seiner Braut schon im Mädchenalter Avancen. Kinderspiele galten daher als Mittel, die Angebetete schon frühzeitig freundschaftlich zu binden. Spiele sind eine Art Probehandlung, eine Methode, die es gestattet, in einem sicheren Rahmen auch Fehler zu machen und neue Verhaltensweisen einzuüben. Für die Leser dieses Buchs habe ich Vatsyayanas Vorstellungen an die Vorlieben Erwachsener angepasst. Vielleicht gefällt es Ihnen, Geschichten zu erzählen, im Bett vorzulesen, sich erotische Filme anzusehen, Fantasien auszutauschen und in die Tat umzusetzen.

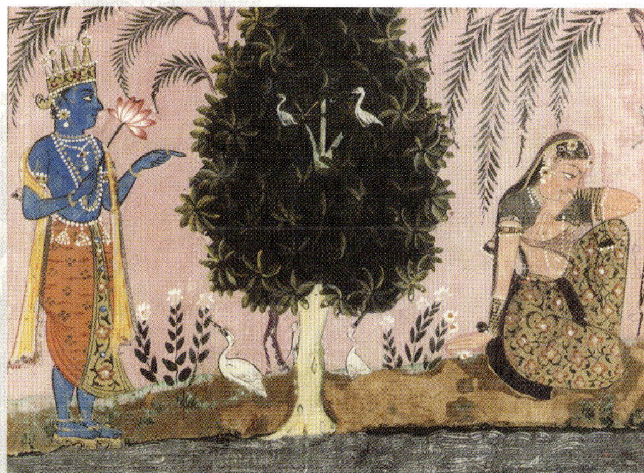

Mit Geschenken verführen
Dieses Bild aus dem Gita Govinda *zeigt, wie Krishna sich mit Blumen seiner Geliebten Radha nähert.*

GESCHENKE

Liebende im Indien des 4. Jahrhunderts waren großzügig. Selbst entfernte Verwandte der Verlobten wurden beschenkt. Die beliebtesten Geschenke für die Braut waren Blumen, Betelnüsse, Armreife, Spielzeug und Schmuck. Jede Blume hatte ihre Bedeutung – blaue Hyazinthen bedeuteten »Ich liebe dich zärtlich«, Narzissen drückten Zuneigung aus, Jonquillen bedeuteten Erwiderung der Zuneigung und Orchideen standen für Leidenschaft.

VERHALTEN DER BRAUT

Vatsyayana hatte bestimmte Vorstellungen davon, wie sich ein umworbenes Mädchen verhalten sollte. Sie sollte selbst keine Schritte einleiten oder Bereitschaft zeigen, bis ihr Verehrer aktiv wurde. Sie sollte sich aber auch nicht widersetzen, wenn ihr zukünftiger Ehemann einen Schritt weiterging. »Eile dem Begehren des Mannes nicht voraus«, schrieb Vatsyayana, »und überlasse es ihm, seine Liebe zu zeigen. Erlebe seine Liebe, als wäre sie gleichsam neu für dich. Schütze Zurückhaltung vor, selbst wenn er dich küsst. Gib dich nur dann hin, wenn er dich gewaltsam umarmt.«

Heutige Therapeuten würden eher weniger Zurückhaltung empfehlen, da sich der Liebhaber schnell abwenden könnte, wenn seine Angebetete auch bei intensivster Umwerbung keine Reaktion zeigt.

DER RICHTIGE PARTNER

Vatsyayana empfahl, einen Partner zu wählen, der aus derselben gesellschaftlichen Schicht kommt und dasselbe Temperament hat. Skeptisch war er, wenn man jemanden nur wegen seines Reichtums heiratete.

DIE GEDREHTE STELLUNG

»Hat der Akt erst einmal begonnen, bestimmt allein die Leidenschaft seinen weiteren Verlauf.«

Kamasutra

Viele Menschen ändern ihre Bewegungen beim Sex spontan. Die »Gedrehte Stellung« kommt allen entgegen, die beim Sex gerne experimentieren. Hierbei vollzieht der Mann eine Drehung von 180 Grad, ohne seinen Penis aus der Vagina zu ziehen.

Er und sie☆

Vatsyayana zufolge erfordert diese Stellung einige Übung. Auch für den, der sie gut beherrscht, gibt es vielleicht erotischere Stellungen, doch Sie werden damit sicher neue Empfindungsmöglichkeiten kennen lernen.

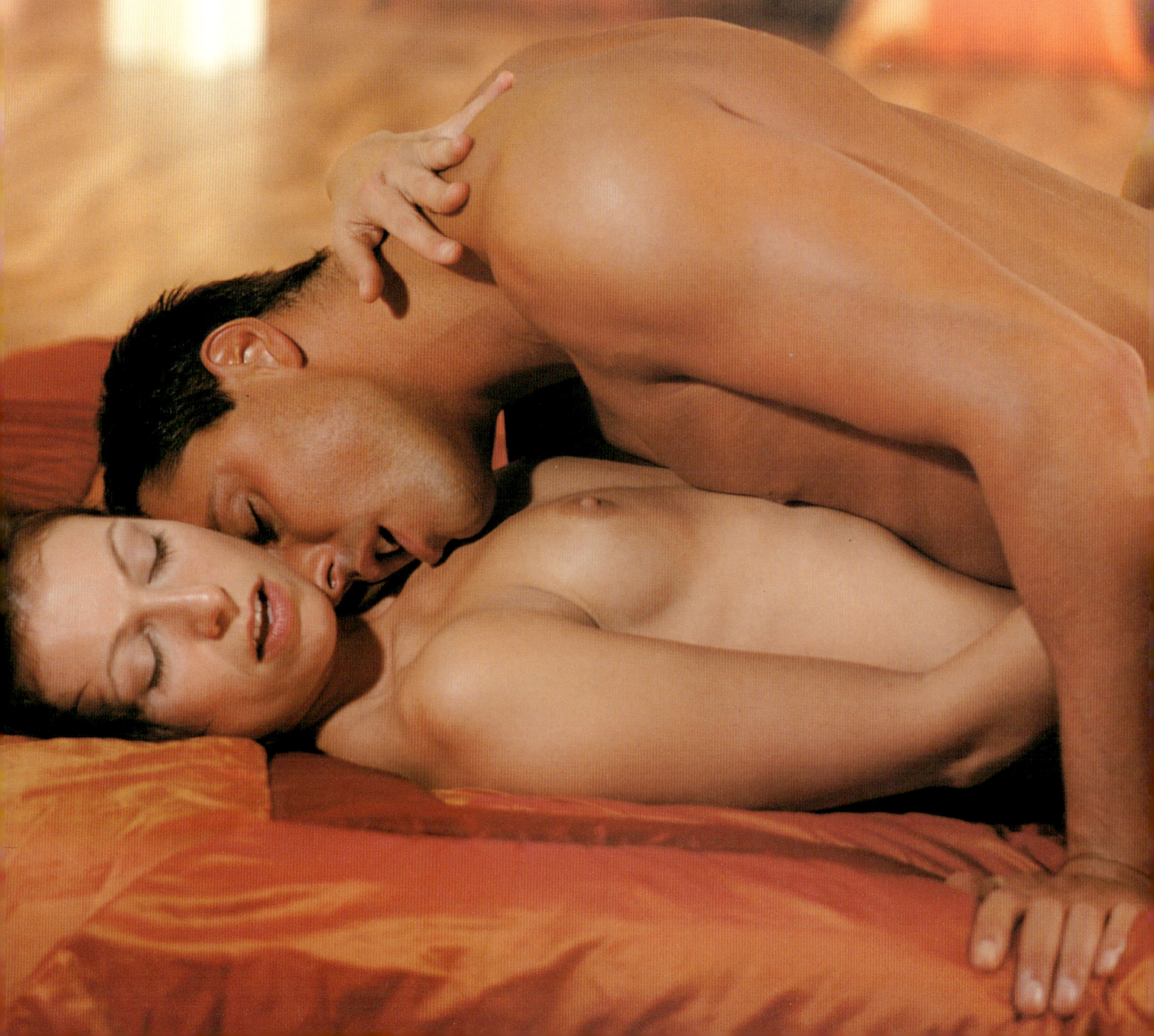

180-GRAD-DREHUNG

Der Mann stützt sich während der ganzen Bewegung auf den Armen ab, um seinen Oberkörper frei zu haben. Sie beginnen in der Missionarsstellung, die Beine des Mannes zwischen denen der Frau. Ohne seinen Penis zurückzuziehen, hebt der Mann sein rechtes, dann das linke Bein über das linke Bein der Frau hinweg. Die Frau kann ihm helfen, seinen Oberkörper abzustützen.

Der Mann dreht sich, bis sein Körper im rechten Winkel zu dem der Partnerin liegt. Um es ihm leichter zu machen, in ihr zu bleiben, sollte sie die Beine etwas öffnen.

Der Mann dreht sich weiter, bis er, die Beine links und rechts neben ihrem Oberkörper, zwischen den Beinen der Partnerin zu liegen kommt.

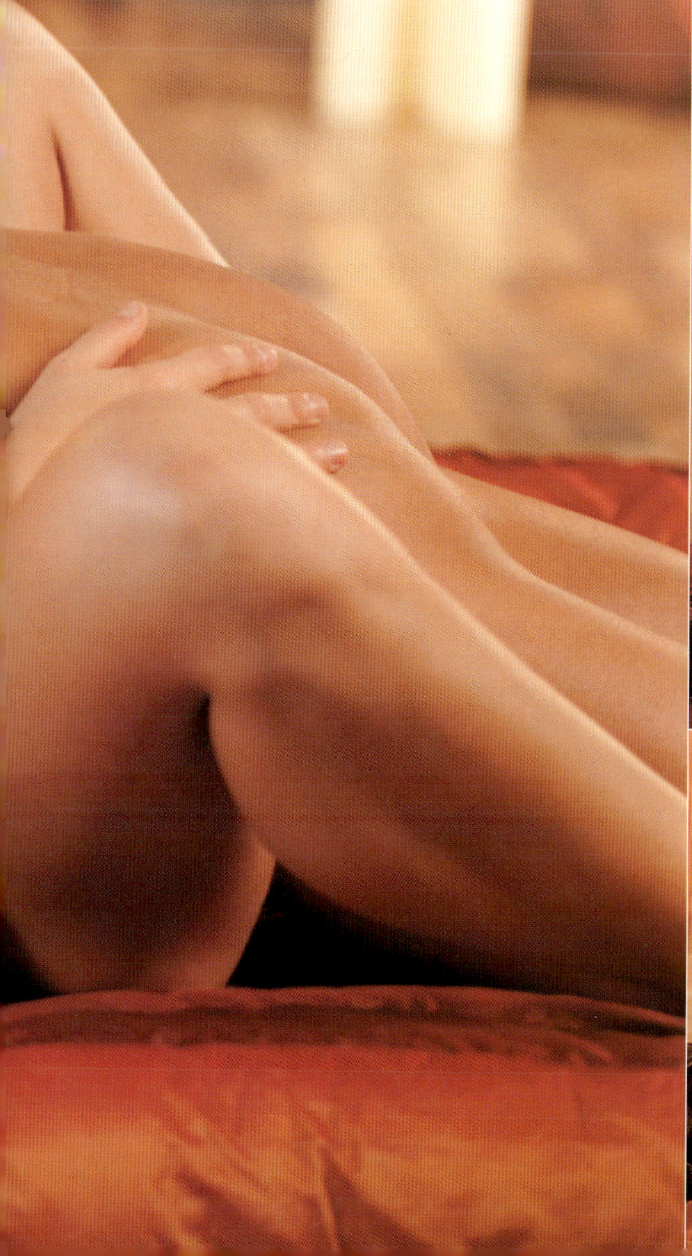

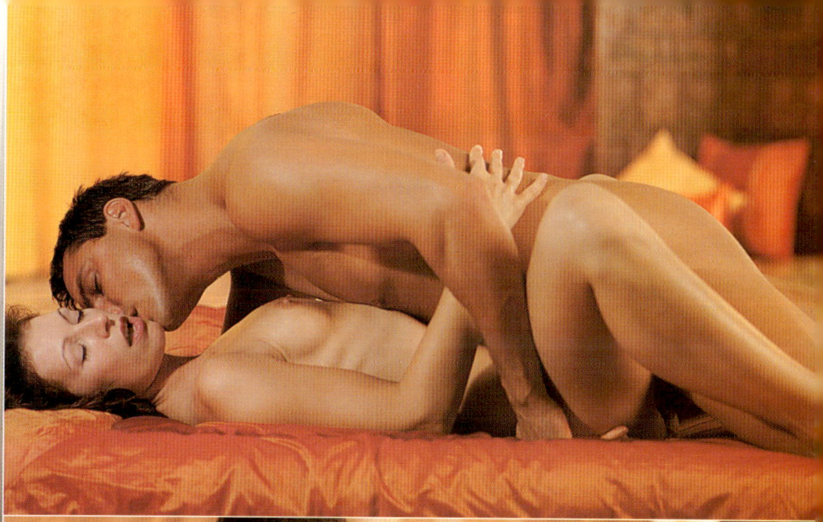

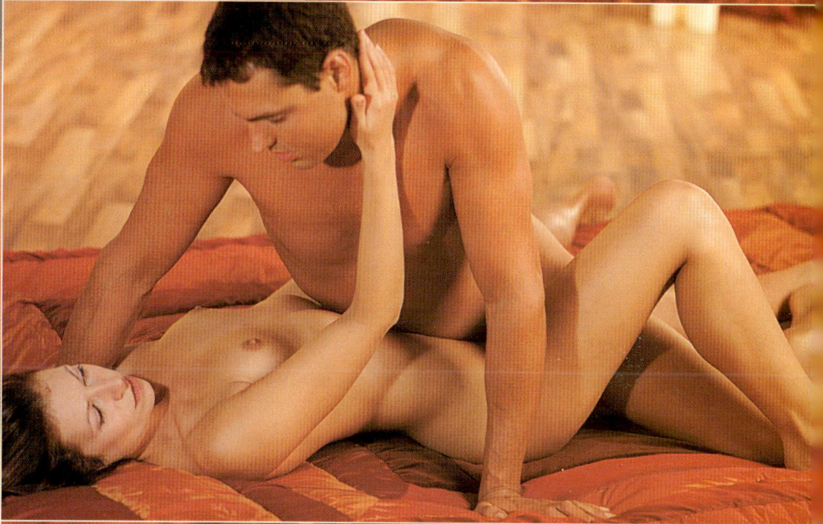

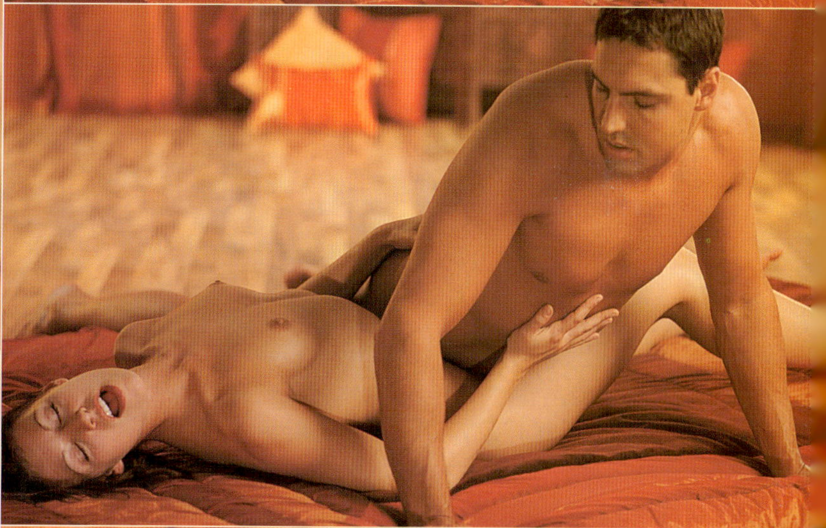

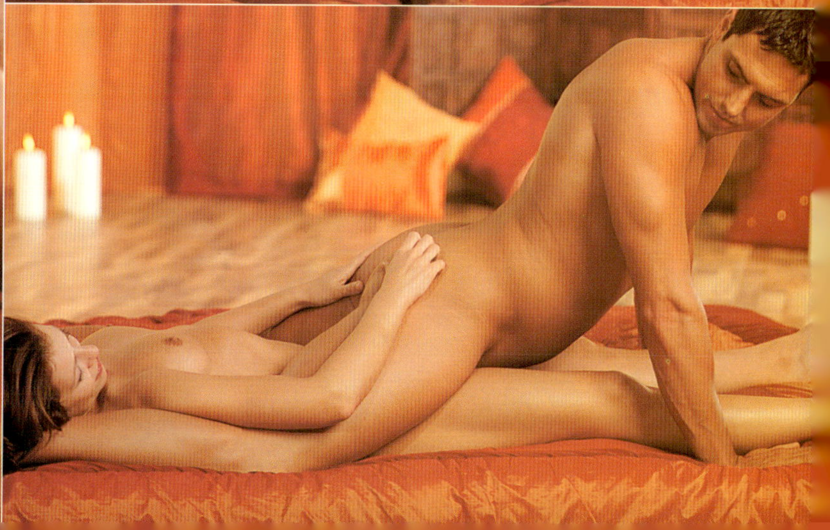

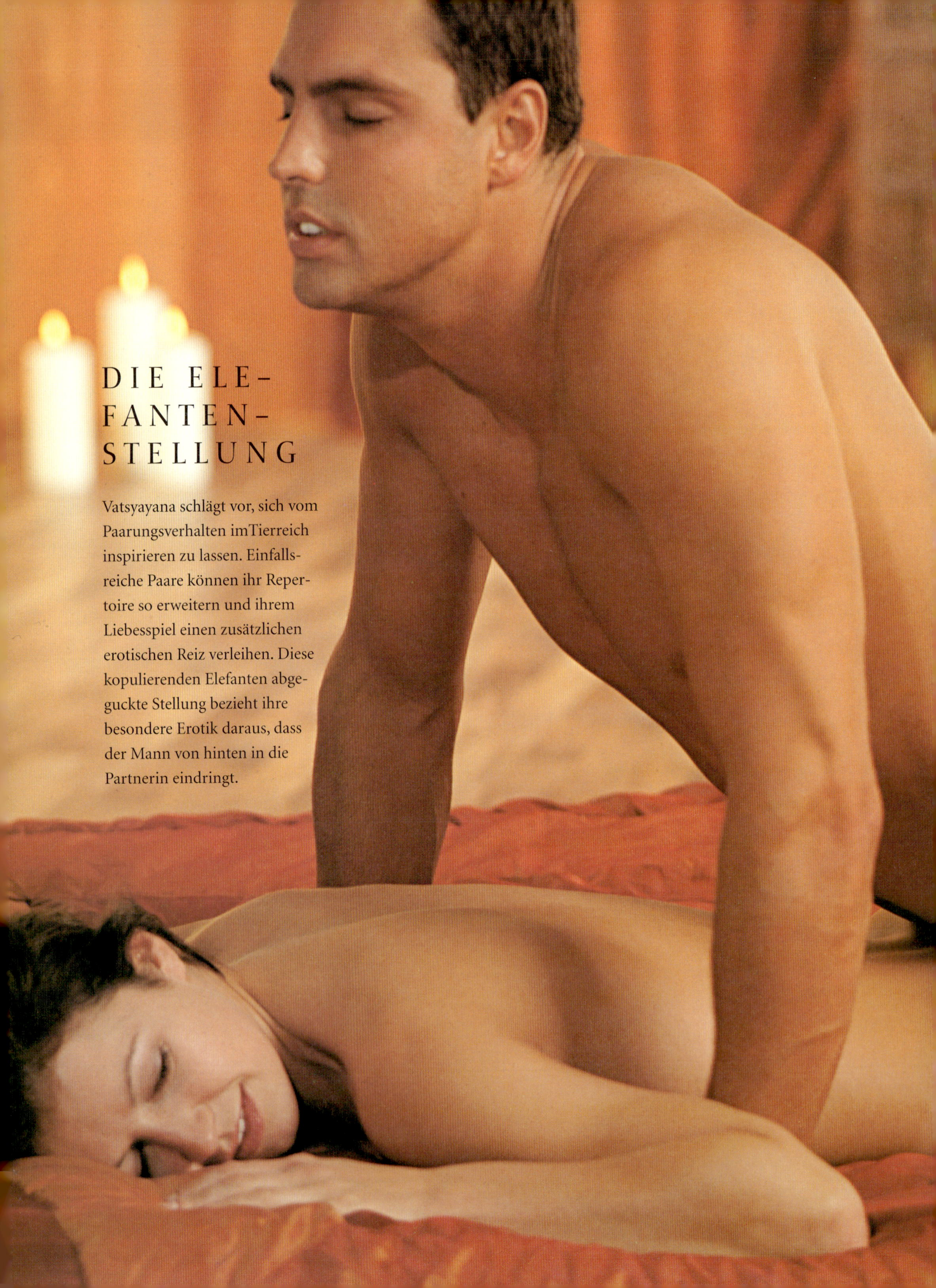

DIE ELE-FANTEN-STELLUNG

Vatsyayana schlägt vor, sich vom Paarungsverhalten imTierreich inspirieren zu lassen. Einfallsreiche Paare können ihr Repertoire so erweitern und ihrem Liebesspiel einen zusätzlichen erotischen Reiz verleihen. Diese kopulierenden Elefanten abgeguckte Stellung bezieht ihre besondere Erotik daraus, dass der Mann von hinten in die Partnerin eindringt.

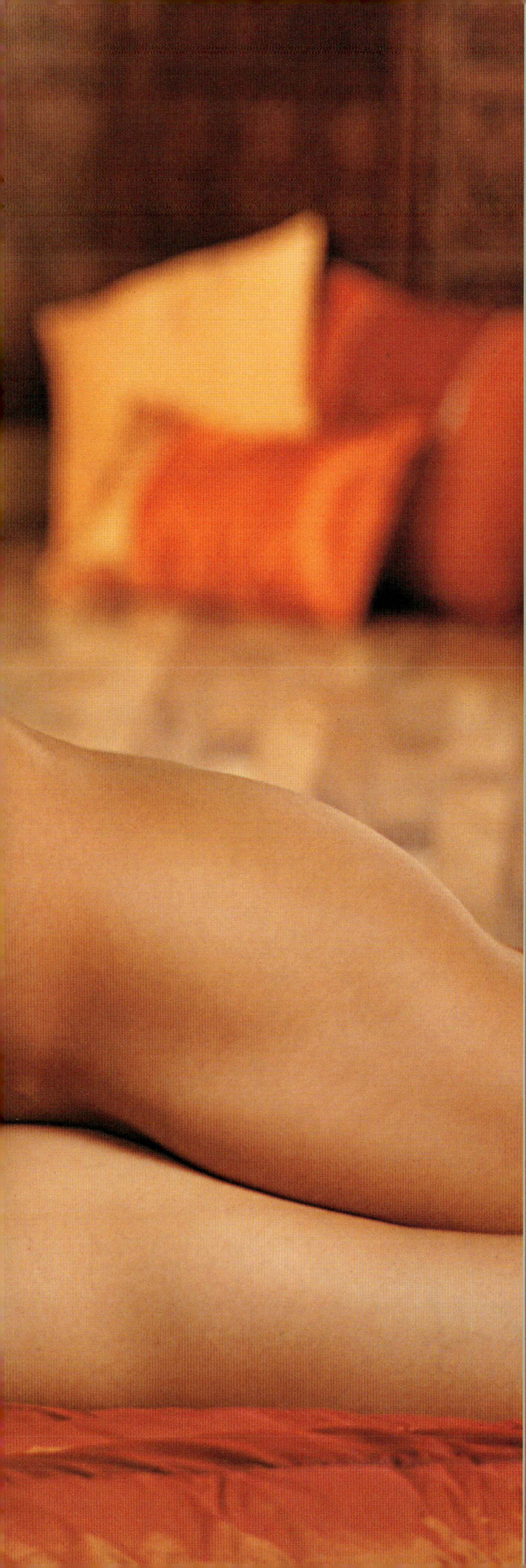

Er☆☆☆

Sie können sich bei durchgedrücktem Kreuz von Ihrer Partnerin abheben. Das verleiht Ihren Stößen eine animalische Kraft und steigert Ihre Erregung.

Sie☆☆

Für Sie gibt es sicher aufregendere Positionen als diese, bei der die Klitoris kaum gereizt wird. Aber allein der Gedanke daran kann etwas Reizvolles haben. Pressen Sie die Schenkel zusammen – damit erzeugen Sie mehr Reibung und Empfindung für Sie beide.

Chakren: Zentren der Energie

Nach Ansicht der Yogis weist der Astralleib sieben unsichtbare Energiezentren auf, Chakren genannt. Der Astralleib umgibt den physischen Körper wie eine Hülle.

Fünf Chakren befinden sich entlang der Wirbelsäule, das sechste Chakra in der Mitte der Stirn – das dritte Auge – und das siebte am höchsten Punkt des Kopfes.

Sexuell aktiv zu sein ist eine Möglichkeit, eine ungeheure, als *kundalini* bezeichnete Ansammlung von Energie freizusetzen. Sie ruht in der Gegend des Kreuzbeins und wird als eingerollte Schlange dargestellt. Wer Yoga praktiziert, kann diese Kraft erwecken und sie durch alle Chakren leiten, um Geist und Körper zu revitalisieren. Die Fähigkeit, *kundalini* freizusetzen, wird auch als Mittel zur Erlangung von *moksha* gesehen – der Überwindung des Kreislaufs von Leben und Tod. *Moksha* bezeichnet auch die höchste sexuelle Erfüllung.

Die Frau oben

Wenn die Frau die Führung übernimmt, muss sie nicht die harte Domina sein. Vielmehr können ihre Bewegungen den Partner stimulieren und ihn an ihrer weiblichen Energie teilhaben lassen.

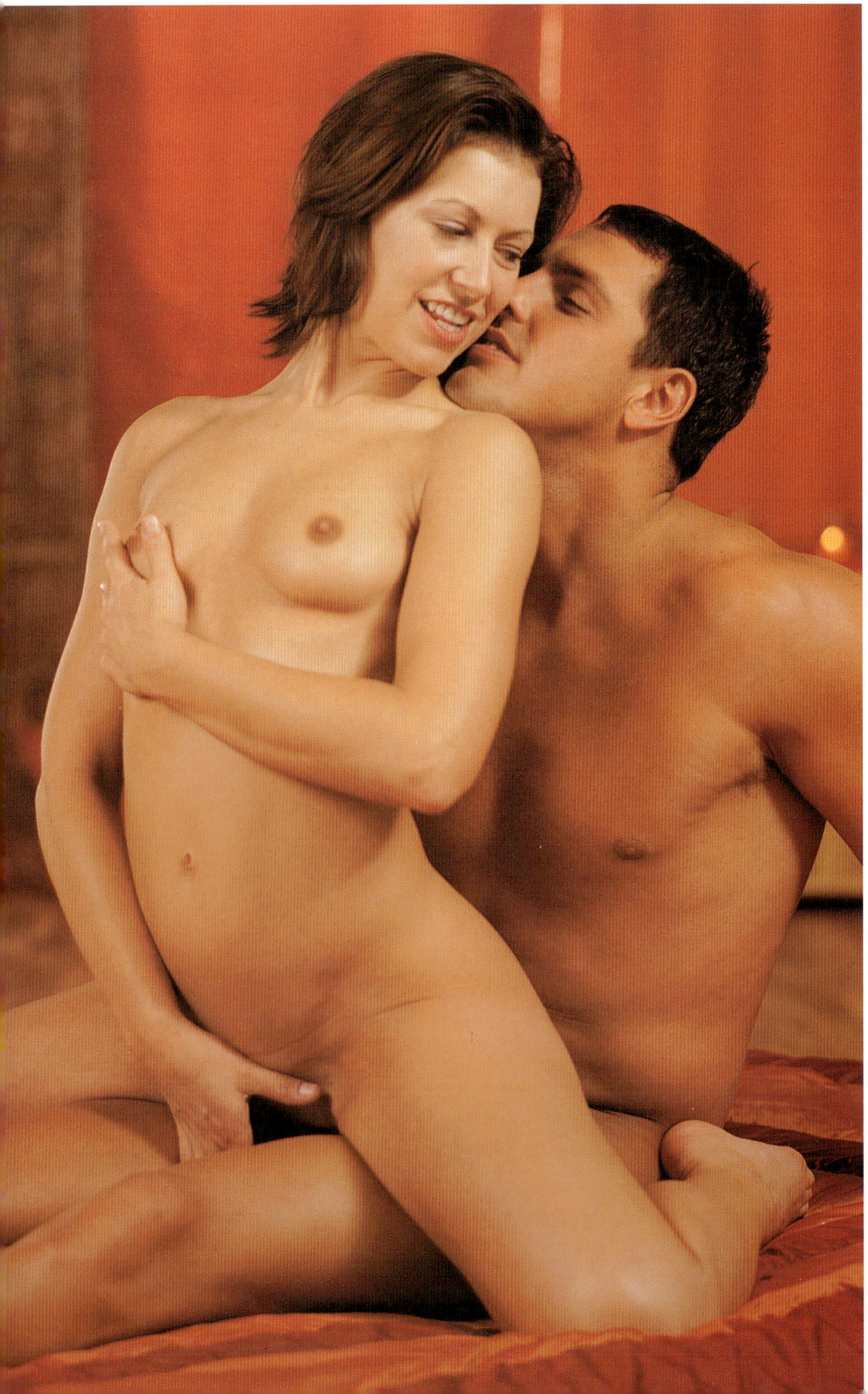

STUTEN-STELLUNG

Die Stutenstellung gehört trotz ihres Namens nicht zu den üblichen Tierstellungen Vatsyayanas. Sie betont vielmehr den mütterlichen Aspekt des Akts, bei dem die Frau sich des Mannes annimmt. Im Vordergrund steht nicht so sehr eine Stellung, als eine Technik, bei der die Frau mit ihren Vaginalmuskeln den Penis des Mannes wiederholt drückt, als würde sie ihn melken. Mehrere Stellungen bieten sich für diese Technik an. Die »Umklammernde Stellung« (*S. 40*) ist für manche Paare wundervoll, anderen gefällt es besser, wenn die Frau rittlings auf dem Mann sitzt.

Er☆☆☆

Schlagen Sie die Stutenstellung vor, wenn Sie sich müde oder unwohl fühlen oder wenn Sie sich Abwechslung wünschen.

G-PUNKT-STIMULATION

Sie☆☆

Die zweite der auf Seite 36 beschriebenen Kegel-Übungen liefert die erforderlichen Wellenbewegungen Ihrer Scheidenmuskeln. Ihnen selbst beschert das die angenehmsten Empfindungen, und Ihren Partner treiben Sie damit an den Rand des Wahnsinns.

DIE ZANGE

Das Gesicht ihm zugewandt, sitzt die Frau mit angewinkelten Knien auf dem Mann, der flach auf dem Rücken liegt. Sie führt seinen Penis in sich ein, presst ihn immer wieder mit der Scheide und hält ihn lange fest. Die Penetration ist tief.

Sie☆☆☆☆

So auf ihrem Partner sitzend, können Sie ihn und sich selbst stimulieren. Will er dabei nicht ganz passiv sein, kann er Sie mit den Händen streicheln oder mit den Fingern Ihre Klitoris erregen. Sie können Ihre Klitoris auch selbst stimulieren, aber vielleicht konzentrieren Sie sich lieber voll und ganz auf die Bewegung Ihrer Scheidenmuskeln.

Er☆☆

Die Tatsache, dass Ihre Partnerin oben ist, wird Sie sehr erregen, und Sie werden es genießen, wenn die Partnerin Ihren Penis mit der Vagina drückt.

Intime Berührungen

Vatsyayana schlägt vor, dass ein Paar in den ersten drei Nächten seiner Ehe nur nebeneinander liegt, ohne dass die Frau den Mann berührt. Dann kann er kleine Schritte in Richtung mehr Intimität unternehmen: Gespräche, Zärtlichkeiten, erste Küsse (*s. auch S. 18–19*).

Dann gleiten Ihre Hände langsam und zärtlich über ihre Brustspitzen. Nicht mehr. Abwarten.

Wenn sie Sie gewähren lässt und ihr die Berührung offenbar gefällt, bleiben Sie behutsam dabei und bewegen Sie Ihre Hände weiter. Gehen Sie mit den Händen weiter nach unten. Wenn sie sich sträubt, machen Sie ein Spiel daraus. Berühren Sie Ihre Partnerin und fragen Sie, wie sich das anfühlt und wo sie als nächstes berührt werden möchte.

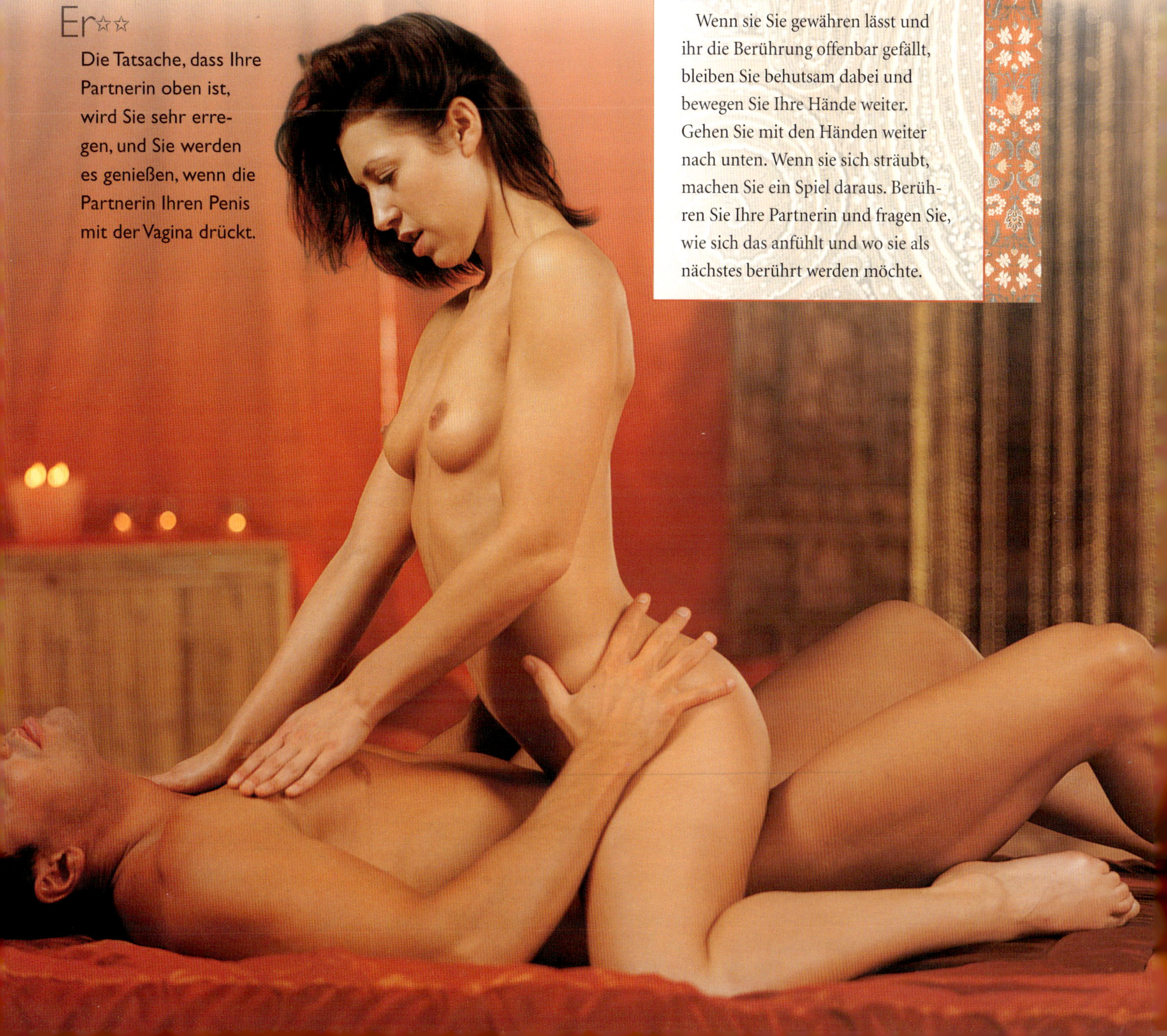

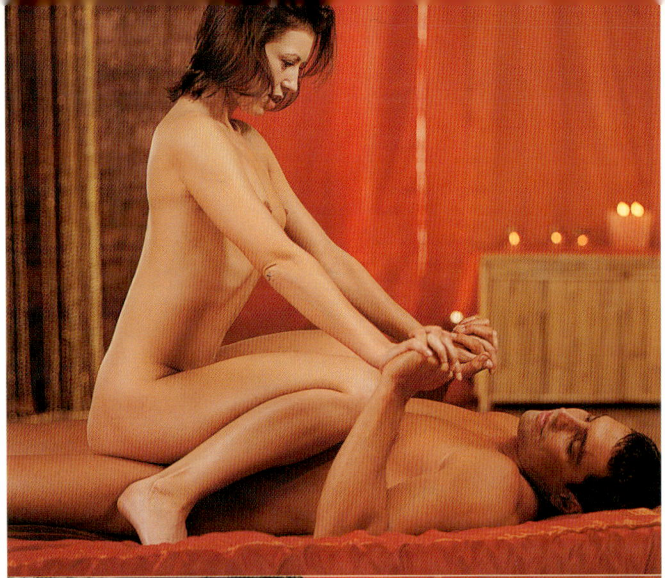

DER KREISEL

Diese Stellung ist beileibe nicht ungefährlich und wurde wahrscheinlich nur mit einem Augenzwinkern in das *Kamasutra* aufgenommen. Ich rate im Grunde ganz davon ab. Laut Vatsyayana erfordert die Drehung einige Geschicklichkeit (was noch relativ milde ausgedrückt ist) und Übung. Auf ihrem Partner sitzend, hebt sie ihre Beine an und dreht sich auf seinem Penis herum. Sie sollte darauf achten, dass sie bei diesem Manöver nicht das Gleichgewicht verliert, um ihren Partner oder sich selbst nicht zu verletzen.

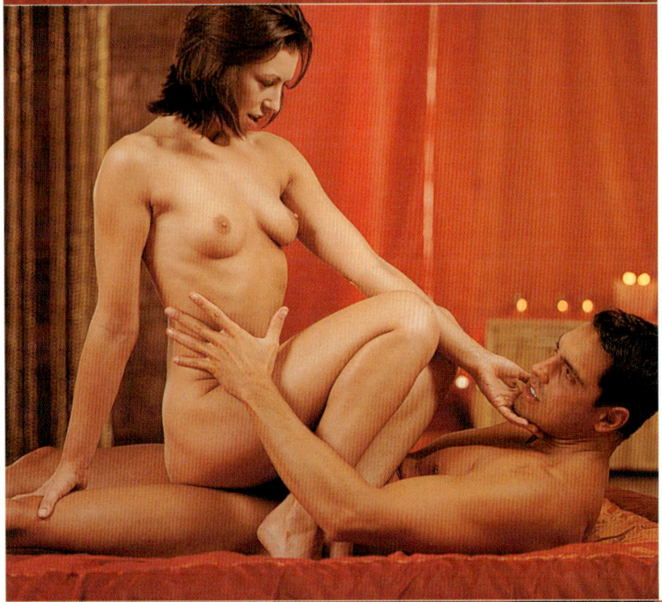

Er und sie

Schon theoretisch kaum vorstellbar, ist diese Stellung in der Praxis schwierig und gefährlich. Vielleicht waren die Frauen im Indien Vatsyayanas leichter und gelenkiger als die Frauen heute, aber sie hätten in jedem Fall Akrobatinnen sein müssen, um bei dieser Übung ihren Partner nicht zu verletzen.

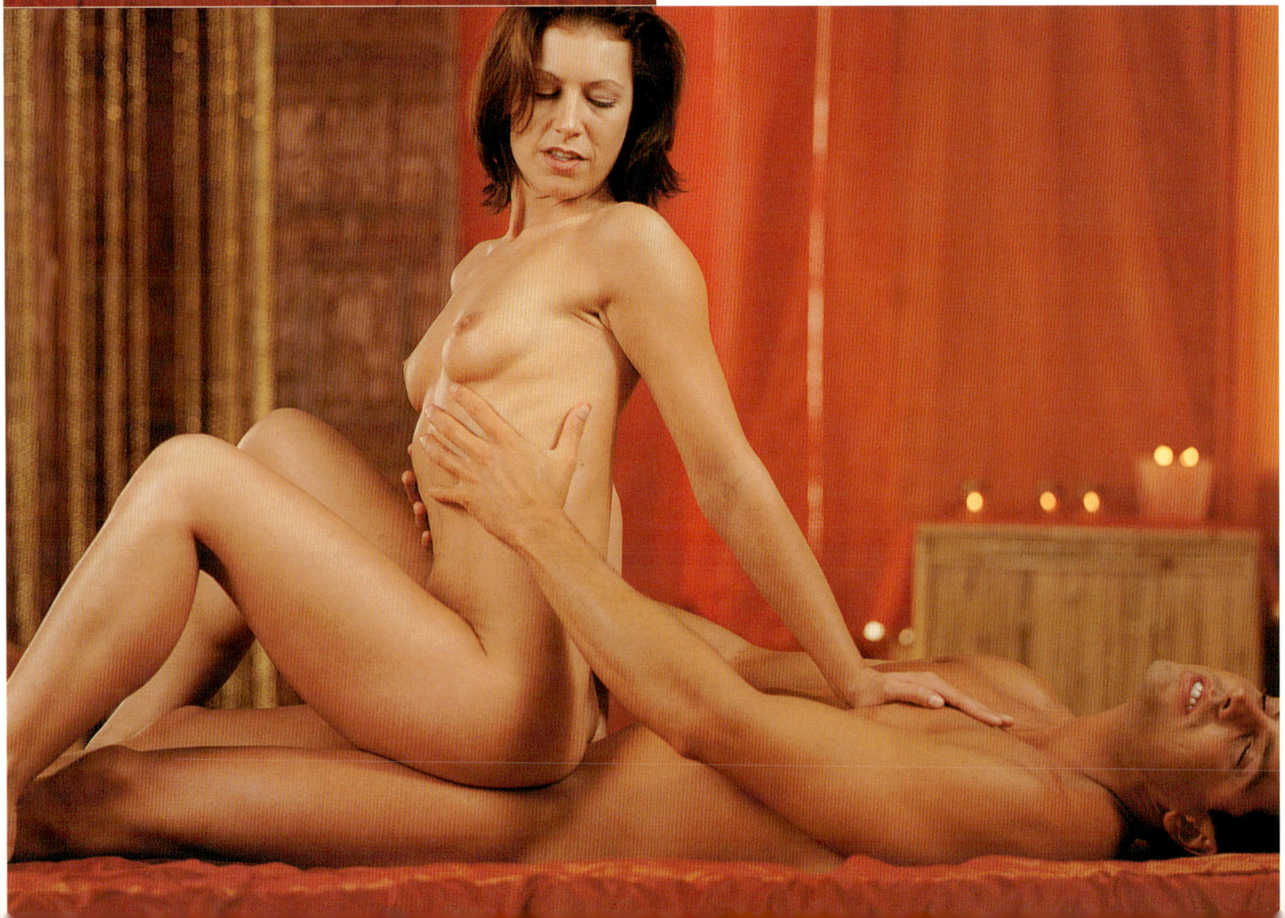

DIE SCHAUKEL

Er ☆☆☆

Die schaukelnden Bewegungen Ihrer Partnerin sind besonders reizvoll. Sie wird eine Weile brauchen, bis sie einschätzen kann, wie weit nach vorne sie ausschwingen kann, ohne dass der Penis ganz aus der Vagina gleitet.

Sie ☆

Diese Stellung beschert Ihrem Partner wunderbare Gefühle, hat aber für Sie selbst nicht viel zu bieten. Vielleicht erregt Sie die intensive Reibung, wenn der Penis aus Ihrer Vagina heraus- und wieder hineingleitet.

Diese Stellung, bei der die Frau oben ist, gehört zu den unkomplizierteren ihrer Art. Die Frau sitzt mit dem Rücken zum Mann auf ihm und schwingt vor und zurück, indem sie die Arme abwechselnd beugt und streckt. Sein Penis gleitet dabei herein und heraus. Das *Kamasutra* schlägt eigentlich vor, dass der Mann mit durchgedrücktem Rückgrat daliegt. Dazu bräuchte er aber enorme Kräfte. Besser, er liegt gerade auf dem Rücken oder stützt sich mit den Armen ab.

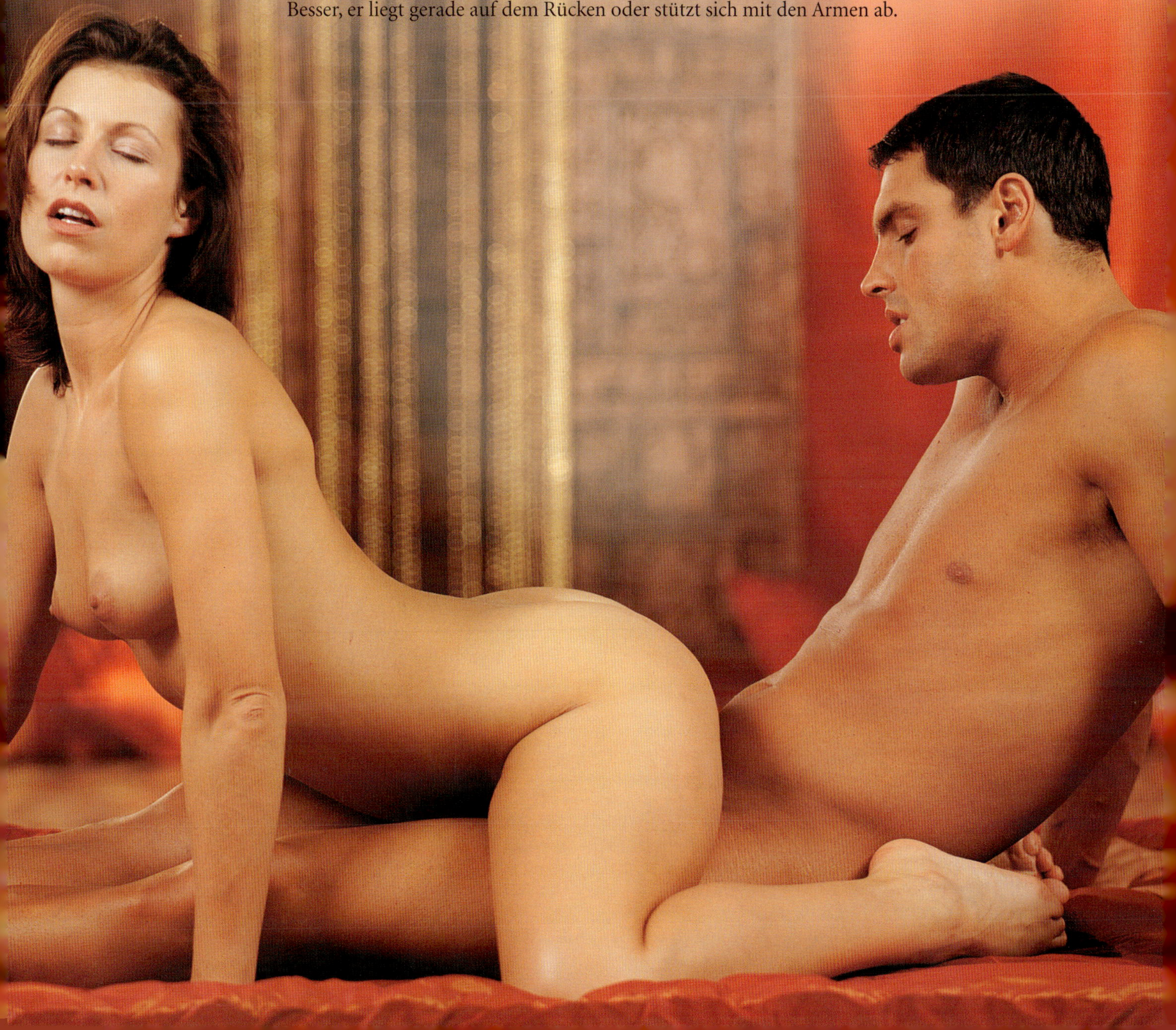

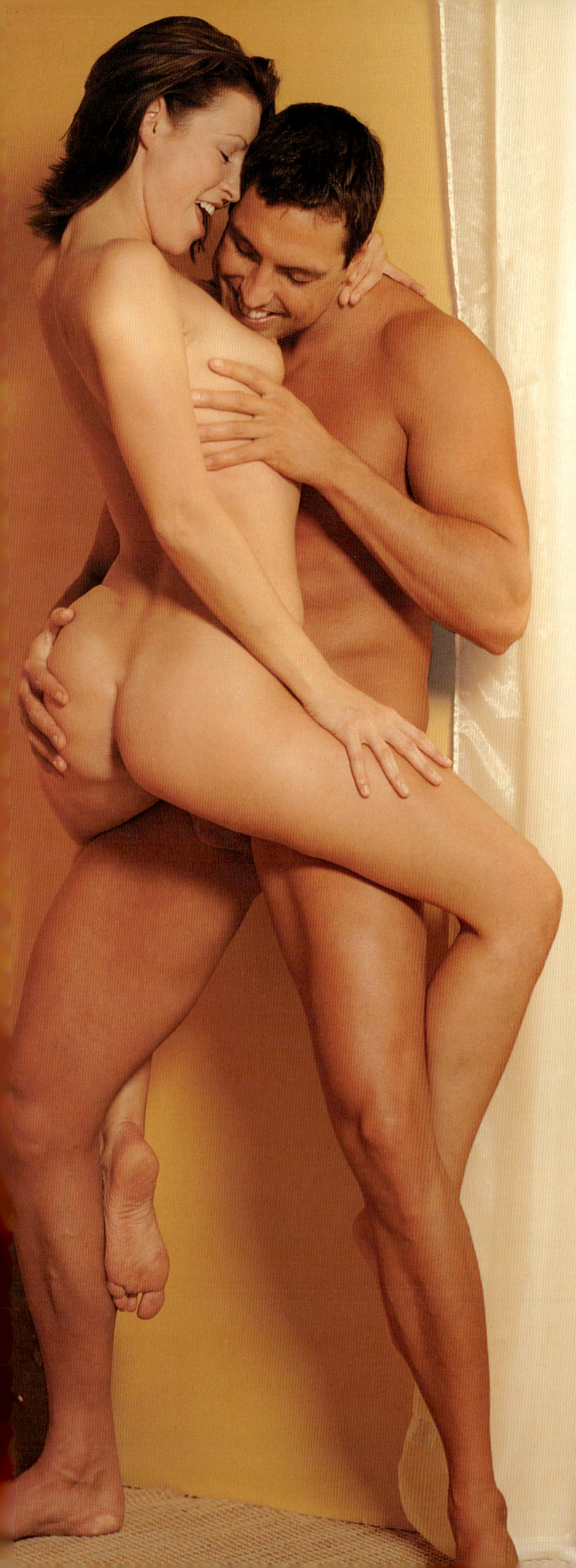

Im Stehen *Liebe im Stehen hatte wohl einen besonderen Stellenwert im alten Indien. Unter den erotischen Skulpturen, die alte Tempel schmücken, finden sich jedenfalls häufig stehende Paare, und die ineinander verschlungenen Leiber strahlen eine besondere Grazie aus.*

DIE SCHWEBENDE VEREINIGUNG

Der Mann steht gegen eine Wand gelehnt und hebt die Frau hoch, indem er sie an den Schenkeln hält oder mit verschränkten Händen ihren Po umfasst. Die Frau muss sich wie mit den Beinen an ihrem Partner festhalten und seinen Stößen unter Umständen entgegenkommen.

Sie☆☆

Vielleicht fällt es Ihrem Partner schwer, sich sinnlich-rhythmisch zu bewegen. Sie haben beide mehr Halt und auch mehr Spaß, wenn Sie sich mit den Beinen an der Wand abstützen und so einen gleichmäßigen Rhythmus ermöglichen.

Er☆

Für korpulente Männer ist diese Stellung weniger geeignet, da Sie sehr viel Kraft brauchen, um die Partnerin an sich heranzuziehen und gleichzeitig entspannt rhythmisch zu stoßen.

»In Liebesdingen sollte sich jeder nur von den eigenen Neigungen leiten lassen.«

Kamasutra

DIE STEHENDE VEREINIGUNG

Wenn uns die Lust plötzlich überfällt, spüren wir vielleicht das Verlangen nach Spontansex im Stehen. Eine Wand reicht völlig aus, oder das Paar steht aneinander gelehnt. Ist die Frau kleiner als der Mann, kann er in die Knie gehen, oder sie stellt sich auf die Zehenspitzen oder auf seine Füße. Das funktioniert allerdings nur, wenn der Größenunterschied nicht zu groß ist.

Er☆☆☆☆

Diese Stellung bietet Ihnen viel. Weil Sie Halt an der Wand haben oder gegen Ihre Partnerin gelehnt stehen, können Sie ungehindert und leidenschaftlich stoßen.

Sie☆☆☆

Heben Sie ein Bein an und lehnen Sie den Schenkel gegen den des Partner. So kann er tiefer eindringen, was Ihnen selbst mehr Lust verschafft.

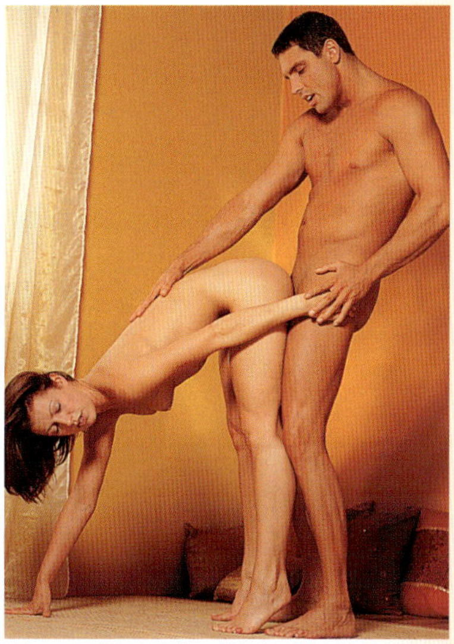

KUH-STELLUNG

Bei dieser nicht ganz einfachen Stellung beugt sich die Frau nach vorne und stützt sich mit einer Hand oder beiden Händen auf dem Boden ab. Der Mann dringt von hinten in sie ein. Er muss die Frau fest an sich drücken.

Er☆☆☆

Diese Position ermöglicht ein tiefes Eindringen. Außerdem können Sie Tiefe und Stärke Ihrer Stöße kontrollieren.

Sie☆☆

Ihr Partner kann mit den Fingern Ihre Klitoris streicheln (vielleicht im Rhythmus seiner Stöße). Konzentrieren Sie sich darauf, wie sein Becken gegen Ihren Po stößt und sein Penis über den besonders sensiblen Damm gleitet. Scheuen Sie nicht davor zurück, die Finger zu gebrauchen.

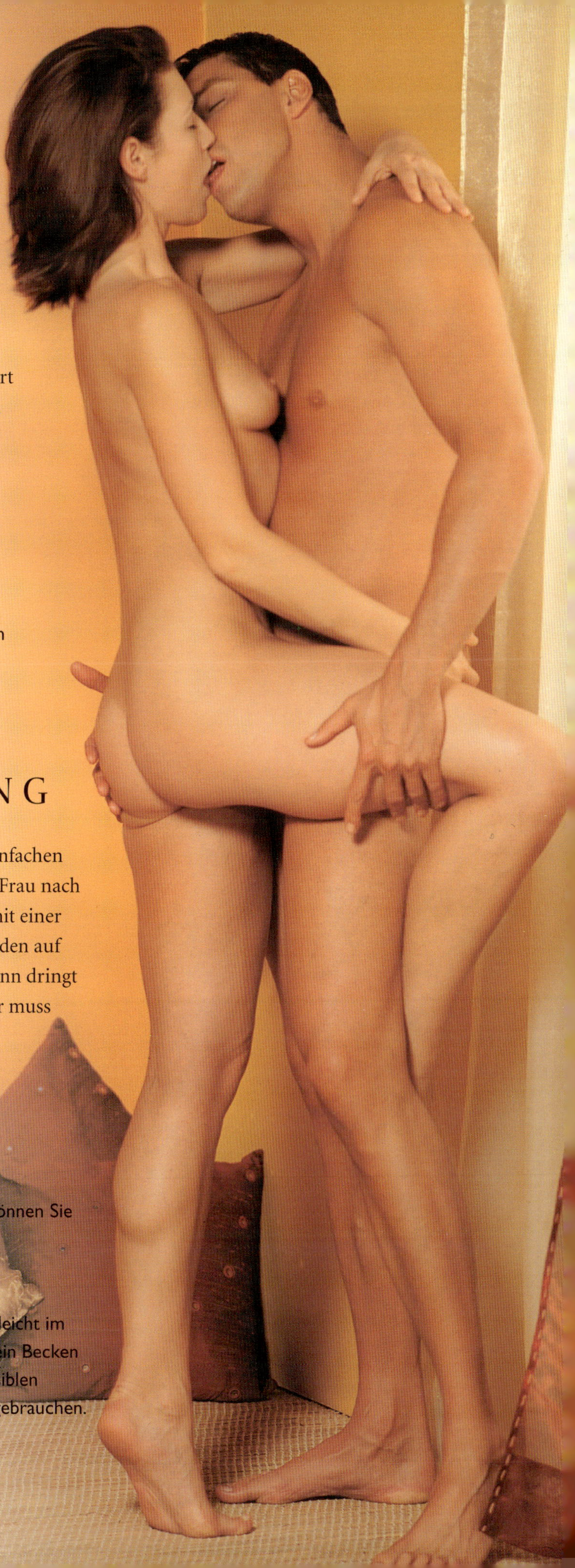

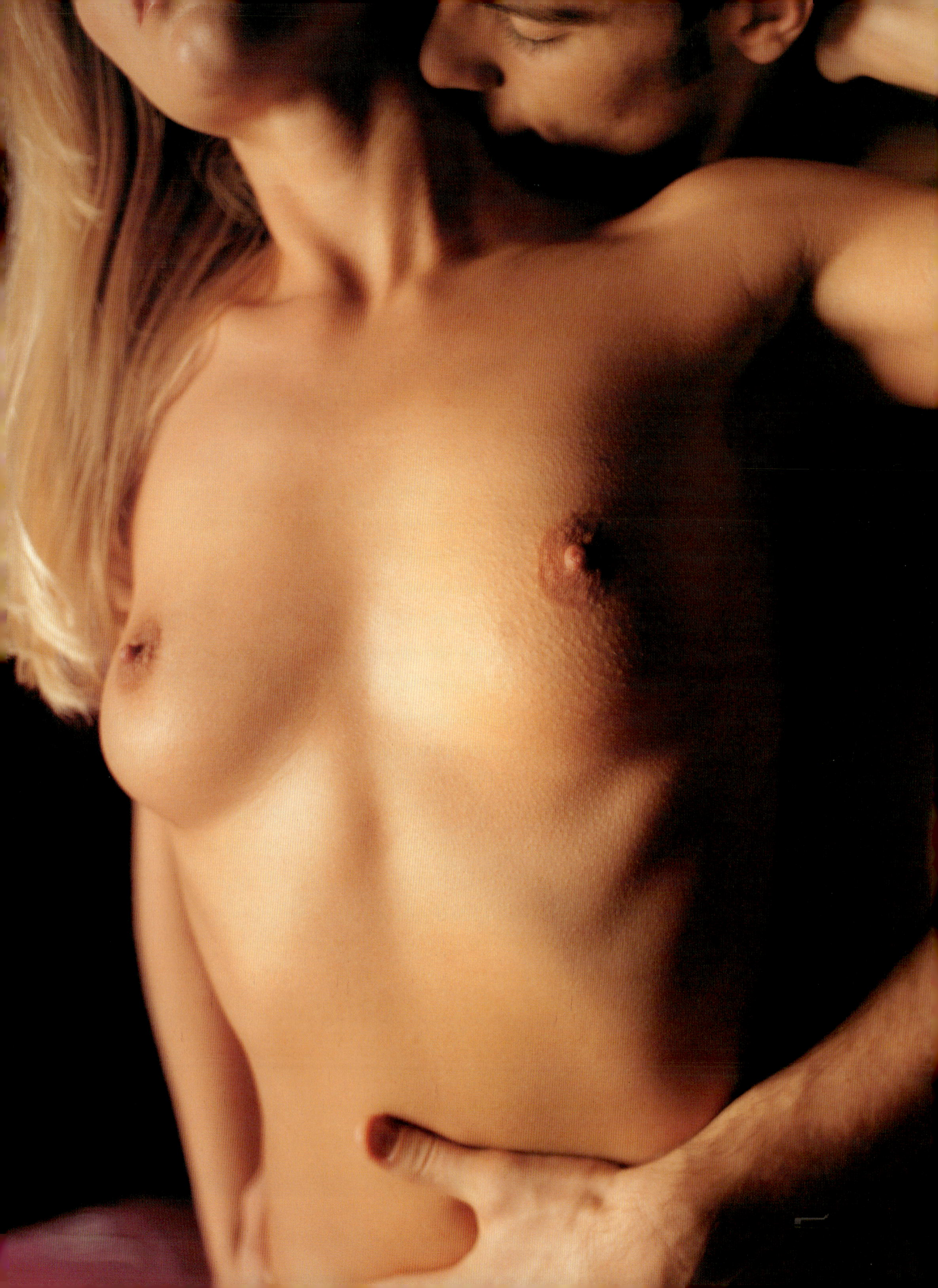

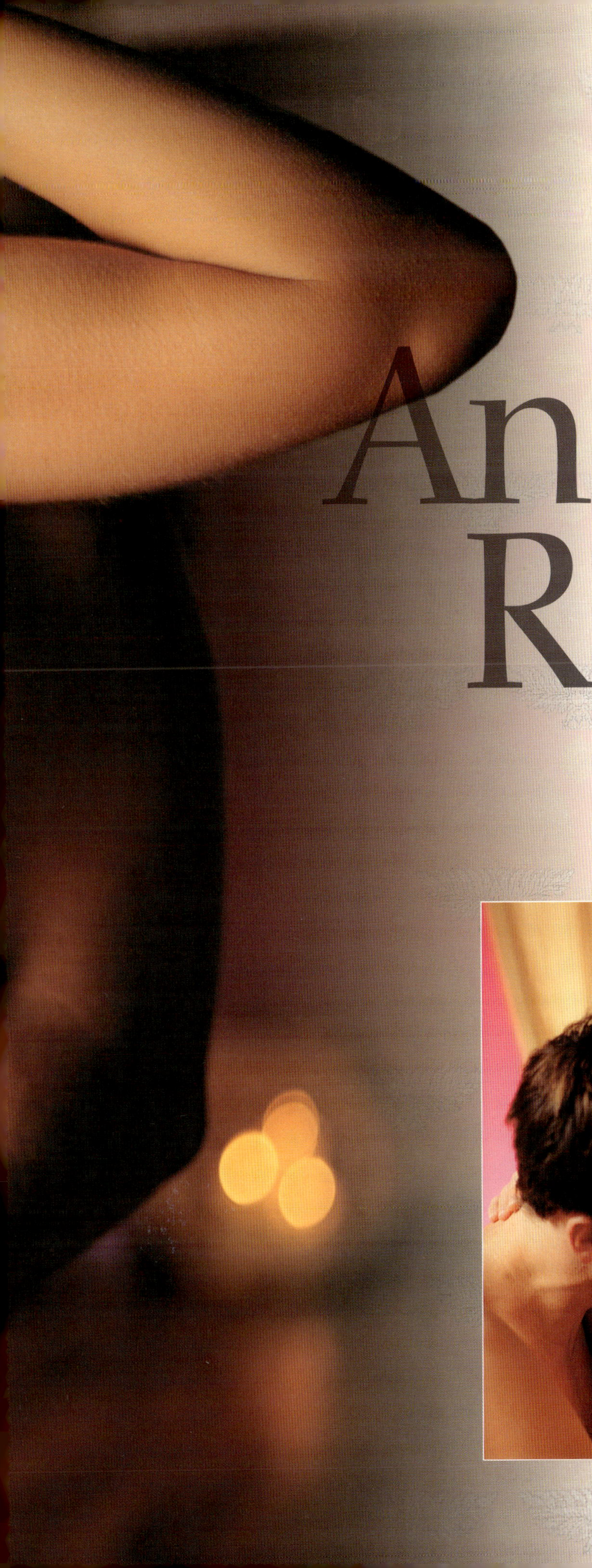

Ananga Ranga

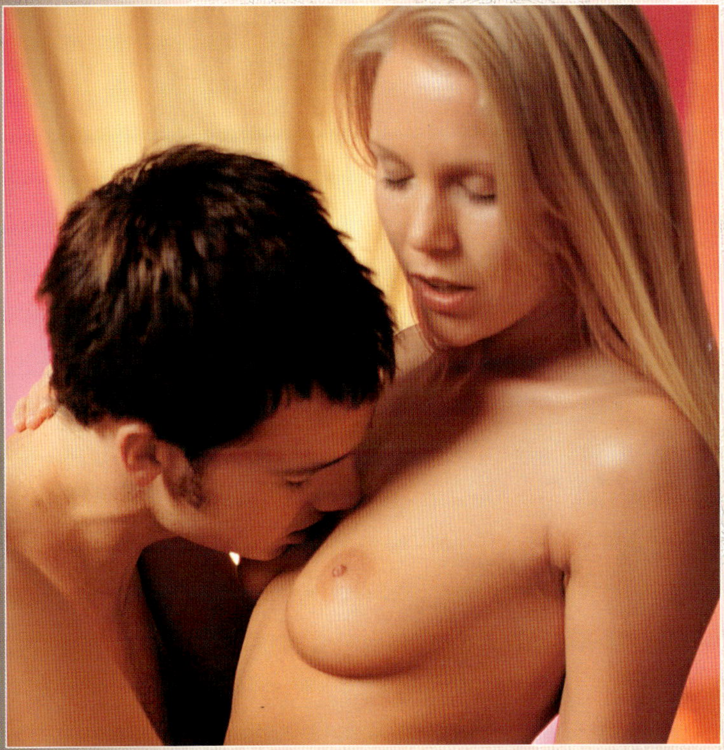

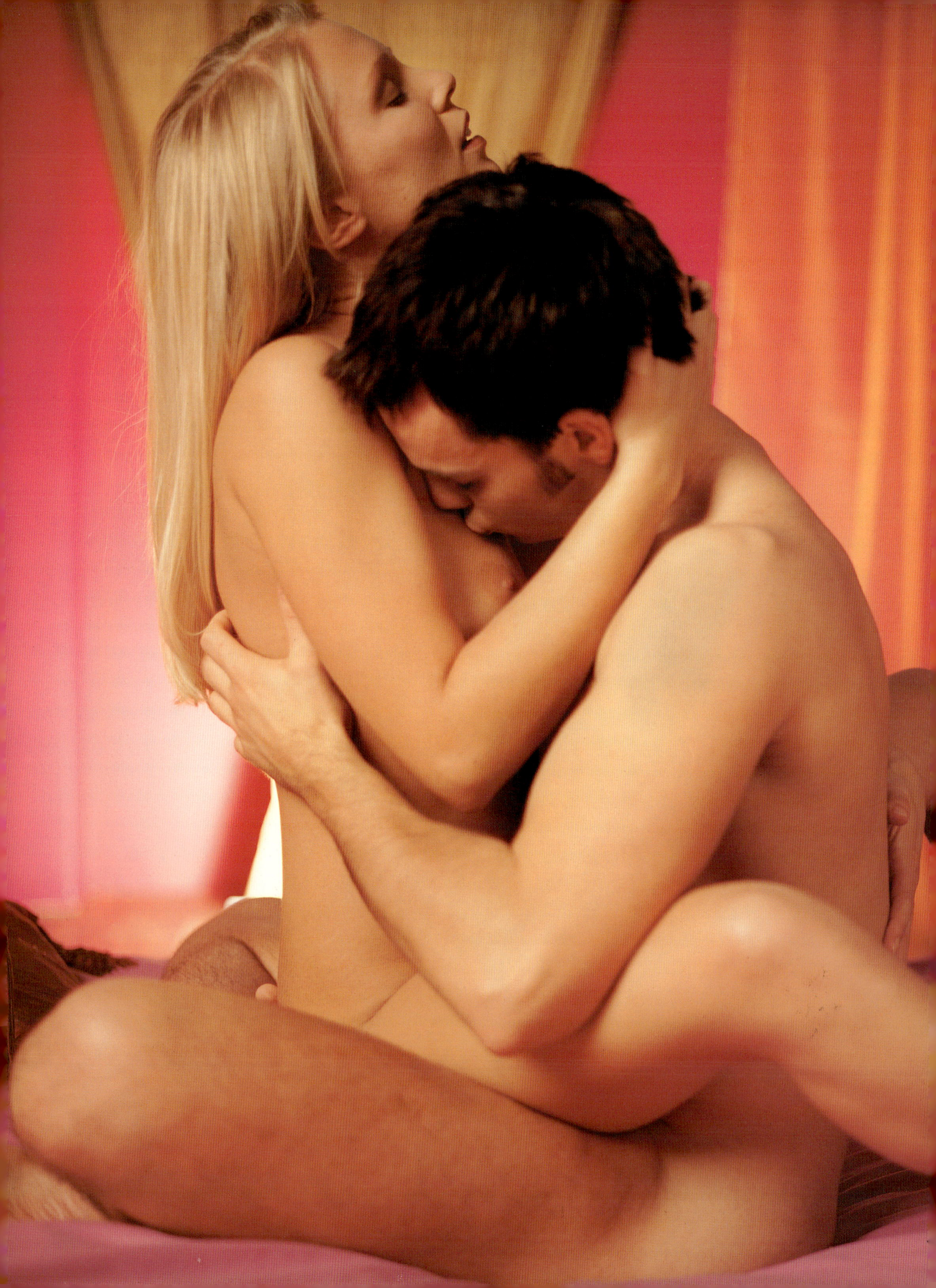

Stellungen im Sitzen

Die sexuelle Vereinigung im Sitzen wird als upavishta *bezeichnet. Es kann etwas Jugendliches an sich haben, etwas besonders Erotisches, Komisches oder sogar Akrobatisches.*

DIE LOTUS-STELLUNG

Im *Ananga Ranga* nimmt die Lotusstellung einen besonderen Stellenwert ein. Trotz ihres Namens, der nach Yoga und irgendwie kompliziert klingt, ist sie gar nicht so schwierig. Lediglich der Mann muss ziemlich kräftig sein, da er seine Partnerin bei ihren Bewegungen mit den Armen unterstützt. Sie setzt sich auf seine Knie, lässt sich langsam auf seinen Penis herab und streckt dann die Beine hinter ihm aus. Probieren Sie aus, welche Position für ihre Beine am günstigsten ist; wenn sie lieber selbst die Initiative ergreift, sollte sie knien.

Er☆☆☆☆

Wenn Ihnen Ihre Partnerin zu schwer wird, bitten Sie sie, eine kniende Position einzunehmen. So kann sie ohne Ihr Zutun aktiv werden, und Sie selbst können entspannt genießen.

Sie☆☆

Wenn Ihr Partner Sie am Po umfasst, kann er Sie bei Ihren Auf- und Abbewegungen unterstützen. Bitten Sie ihn, sie zärtlich zu liebkosen, um Ihre Leidenschaft weiter zu steigern.

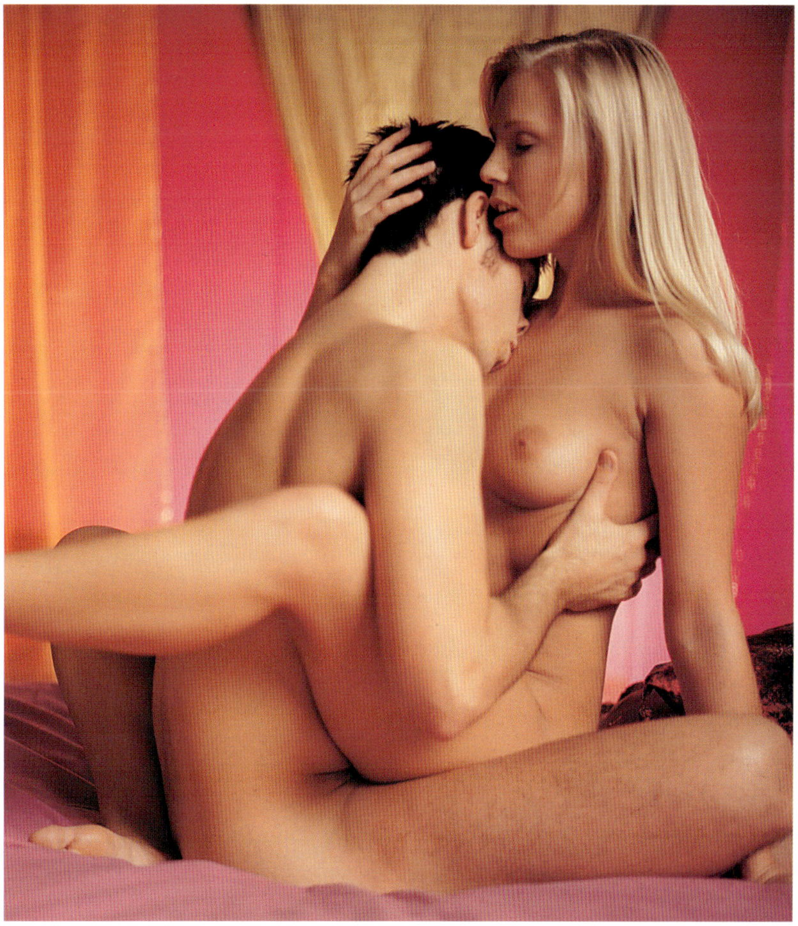

DIE SELBST GESCHAFFENE POSITION

Diese Stellung ergibt sich ganz natürlich aus der Lotusstellung. Um mehr Halt zu haben, stützt sich die Frau mit einer Hand nach hinten ab und hält ein Bein hoch. So ändert sich der Penetrationswinkel und das Empfinden beider Partner beim Eindringen des Penis in die Vagina.

Sie☆☆

Sehen Sie Ihren Partner an, küssen Sie ihn und zeigen Sie ihm Ihre Zuneigung.

Er☆☆

Sie sind Ihrer Partnerin sehr nahe, haben aber kaum Spielraum, um zu stoßen.

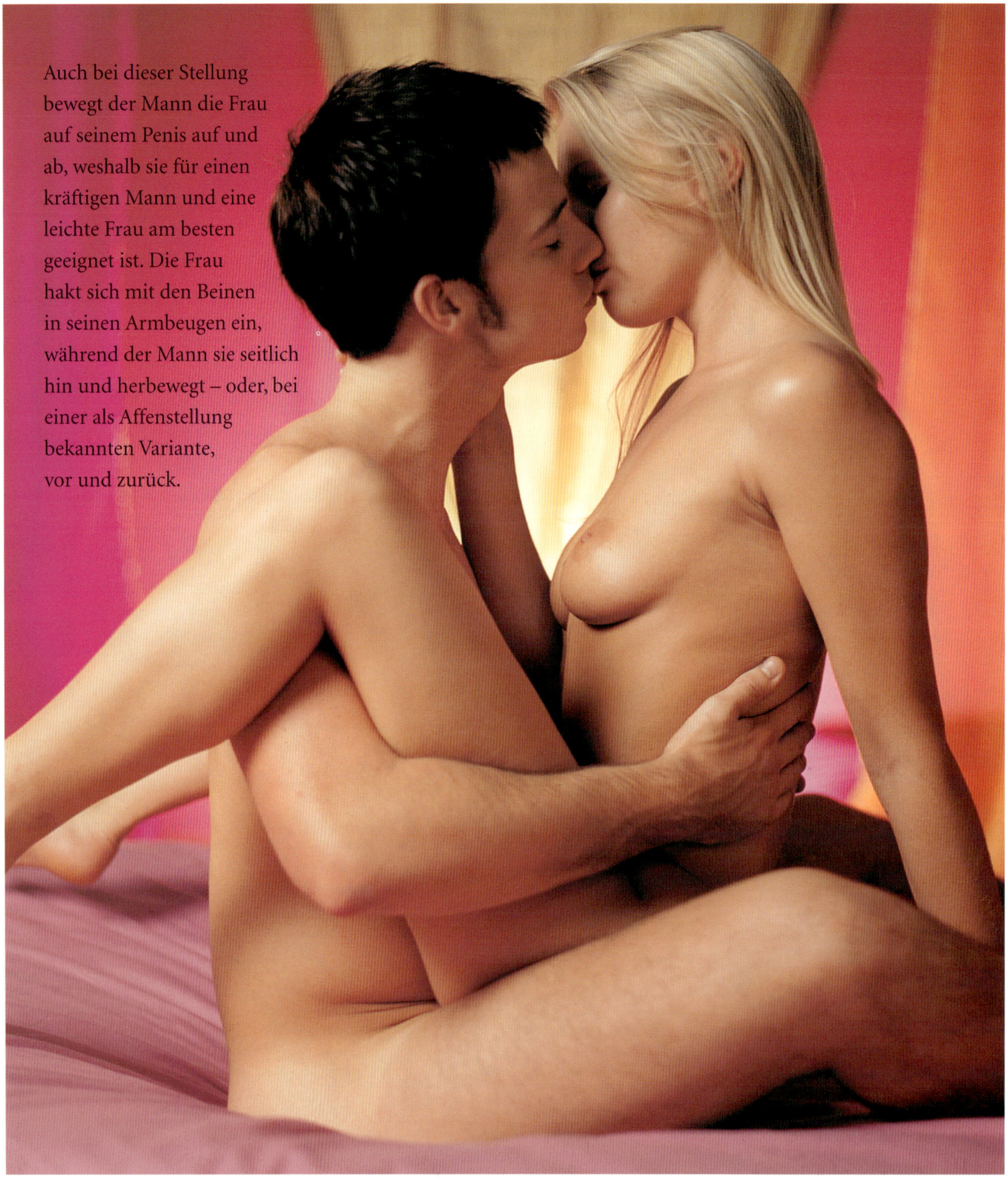

Auch bei dieser Stellung bewegt der Mann die Frau auf seinem Penis auf und ab, weshalb sie für einen kräftigen Mann und eine leichte Frau am besten geeignet ist. Die Frau hakt sich mit den Beinen in seinen Armbeugen ein, während der Mann sie seitlich hin und herbewegt – oder, bei einer als Affenstellung bekannten Variante, vor und zurück.

DIE STÜRMISCHE POSITION

Sie☆☆☆☆

Für Sie hat diese Position erstaunlich viel zu bieten, da auf eine Vielzahl hochsensibler Punkte in der vorderen Vagina Druck ausgeübt wird.

Er☆☆

Zwar ist diese Position für Sie selbst nicht allzu befriedigend, aber Ihre Partnerin fühlt sich dabei wunderbar und höchst erregt.

Die vier Frauentypen

Der Verfasser des *Ananga Ranga*, Kalyana Malla, unterteilte die Frauen nach ihrem Temperament in vier Typen. Allerdings würde sich keine Frau des 21. Jahrhunderts in irgendeiner dieser Kategorien wiederfinden.

DIE PADMINI ODER LOTUSFRAU

Ihr Gesicht ist gefällig wie der Vollmond; ihr wohl gepolsterter Körper weich wie der *shiras* (ein hoher, wohlriechender Baum) oder die Senfblüte. Ihre Haut ist fein, zart und hell wie gelber Lotus, nie dunkel, ähnelt aber im Überschwang und im Purpur ihrer Jugend der Wolke kurz vor dem Regen. Ihre *yoni* (Vulva) gleicht der sich öffnenden Lotusblüte, und ihr *kama-salila* (Sekret) duftet nach frisch erblühten Lilien. Ihr Gang gleicht dem des Schwans, und ihre Stimme ist von tiefem Wohlklang wie der Ruf des *kokila* (indischer Kuckuck). Sie erfreut sich an edlem Geschmeide und weißen, üppigen Gewändern.

DIE SHANKINI ODER SCHNECKENFRAU

»Sie hat ein reizbares Temperament, ihre Haut ist immer heiß und goldbraun oder von dunklem Gelbbraun. Ihr Körper ist groß und schwer, ihre Taille füllig und ihre Brüste klein. Ihre *yoni* ist ständig feucht von *kami-salila*, das deutlich salzig schmeckt, und ihre Scham ist dicht behaart.«

DIE CHITRINI ODER KUNSTFRAU

»Sie ist von mittlerer Größe, weder klein noch groß, mit pechschwarzem Haar, einem dünnen, runden, muschelgleichen Hals, zartem Körper, die Taille schlank wie ein Löwe, feste, volle Brüste, wohlgeformte Schenkel und schwere Hüften. Das Haar um ihre *yoni* ist dünn, der Venushügel weich, erhaben und rund. Das *kama-salila* ist heiß und duftet nach Honig, und da es so überreich strömt, entsteht beim Verkehr ein Geräusch. Sie rollt die Augen, und ihr Gang ist kokett wie der des schaukelnden Elefanten.«

DIE HASTINI ODER ELEFANTENFRAU

»Sie ist klein von Wuchs, hat einen derben, gedrungenen Körper, und wenn ihre Haut hell ist, dann ist sie totenblass. Ihr Haar ist goldbraun, ihre Lippen sind voll. Ihre Stimme ist rau, gepresst und kehlig und ihr Nacken gebeugt. Sie geht langsam, in gebückter Haltung, oft sind die Zehen an einem Fuß verkrüppelt. Ihr *kama-salila* schmeckt wie der Saft, der im Frühling von den Schläfen des Elefanten rinnt.«

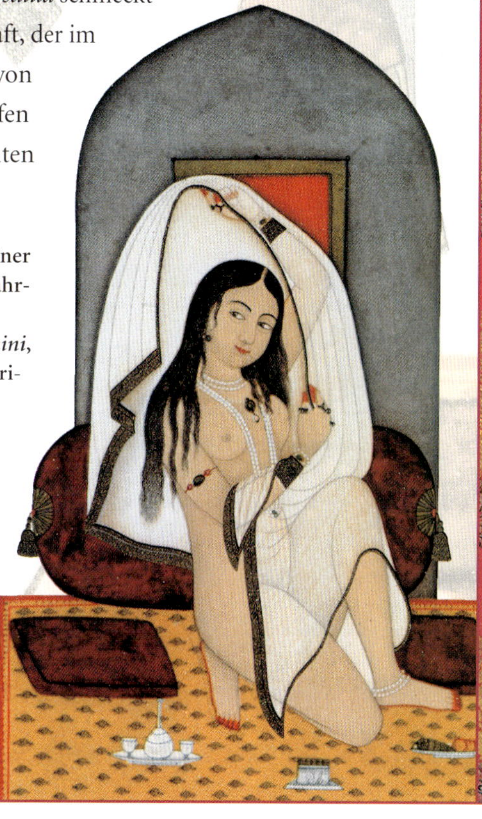

Gemälde einer Inderin, wahrscheinlich einer *padmini*, in verführerischer Pose (18. Jahrhundert)

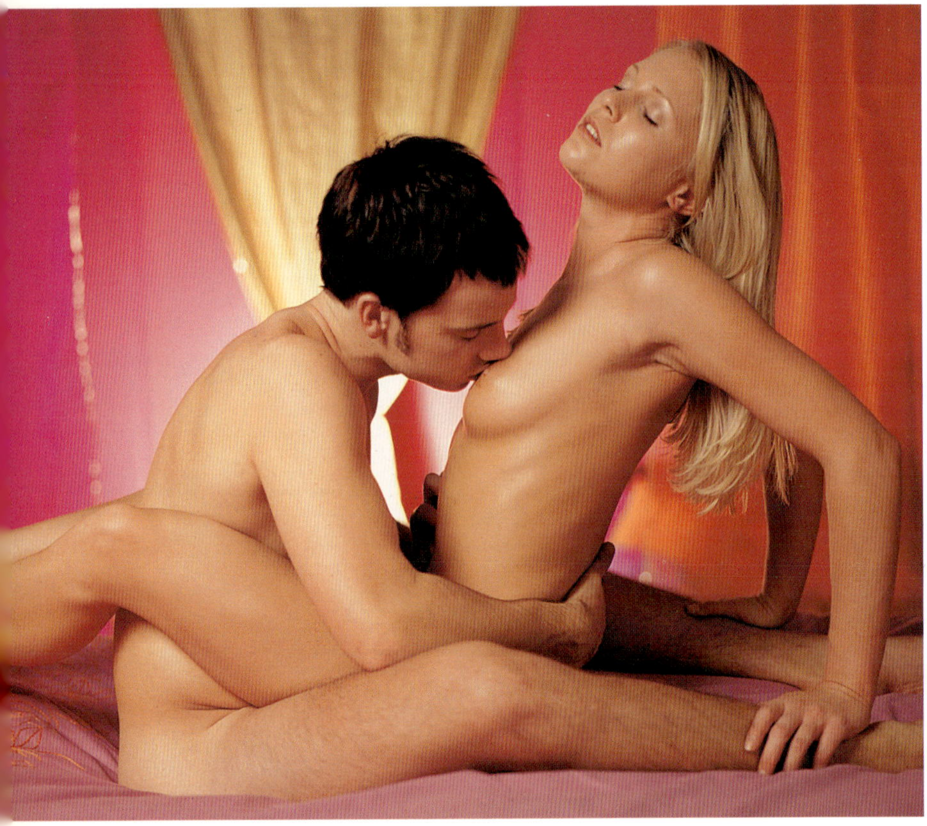

DIE RUNDHERUM-POSITION

Wie die anderen Stellungen, bei denen die Frau oben ist (*upavishta*), erfordert auch diese ein gewisses Maß an körperlicher Fitness. Im *Ananga Ranga* steht, dass der Mann die Beine der Frau in die gewünschte Lage bringt. Gleitet man aber aus der klassischen sitzenden Position heraus, aus der sich diese Stellung ursprünglich entwickelt hat, können sich beide Partner entsprechend positionieren, um das jeweils Beste aus dieser Stellung herauszuholen. Die Frau kann die Taille des Mannes umschlingen und die Beine hinter seinem Rücken verschränken.

Er☆☆

Wenn sich Ihre Partnerin zurücklehnt, kann sie Ihren Penis mit den Po- und Schenkelmuskeln stimulieren.

Sie☆

Der *Ananga Ranga* schlägt vor, dass der Mann die Hände im Nacken der Partnerin verschränkt. Viel besser aber ist es, wenn er Ihre Brüste streichelt und liebkost. Bitten Sie ihn, Ihre Brüste zu küssen, wenn Ihnen das mehr liegt.

DIE SCHLANGENFALLE

Der Name dieser Stellung bezieht sich wohl darauf, dass es für die »Schlange« – im Körper der Frau – kein Entkommen gibt. Die Frau sitzt auf dem Schoß des Partners, die Beine links und rechts von ihm ausgestreckt, während er mit gegrätschten Beinen seinen Penis in sie einführt. Dann beginnen beide, ihr Becken vor und zurück zu bewegen. Diese Stellung und die Rundherum-Position werden Sie in keinen Sinnesrausch versetzen, aber sicher haben Sie jede Menge Spaß dabei.

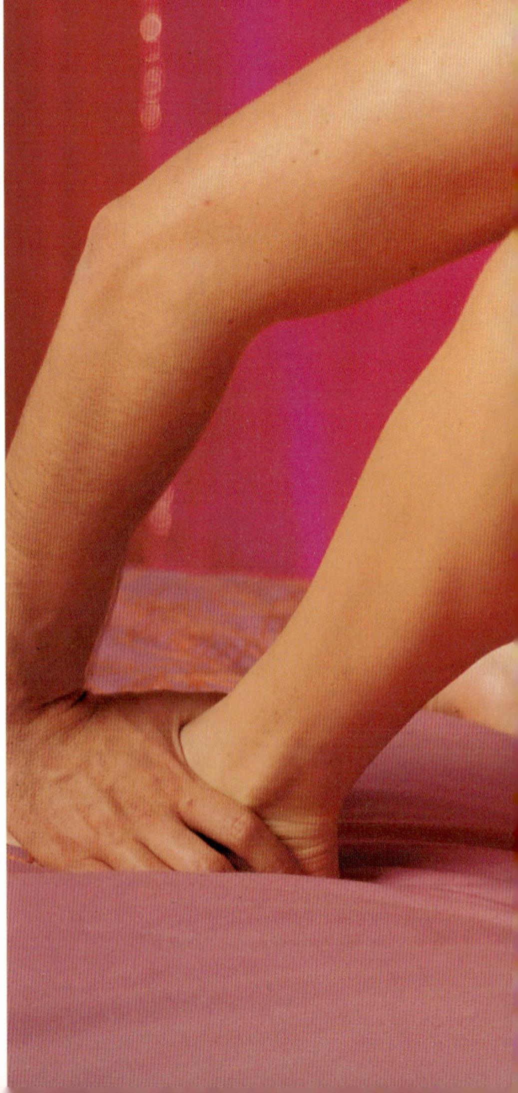

Er und sie☆

Da in dieser Stellung ein Stoßen kaum möglich ist, sollten Sie sie eher als Erholungspause beim Sex nutzen oder wenn Ihnen danach ist, »herumzualbern«.

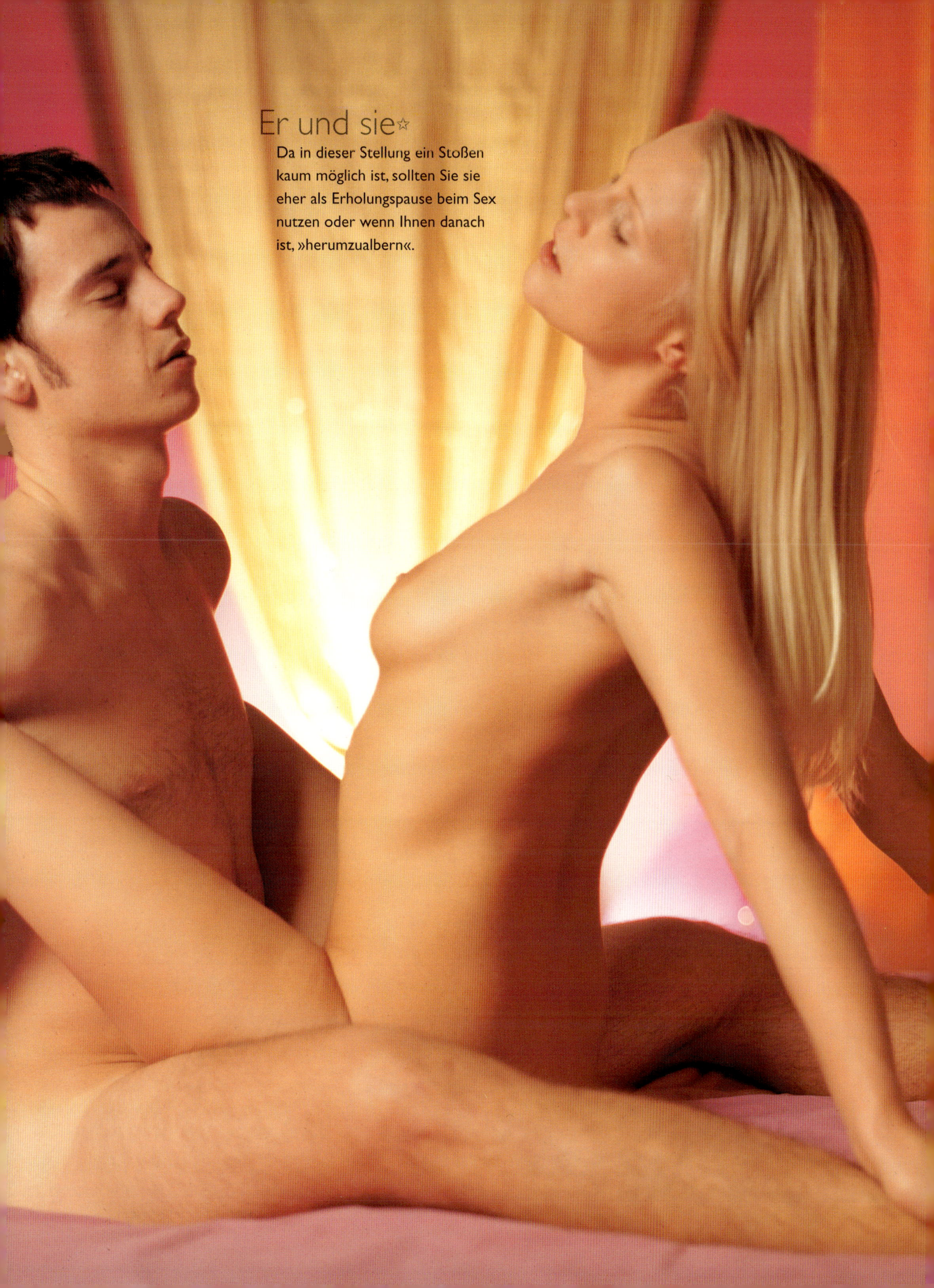

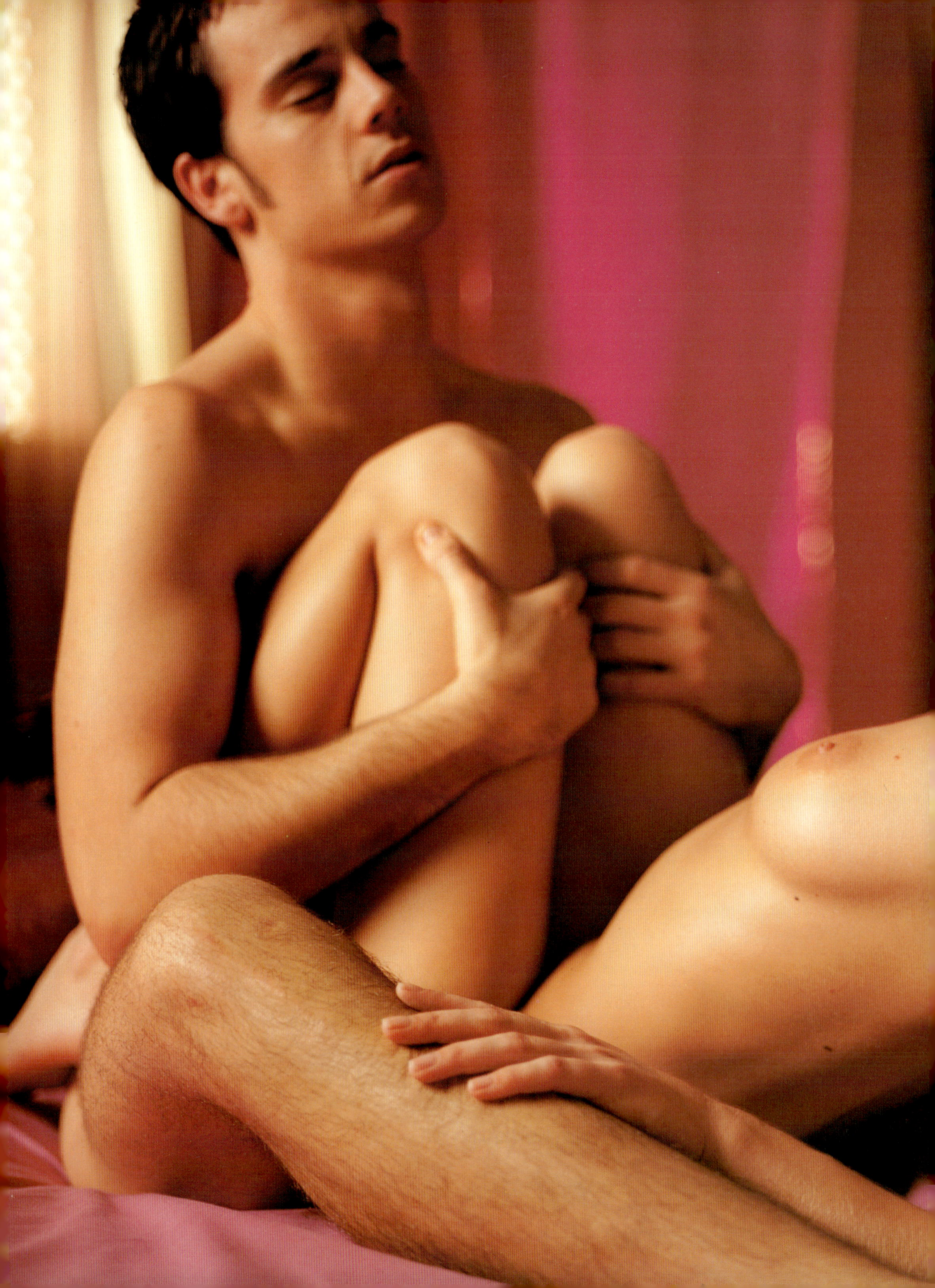

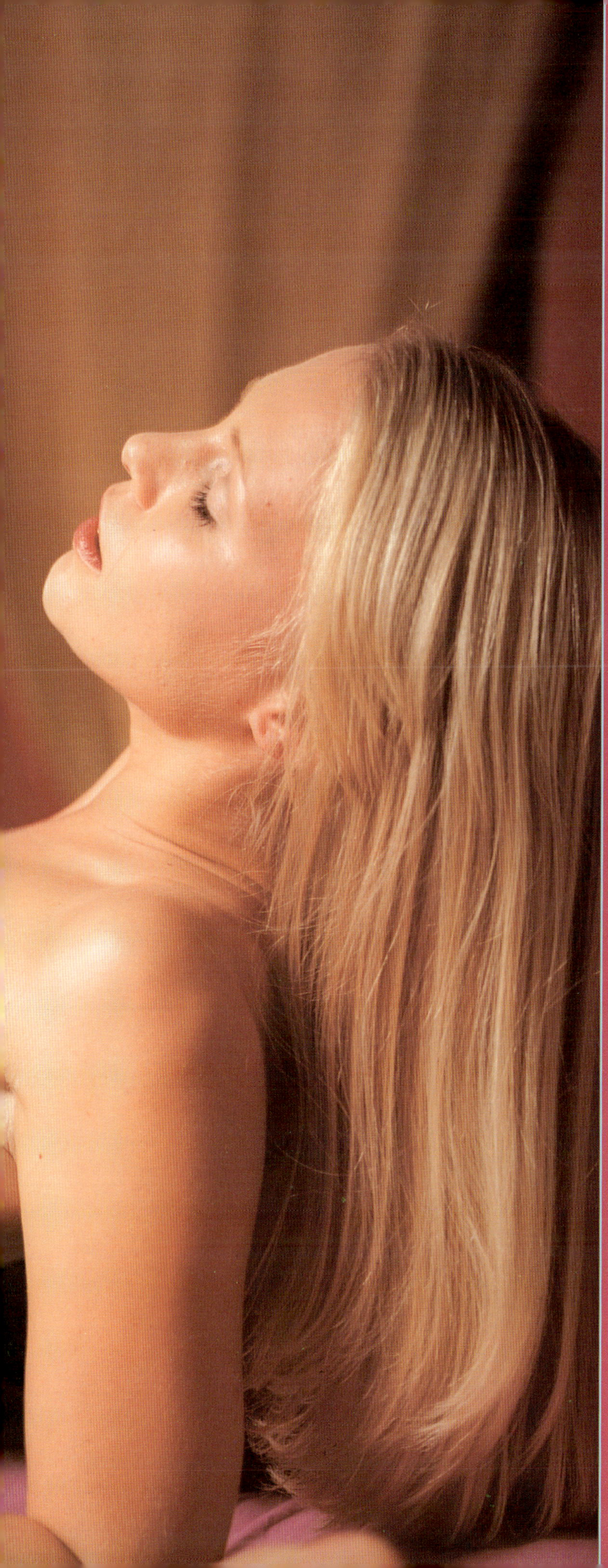

»Es gibt drei Kräfte der Fleischeslust (vega): *Heißhunger, gemäßigtes Verlangen und ein leises Glimmen.«*

Ananga Ranga

DIE ZWILLINGS-STELLUNG

Der Mann sitzt mit weit gespreizten Beinen. Die Frau lässt sich auf seinem Penis nieder. Wenn er ganz in sie eingedrungen ist, presst er ihre Schenkel mit den Händen zusammen und beginnt zu stoßen.

Er☆☆☆

Die Vagina Ihrer Partnerin zieht sich in dieser Stellung zusammen. Diesen für Sie lustvollen Druck erhöhen Sie, indem Sie die Schenkel Ihrer Partnerin fest zusammenpressen.

Sie☆

Diese Position, in der Sie auf die Ellbogen gestützt liegen, ist ideal, um die Erregung im Gesicht Ihres Partners genau zu beobachten. Stellungen dieser Art können emotional sehr erregend sein, auch wenn sich die unmittelbare körperliche Stimulation in Grenzen hält.

Kniend und liegend

Im Ananga Ranga *werden Stellungen, bei denen die Frau auf dem Rücken liegt und der Mann kniend in sie eindringt, als* uttana-bandha *bezeichnet. Sie fühlt ein erregendes Gefühl der Hilflosigkeit, wenn er möglichst tief in sie eindringt.*

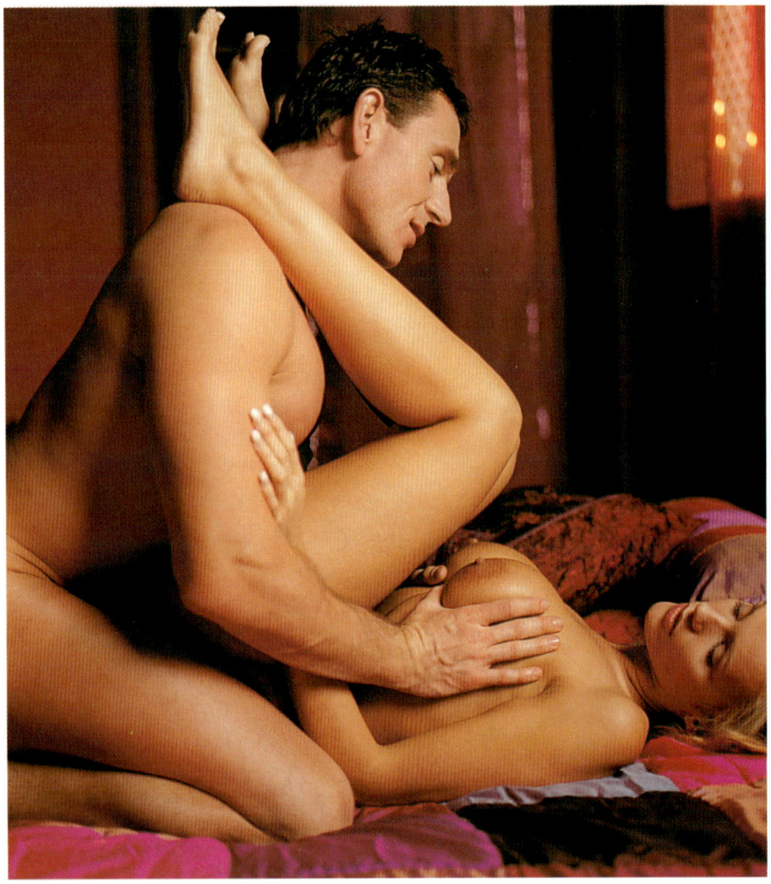

DIE GLEICHBEINIGE STELLUNG

Die Frau liegt auf dem Rücken, während der Mann ihren Körper anhebt, sodass ihr Po auf seinen Schenkeln liegt. Er legt ihre Beine auf seine Schultern, umfasst ihre Taille und zieht sie an seinen Penis heran.

Er ☆☆☆☆

Da der Po Ihrer Partnerin angehoben ist, können Sie tief in sie eindringen, was für Sie äußerst lustvoll ist. Aber Vorsicht! Sie könnten ihr unabsichtlich wehtun.

Sie ☆☆☆

Sie steigern Ihre Lust, indem Sie die Schenkel zusammenpressen. So zieht sich Ihre Vagina zusammen, und Sie nehmen seine Stöße möglichst intensiv wahr.

Der G-Punkt

Der G-Punkt ist ein hoch erogener Bereich an der vorderen Wand der Vagina. Entdeckt wurde er von dem Gynäkologen Ernst Grafenburg, nach dem er auch benannt ist. Intensiver Druck auf den G-Punkt kann einen Orgasmus auslösen und, bei manchen Frauen, auch eine Art Ejakulation. Eine Untersuchung dieses Ejakulats durch ein israelisches Forscherteam hat ergeben, dass diese Flüssigkeit der Samenflüssigkeit des Mannes ähnelt. Offenbar hat nicht jede Frau einen G-Punkt, wie überhaupt seine Existenz hoch umstritten ist. Sie selbst können den G-Punkt am ehesten mithilfe eines schlanken Vibrators ausmachen. G-Punkt-Vibratoren pulsieren mehr als dass sie vibrieren, einfach deshalb, weil in diesem Bereich ein Pulsieren mehr vermag als ein Vibrieren.

DIE ERHOBENE STELLUNG

Im *Ananga Ranga* wird diese Stellung wie folgt beschrieben: Die Frau liegt auf dem Rücken und zieht die angewinkelten Beine »bis zu ihrem Haar«. Dann dringt der Partner im Knien in sie ein.

Sie☆☆☆☆

Besonders lustvoll ist die Stellung für Sie, wenn Sie das Becken anheben. Ihr Partner kann so in einem Winkel in Sie eindringen, bei dem der hoch erogene G-Punkt stimuliert wird. Vielleicht bitten Sie ihn auch, Sie zu streicheln und Ihre Brüste zu liebkosen.

Er☆☆

Aufgrund der tiefen Penetration wird Ihre Erregung schnell steigen. Da Sie knien und sich nicht mit den Händen abstützen müssen, haben Sie diese frei, um Ihre Partnerin zärtlich zu streicheln.

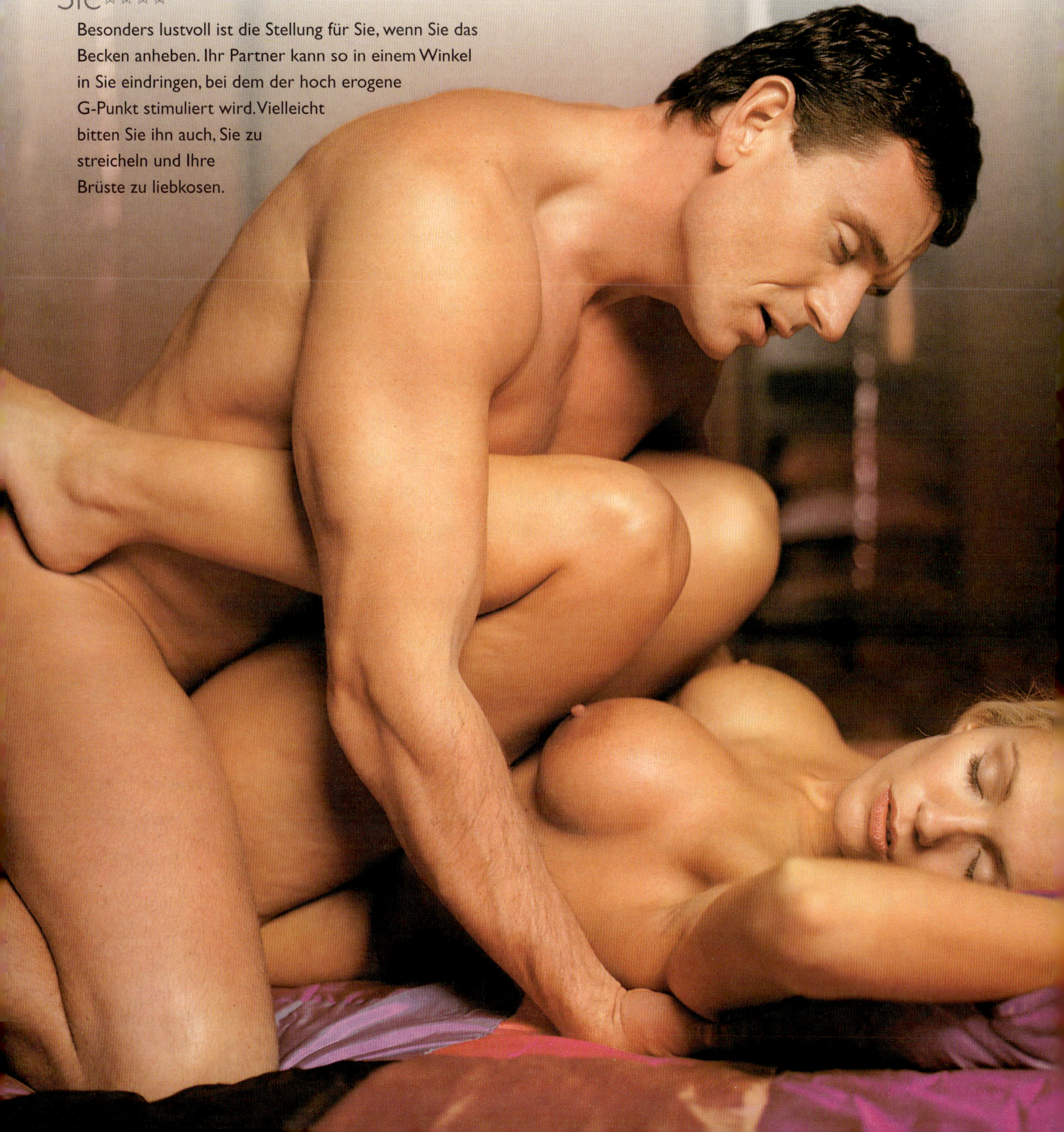

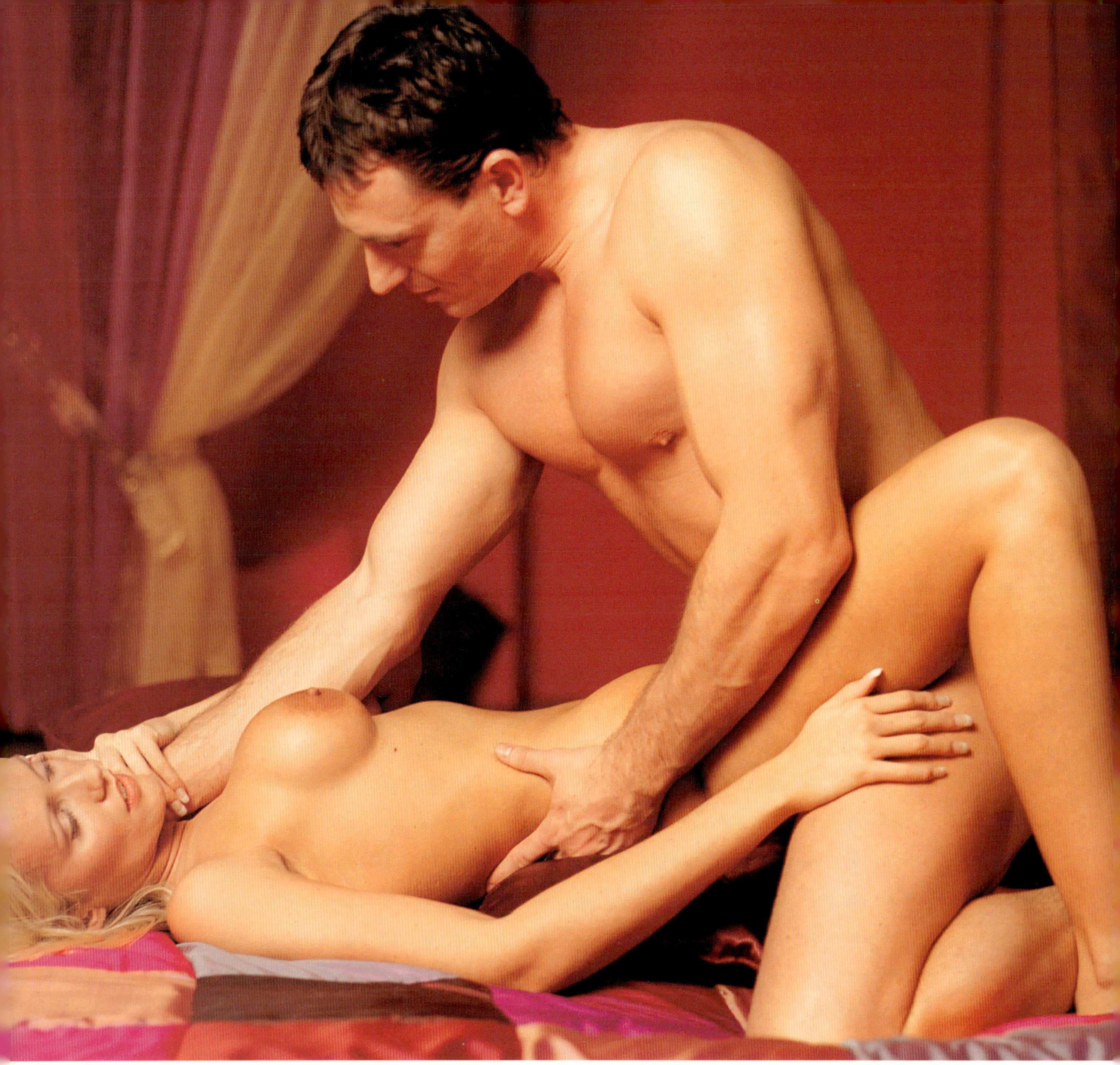

DIE ELIXIERSTELLUNG

Im Vergleich mit den bisher vorgestellten Positionen gestattet diese die tiefstmögliche Penetration. Die Frau liegt auf dem Rücken, die gespreizten Beine angewinkelt am Körper des Partners. Mit den Händen am Po hebt er sie an und bringt sie in die Position, bei der er am tiefsten eindringen kann.

Sie☆☆☆☆

Wenn Ihnen die Vorstellung gefällt, bitten Sie Ihren Partner, die Pobacken von Anus und Damm wegzuziehen, um Ihre Lust noch zu steigern. Vielleicht möchten Sie aber auch lieber, dass er Sie an Gesicht und Körper streichelt und Sie auf diese Weise noch mehr erregt.

Er☆☆☆☆

Sicher haben Sie gegen eine zusätzliche sexuelle Stimulation nichts einzuwenden, auch wenn Sie aufgrund der tiefen Penetration schon sehr erregt sind. Ermutigen Sie Ihre Partnerin dazu, mit den Fingerspitzen über Ihre Brust und die Brustwarzen zu streichen.

G-PUNKT-STIMULATION

DAS RAD DES KAMA

Der Mann sitzt mit ausgestreckten, gespreizten Beinen und umfasst die Schulterblätter seiner Partnerin, die auf ihm sitzt. Ihre ausgestreckten Gliedmaßen bilden so das Speichenmuster, das der Stellung den Namen gab. Im Idealfall lehnt sich die Frau zurück und reduziert ihre Bewegungen auf ein Maß, das es dem Mann gestattet, die Erektion zu halten. Beide Partner genießen voll und ganz den erotischen Moment.

Er und sie☆☆

Die Grundidee hinter dieser Stellung unterscheidet sich von der Einstellung, mit der wir im 21. Jahrhundert Sex haben, und bedarf der Erklärung. Das »Rad des Kama« ist keine Stellung, bei der die Partner von heftiger Leidenschaft erfüllt schnell zum Orgasmus kommen. Sie ist vielmehr als eine Art Meditation gedacht, die uns zu einem höheren Bewusstseinszustand und verstärktem Wohlgefühl verhilft. Das höchste Ziel besteht im Erlangen seelischen Gleichgewichts, das wiederum Empfindungen von Klarheit, Ruhe und Glück erzeugt.

Tantra-Sex

Die tantrische Philosophie entstand später als alle Schriften, auf denen das *Kamasutra* und der *Ananga Ranga* basieren, und doch sind beide Bücher von tantrischen Vorstellungen durchdrungen. Das Tantra besagt, dass die Persönlichkeit umso reifer wird, je vollkommener der Liebesakt ist. In aller Kürze bedeutet das, wunderbarer Sex ermöglicht eine ekstatische Form des Menschseins. Wenn man beim Akt eine der Zeit fast enthobene Sphäre betritt – in der jede Bewegung und Zärtlichkeit sich anfühlt wie aus einer anderen Welt – nähert man sich dem »Himmel«, und die Erfahrung, die man in dem Moment macht, gleicht der einer wirkungsvollen Meditation. Ich halte es zwar durchaus für möglich, dass man diesen Zustand der Glückseligkeit durch leidenschaftlichen Sex erlangen kann, bin aber nicht davon überzeugt, ob die Einhaltung vorgeschriebener Verhaltensmuster beim Sex zu diesem Ziel führt. Versuchen Sie es!

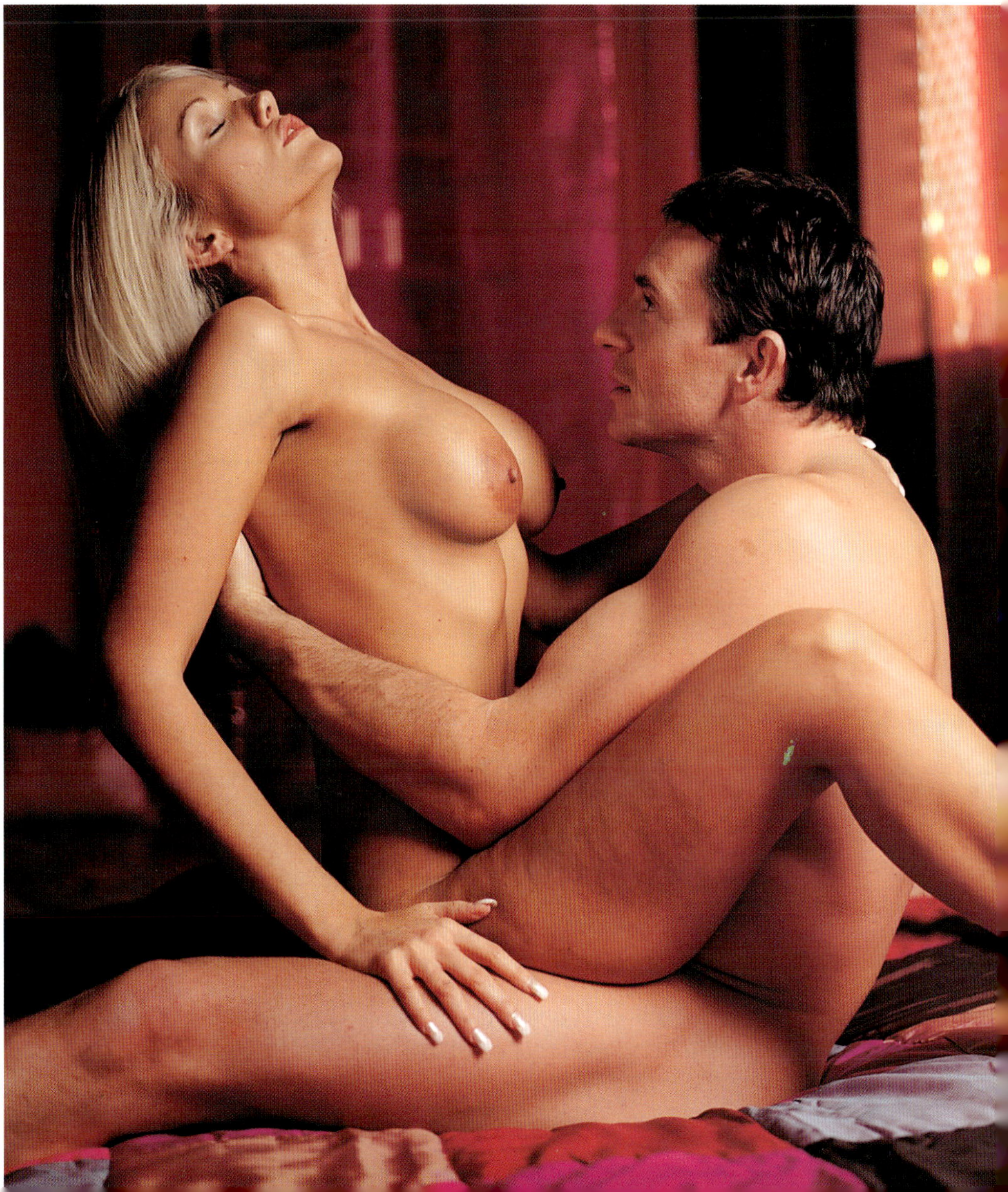

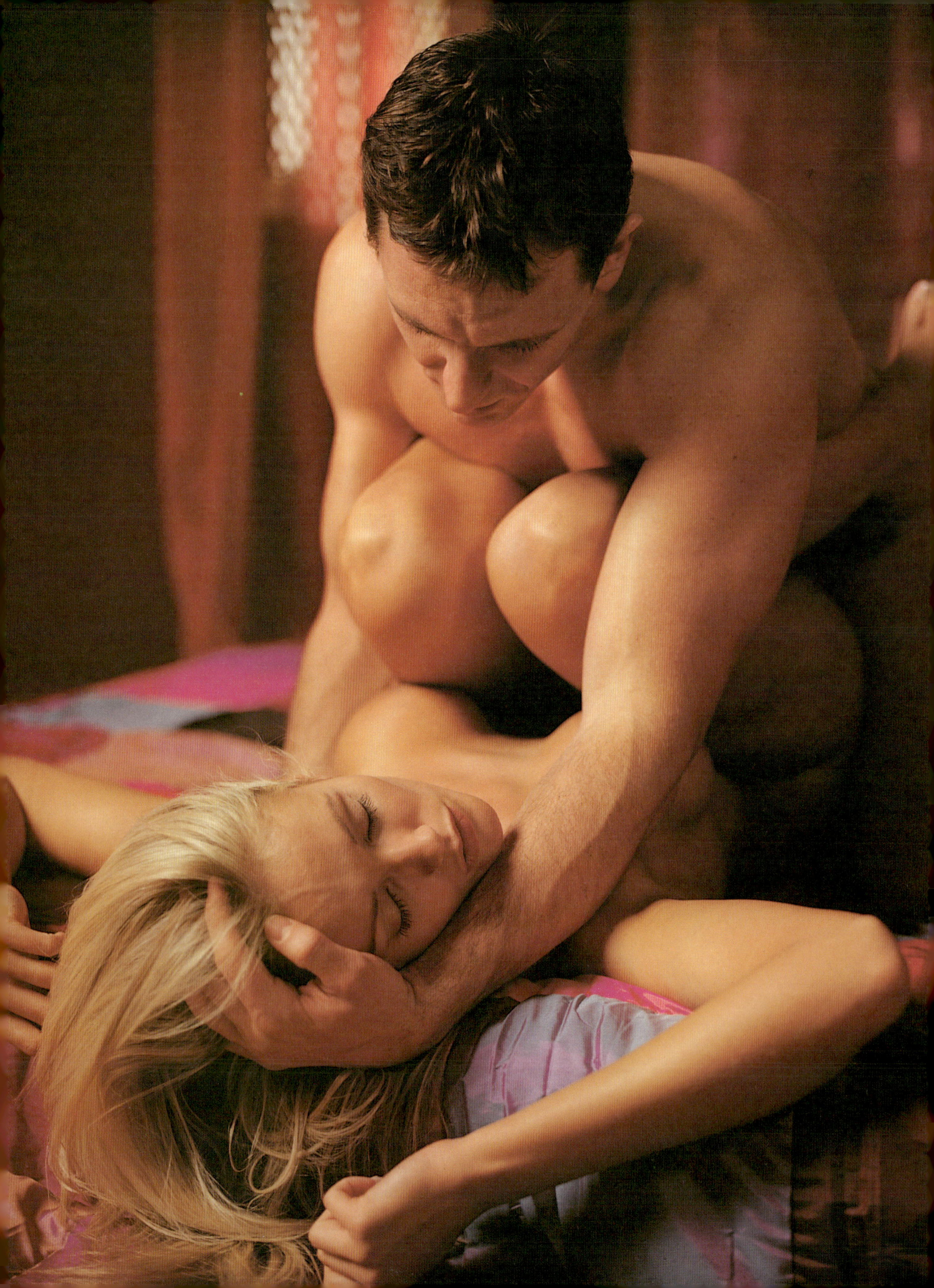

DIE UNERSCHÖPFLICHE FREUNDLICHKEIT

Guter Sex bedeutet zum Glück, dass alles möglich ist. Die »Unerschöpfliche Freundlichkeit« ist eine Stellung, bei der die Frau wenig Spielraum hat und der Mann aktiv ist. Sie liegt mit angezogenen Beinen auf dem Rücken, die Knie gegen die Brust des Partners gestützt. Er kniet breitbeinig vor ihr. Ehe er in sie eindringt, muss er sie mit einer Hand unter dem Po leicht anheben.

Er☆☆☆

Genießen Sie den Akt mit Ihrer Partnerin in dieser für Sie relativ bequemen Stellung.

Sie☆

Wenn das Gefühl des Ausgeliefertseins Sie erregt, könnte diese für Sie körperlich weniger befriedigende Stellung zumindest auf emotionaler Ebene interessant sein. Nach dem Eindringen kann Ihr Partner Sie auf die Schenkel nehmen. So hat er beide Hände frei, um Ihren Körper zu erkunden.

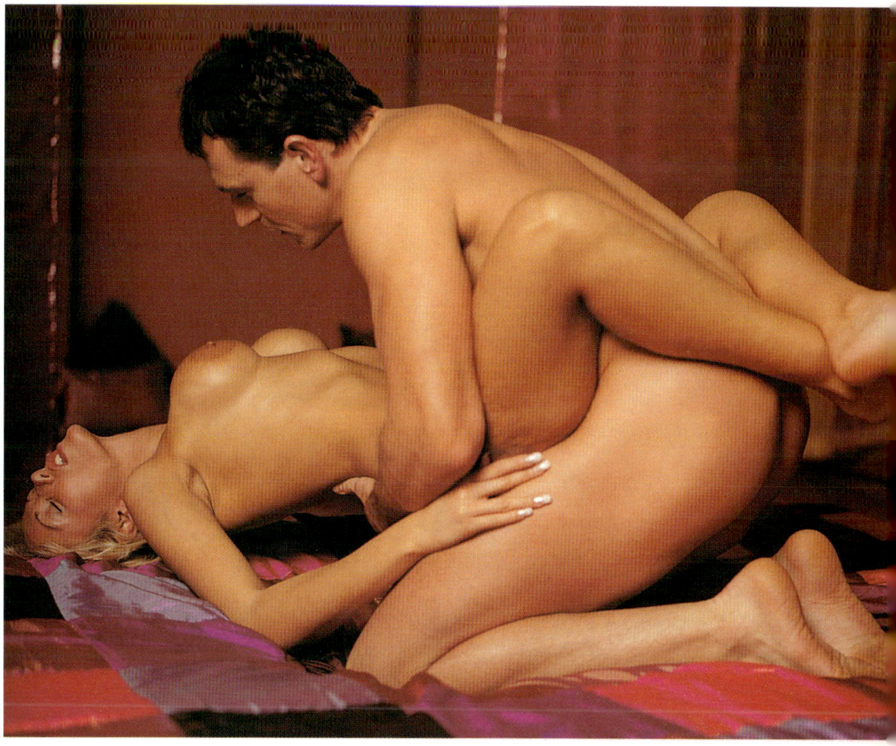

DIE VOGELSTELLUNG

Die Frau liegt auf dem Rücken, die Beine um den Körper des Mannes geschlungen. Er kniet vor ihr und hebt ihr Becken an, um in sie einzudringen. Indem sie die Füße auf seinem Rücken verschränkt, kann sie ihren Partner näher zu sich heranziehen.

Er und sie☆☆

Der Mann kann den Rücken seiner Partnerin mit einem Kissen abstützen, wenn er sie zu sich heranzieht. So kann sie sich ihm entgegenwölben, ohne sich weh zu tun, und die Lustempfindung für beide steigern.

Die sexuelle Erregungskurve

Man unterscheidet ganz grob drei Phasen sexueller Erregung: Zunächst das Verlangen, wenn Sie Lust auf Ihren Partner/Ihre Partnerin verspüren; dann die Erregung, wenn Sie sich sexuell betätigen; und schließlich den Orgasmus, den tatsächlichen Höhepunkt der Lust. Schwer nachvollziehbar ist, dass alle diese drei Phasen auch einzeln erlebt werden können, ohne dass eine der beiden anderen ins Spiel kommt. Das Verlangen kann durch einen Blick, eine Berührung oder einen Duft ausgelöst werden. Die Erregungsphase setzt ein bei sexueller Berührung, beim Vorspiel oder dem Akt. Zum Orgasmus kommt es, wenn die Erregung ihren Höhepunkt erreicht hat – meist mit glücklicher Beteiligung des ganzen Körpers, wenn auch manche Menschen allein durch Stimulation der Genitalien zum Orgasmus kommen. Danach fällt die Erregungskurve schnell ab, es gibt jedoch Frauen, die zu Mehrfach-Orgasmen fähig sind.

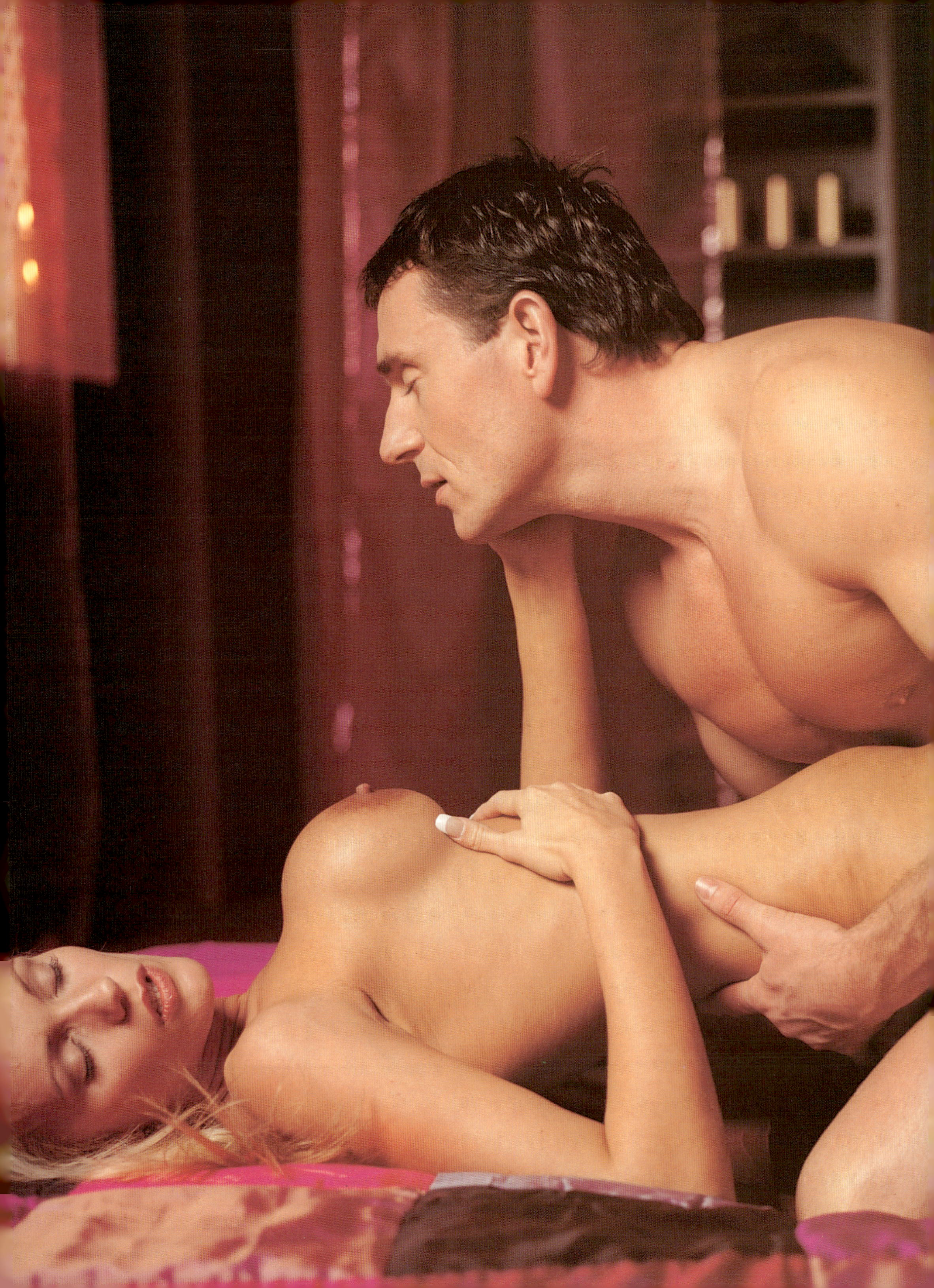

DER BOGEN

Hier wird der Rücken der Frau mit einem Kissen abgestützt, um dem Mann das Eindringen zu erleichtern. Die Klitoris wird in dieser angehobenen Position exponiert und gedehnt; so kann sie durch die Stoßbewegungen beim Sex besser stimuliert werden. Der Mann kniet zwischen den Beinen der Partnerin und zieht sie mit den Händen unter dem Po an den Penis heran.

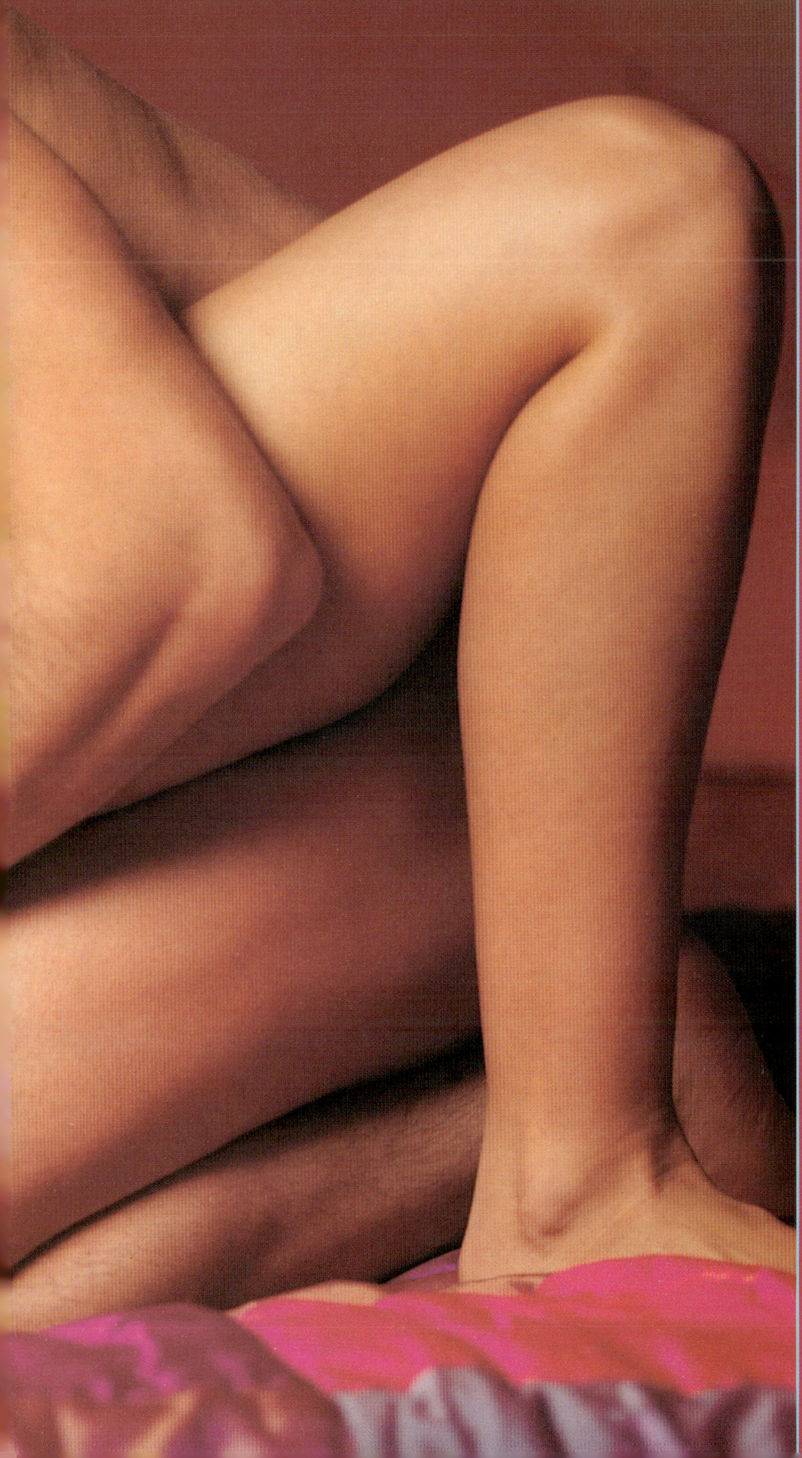

»Ein Mann sollte jegliche Unternehmung mit dem Geist eines Löwen ausführen.«

Ananga Ranga

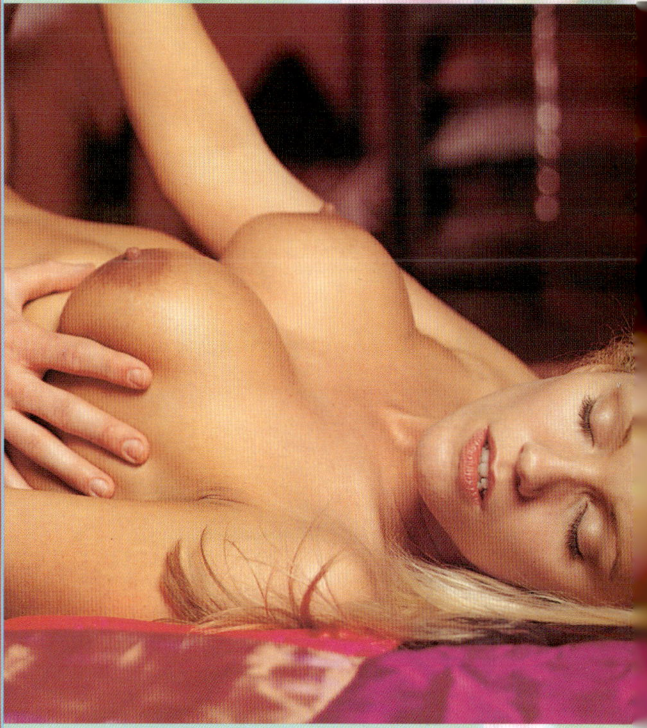

Er☆☆☆

Dies ist eine weitere Stellung, in der Sie die dominante Rolle übernehmen und beide Hände frei haben, um Ihrer Partnerin noch mehr Lust zu bereiten.

Sie☆☆

Ihre Klitoris wird zwar in dieser Stellung von den Stößen Ihres Partners ausreichend stimuliert, doch können Sie selbst oder Ihr Partner den Effekt mit den Fingern noch steigern. Haben Sie keine Scheu, ihn darum zu bitten.

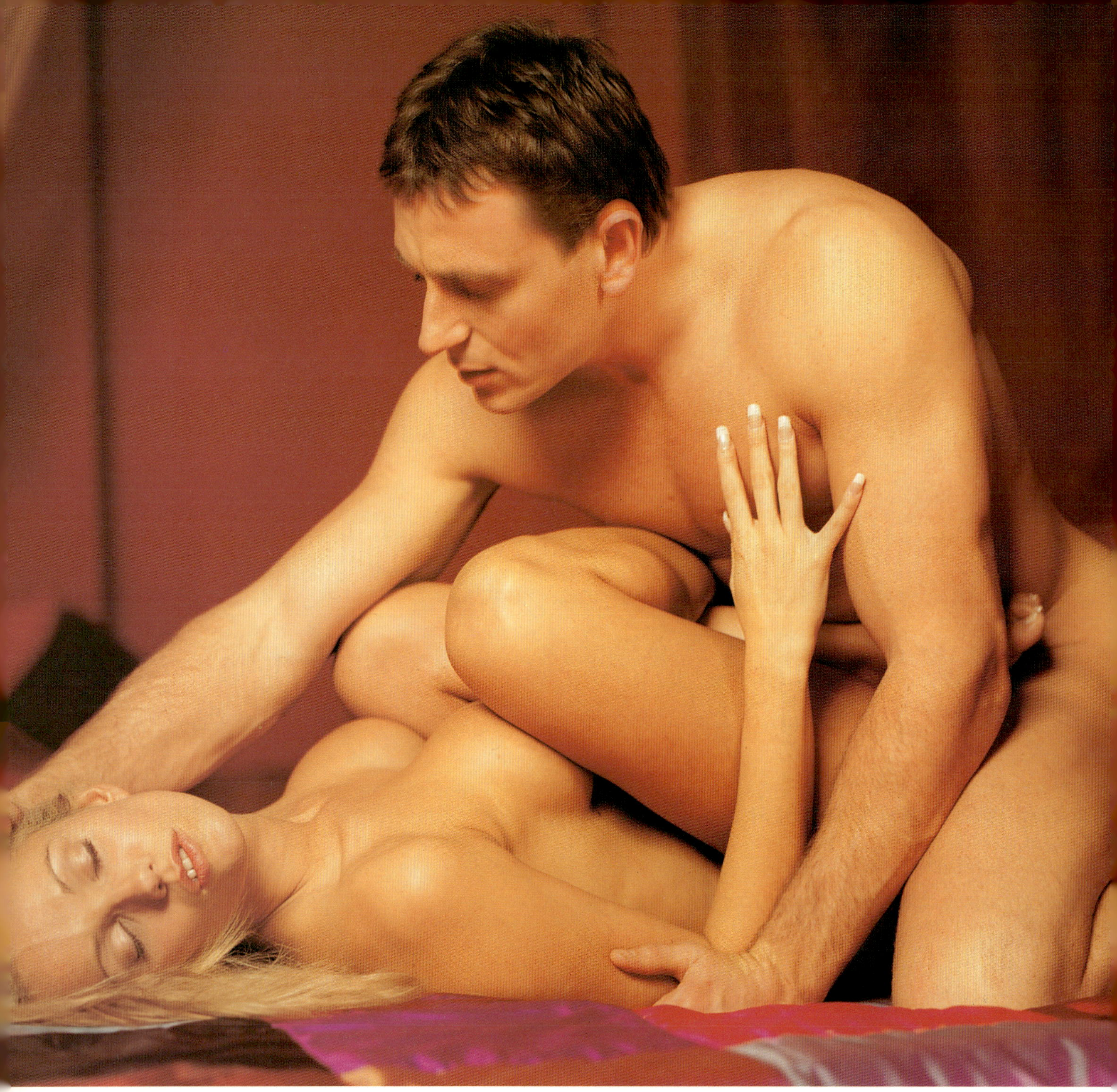

DIE ALLUMFASSENDE POSITION

Die Frau liegt mit überkreuzten Unterschenkeln auf dem Rücken, der Mann beugt sich über sie und dringt in sie ein. Diese Stellung vermittelt den erregenden Eindruck von Wagnis – nicht zuletzt auch wegen des weit geöffneten Beckens und der frei liegenden Klitoris.

Er☆☆☆☆

Dass Ihre Partnerin sich so weit öffnet, weckt vielleicht ungeahnte Begierden in Ihnen, auch wenn ein tiefes Eindringen in dieser Stellung nicht möglich ist.

Sie☆☆

Der Druck auf die Oberschenkel lässt die Beckenbodenspannung ansteigen, was die Erregung enorm steigert. Ihre Beine verhindern zwar einen direkten Klitoriskontakt, aber wenn es Ihrem Partner gelingt, eng an Sie heranzurücken, spüren Sie vielleicht, wie er tief in Ihrem Innern Druck auf den G-Punkt ausübt.

» Das langsamere Begehren der Frau ist mit einem Akt allein schwer zu befriedigen.« *Ananga Ranga*

DIE GESPALTENE STELLUNG

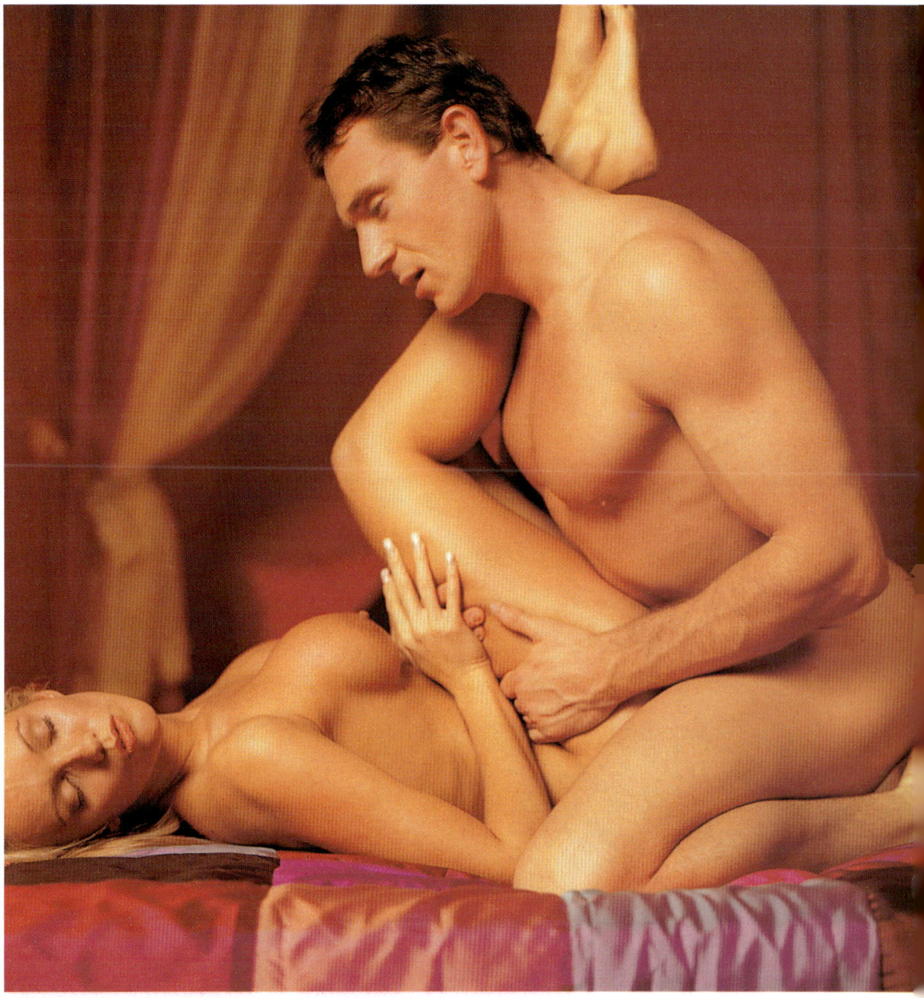

Die Frau liegt auf dem Rücken und der Mann dringt kniend in sie ein. Dann hebt er ihre Beine hoch und legt sie sich über eine Schulter. Bei seinen Stößen presst die Frau Schenkel und Knie zusammen, um seinen Penis zu umschließen.

Er☆☆☆

Stellungen wie diese eignen sich für den älteren Mann, der beim Verkehr stärkere Reibung braucht. Die Vagina schließt sich eng um den Penis und der Druck, den Ihre Partnerin mit den Schenkeln ausübt, führt zu noch mehr Intensität, die vielleicht für Ihren Orgasmus erforderlich ist.

Sie☆☆

Verschaffen Sie sich noch mehr Lust, indem Sie Schenkel und Knie zusammenpressen. Das erhöht auch die Reibung am Penis Ihres Partners.

Der älter werdende Mann

Zwei Drittel aller Erektionsstörungen haben körperliche Ursachen. Viele davon sind auf den Alterungsprozess zurückzuführen. Impotenz kann durch eine Veränderung der Arterien verursacht werden, durch die das Blut zum Penis strömt. Eine Erektionsschwäche kann mit einer verminderten Spannkraft der Ventile zusammenhängen, die ein Zurückströmen des Bluts aus dem erigierten Penis verhindern sollen.

Hormonelle Veränderungen sind ein weiterer Aspekt des Alterungsprozesses. Sie können zu einem Nachlassen des Verlangens und der genitalen Empfindung führen. Wenn mangelnde Empfindung Probleme beim Akt verursacht, sind Stellungen, die eine stärkere Stimulation bieten, hilfreich. Bei ernsthafteren Problemen sollte man die Einnahme von Viagra erwägen, aber auch Vakuumpumpen und Penisringe können die Erektion stabilisieren.

Nebeneinander

Im Ananga Ranga *sind auch Stellungen beschrieben, bei denen das Paar nebeneinander liegt und die* tiryakbanda *genannt werden. Sie eignen sich besonders, wenn einer der Partner müde ist, aber doch Lust verspürt, oder während der Schwangerschaft.*

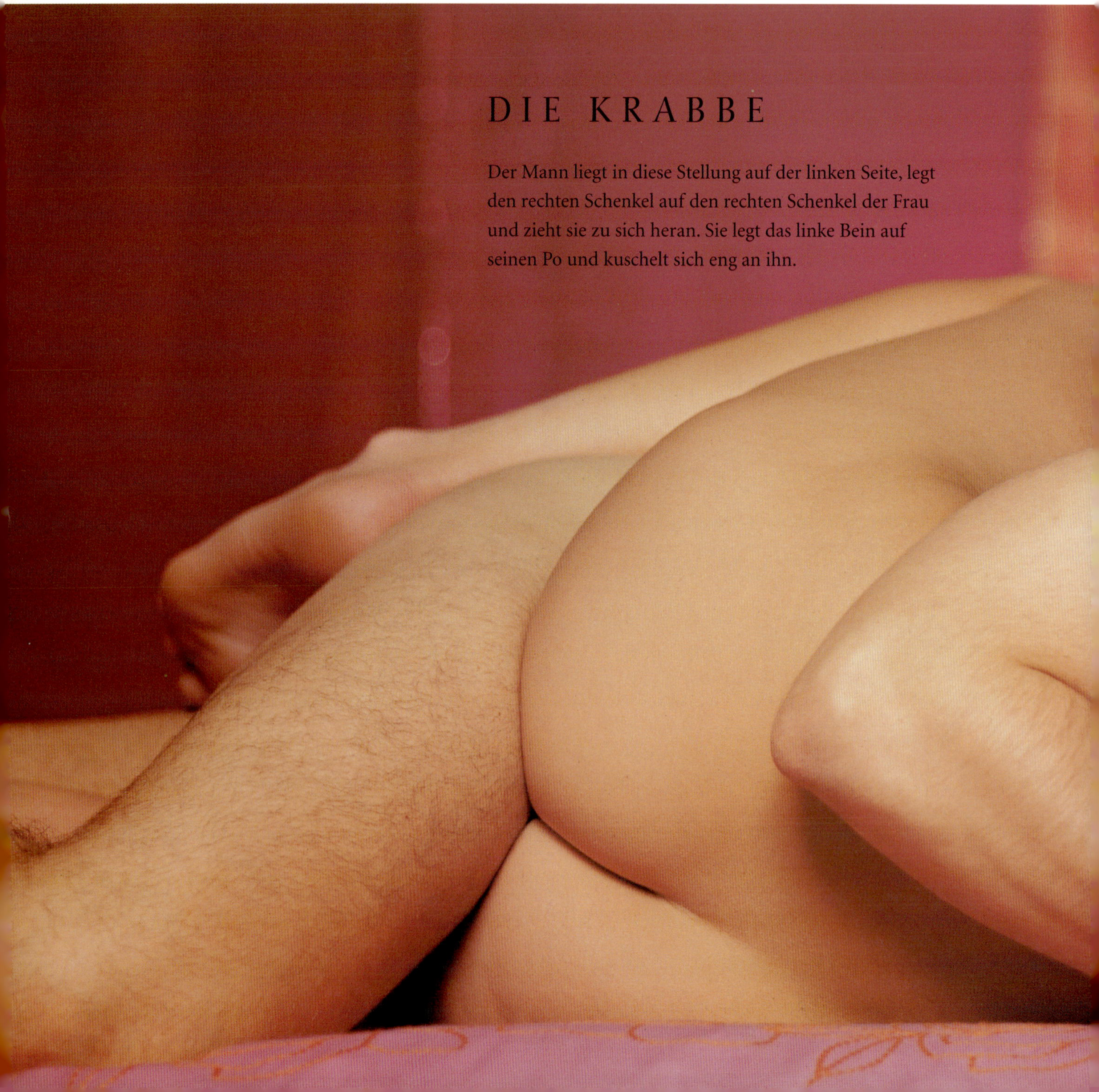

DIE KRABBE

Der Mann liegt in diese Stellung auf der linken Seite, legt den rechten Schenkel auf den rechten Schenkel der Frau und zieht sie zu sich heran. Sie legt das linke Bein auf seinen Po und kuschelt sich eng an ihn.

Sie☆

Wenn Ihr Partner auf der linken Seite liegt, kann er in dieser innigen Umarmung mit der rechten Hand Ihren Rücken und Po streicheln.

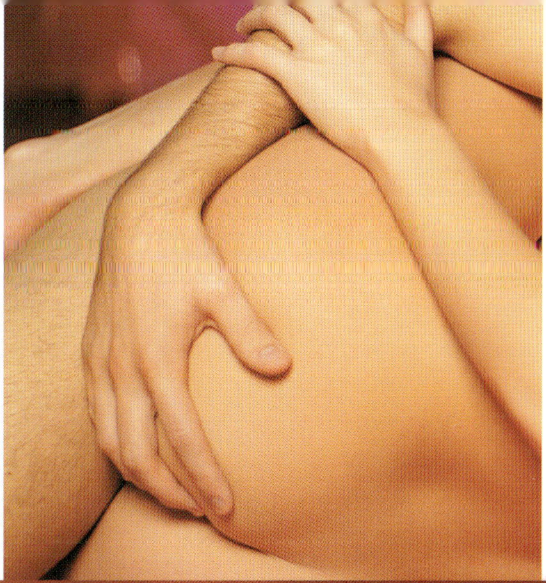

Er☆

Mit dem rechten Arm umfasst Ihre Partnerin Sie zärtlich im Nacken und an der Schulter, der linke Arm kann frei über Ihren Körper wandern.

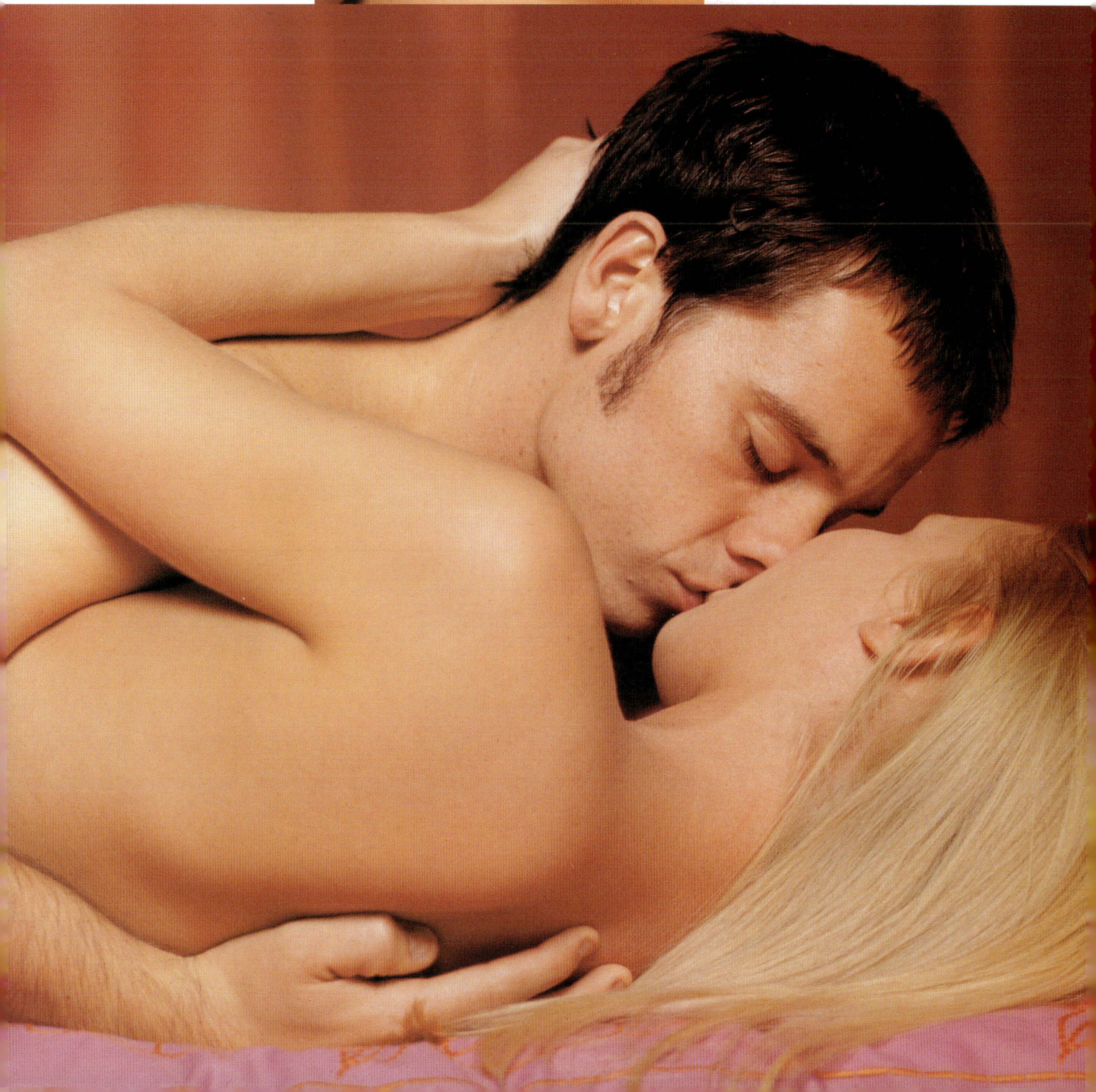

DIE QUER STEHENDE LAUTE

Das Paar liegt mit ausgestreckten Beinen Seite an Seite. Die Frau hebt ein Bein leicht an, damit der Mann in sie eindringen kann. Dann hebt er ein Bein an und legt es auf ihren Schenkel. Seitliche Stellungen eignen sich gut für Männer, die beim Liebesakt mehr Reibung benötigen. Die Penisstöße sind an den inneren Schamlippen zu spüren, die von den Beinen gegen den Penis gedrückt werden. Daher gelangt auch die Frau in solchen Stellungen leichter zum Orgasmus.

Er☆☆☆☆

Wenn Sie eine besonders intensive Reibung am Penis brauchen, ziehen Sie sich an Ihrer Partnerin entlang leicht nach oben, sodass die Eichel bei jeder dieser Bewegungen beinahe, aber nicht ganz aus der Vagina gleitet. Das kann höchst erregend für Sie beide sein. Ihr Penis kann so auch an der Klitoris Ihrer Partnerin entlang streifen.

Sie☆☆☆☆

Sie werden die Penetration seitlich am Scheideneingang stärker spüren, was besonders reizvoll sein kann, wenn Sie auf der linken Seite liegen. Sexualforscher vermuten, dass die linke Seite der Klitoris sensibler ist als die rechte, und es wäre denkbar, dass auch die linke Seite des Scheideneingangs empfindlicher ist.

Sexuelle Erregung und multiple Orgasmen

Die im *Ananga Ranga* aufgeführten Positionen im Sitzen sind gut dafür geeignet, die sexuelle Spannung über längere Zeit zu halten. Sexualtherapeuten wissen, dass gerade dieser langsame Spannungsaufbau einen höheren Erregungsgrad ermöglicht. Dadurch erhöht sich die Wahrscheinlichkeit, multiple Orgasmen zu erleben. Sowohl Männer als auch Frauen brauchen ein sehr viel höheres Maß an Spannung, wenn sie nicht nur einen, sondern mehrere Orgasmen hintereinander erleben möchten.

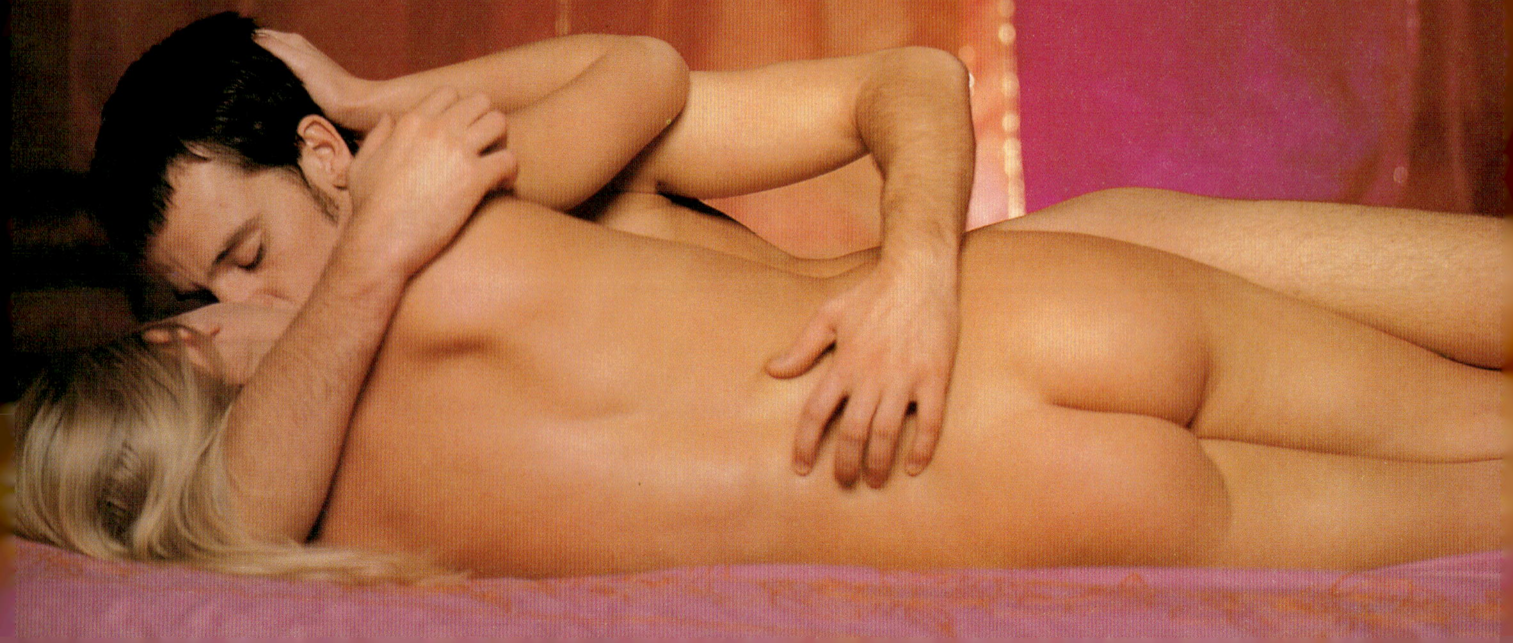

Die drei Männertypen

Wie die Frauen werden im *Ananga Ranga* auch die Männer nach ihrem Temperament in unterschiedliche Typen eingeteilt: den des *shasha* oder Hasenmanns, des *vrishabha* oder Stiermanns und des *ashwa* oder Pferdemanns.

Der *Shasha*

»Den *shasha* erkennt man an einem *lingam* (Penis), der erigiert nicht mehr als sechs Fingerbreiten oder etwa 7,5 cm misst. Er ist klein und hager, aber gut proportioniert, und hat kleine Hände, Füße, Knie, Lenden und Schenkel, wobei letztere dunkler sind als die übrige Haut. Seine Züge sind rein und gut geschnitten; sein Gesicht ist rund, die Zähne kurz und zierlich, die Augen groß und weit geöffnet. Er tritt bescheiden auf, hat wenig Appetit und ist mäßig in seinen fleischlichen Gelüsten. Sein *kama-salila* oder Samen hat nichts Abstoßendes.«

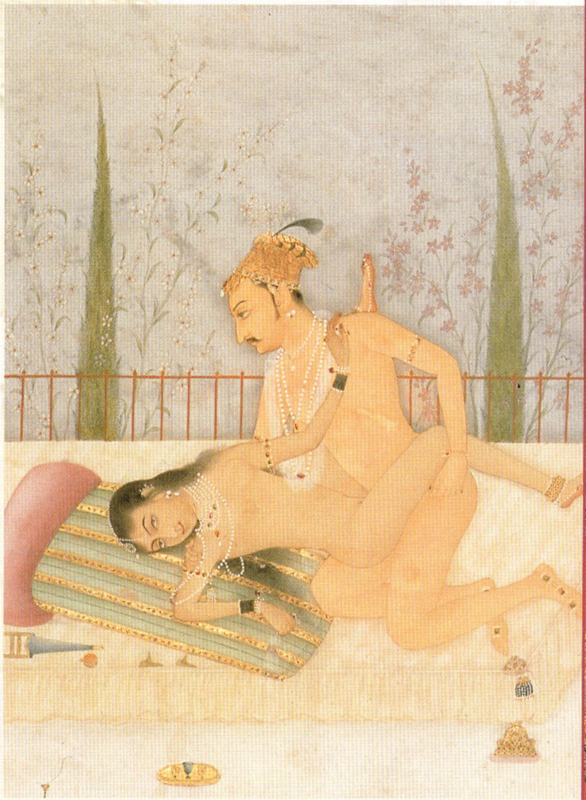

Shasha-Mann beim Verkehr mit einer *padmini*-Frau (*S. 61*)

Der *Vrishabha*

»Den *vrishabha* erkennt man an einem *lingam*, der neun Fingerbreiten oder 11 cm lang ist. Sein Körper ist robust und zäh wie der einer Schildkröte; seine Brust ist fleischig und sein Bauch hart. Er ist grausam und gewalttätig, unruhig und jähzornig und sein *kama-salila* ist immer bereit.«

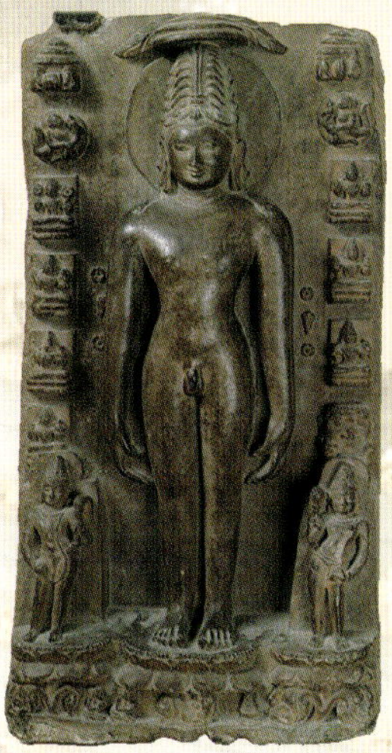

Typus des *vrishabha*, Steinrelief, Indien

Der *Ashwa*

»Den *ashwa* erkennt man an einem *lingam* von zwölf Fingerbreiten oder 15 cm. Er ist groß und breitschultrig, aber nicht fleischig, und er liebt kräftige, robuste Frauen, niemals zarte. Er ist rücksichtslos, leidenschaftlich, unersättlich, flatterhaft, faul und schläfrig. Beim Verkehr ist er unaufmerksam, außer im Augenblick des Ergusses. Sein *kama-salila* ist reichlich, salzig und ähnelt dem eines Bocks.«

Die Frau oben

Der Verfasser des Ananga Ranga *rät zu Stellungen, bei denen die Frau oben ist, so genannten* purvshayita-bandha-*Positionen, wenn der Mann müde oder die Frau noch nicht befriedigt ist. Er wusste darüber Bescheid, wie unterschiedlich Männer und Frauen reagieren.*

DAS SCHWEBENDE ERHEBEN

Kalyana Malla empfiehlt diese Position, »wenn die Leidenschaft der Frau durch vorhergehende Kopulation nicht gestillt wurde«. Sie setzt sich mit gekreuzten Beinen auf die Schenkel des Mannes, nimmt seinen Penis und führt ihn ein. Dann bewegt sie sich auf und ab.

Sie☆☆☆☆

Sie können den Winkel des Penis nach Ihren Wünschen verändern. Stimulieren Sie Ihre Klitoris mit dem Penis Ihres Partners oder aber mit Ihren Fingern. Der zusätzliche Vorteil dieser Position besteht darin, dass Sie die Stimulation des G-Punkts beeinflussen können.

Er☆☆☆

Diese Art des Verkehrs eignet sich für Männer, die zu Beginn des Akts Erektionsprobleme haben. Es ist durchaus möglich, einen schlaffen Penis in die Vagina einzuführen und ihm so mehr Zeit zu lassen.

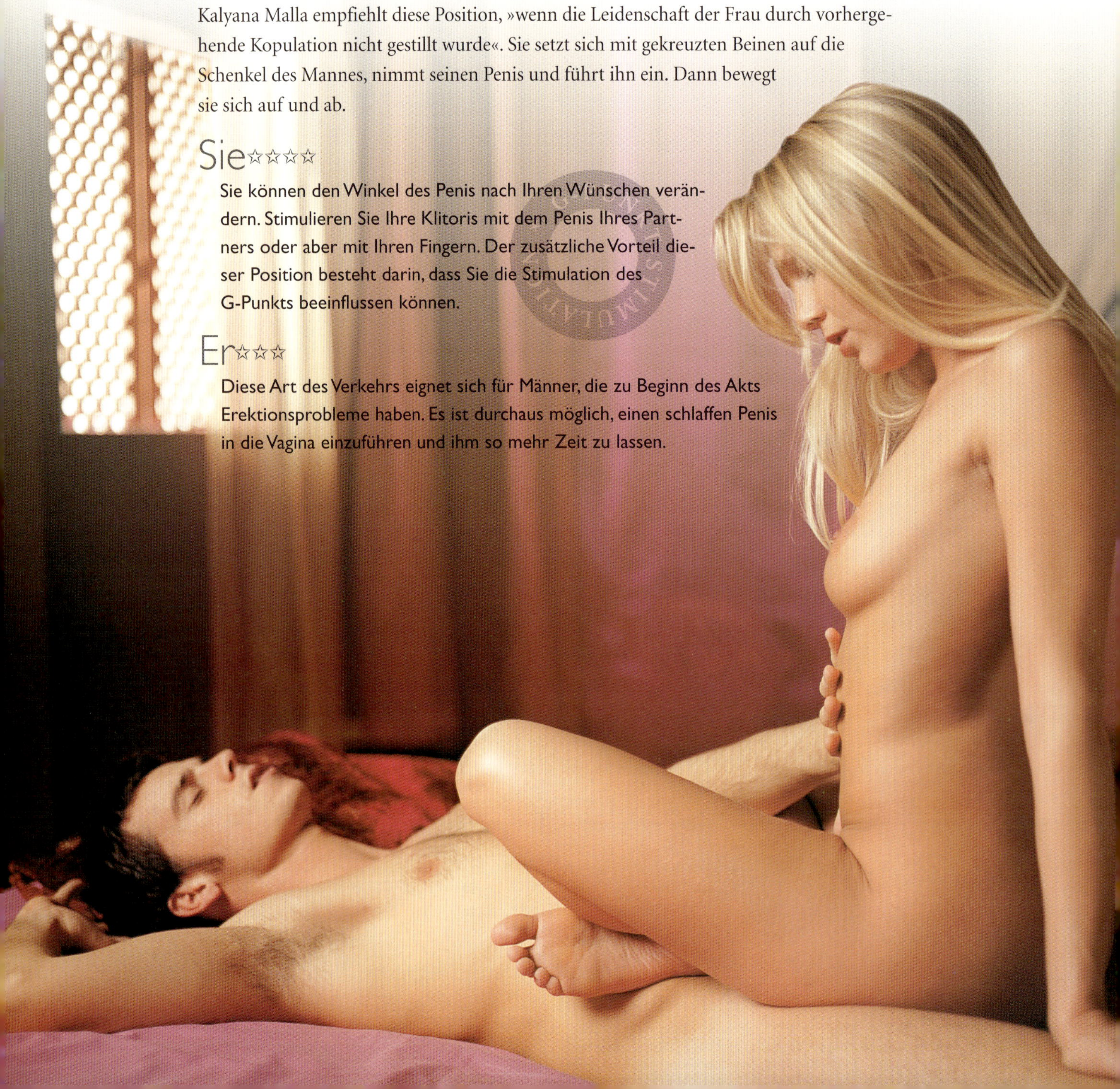

DIE UMGEKEHRTE UMARMUNG

Sie ☆☆☆

Die Führung zu übernehmen werden Sie als erregend empfinden, zumal Sie sich den Empfindungen hingeben können, die Ihnen beiden Lust bereiten.

Er ☆☆

Ihr Körper empfindet die kreisenden Hüfte Ihrer Partnerin wie eine kräftige Massage, die sich wunderbar anfühlt und von den üblichen Stoßbewegungen unterscheidet.

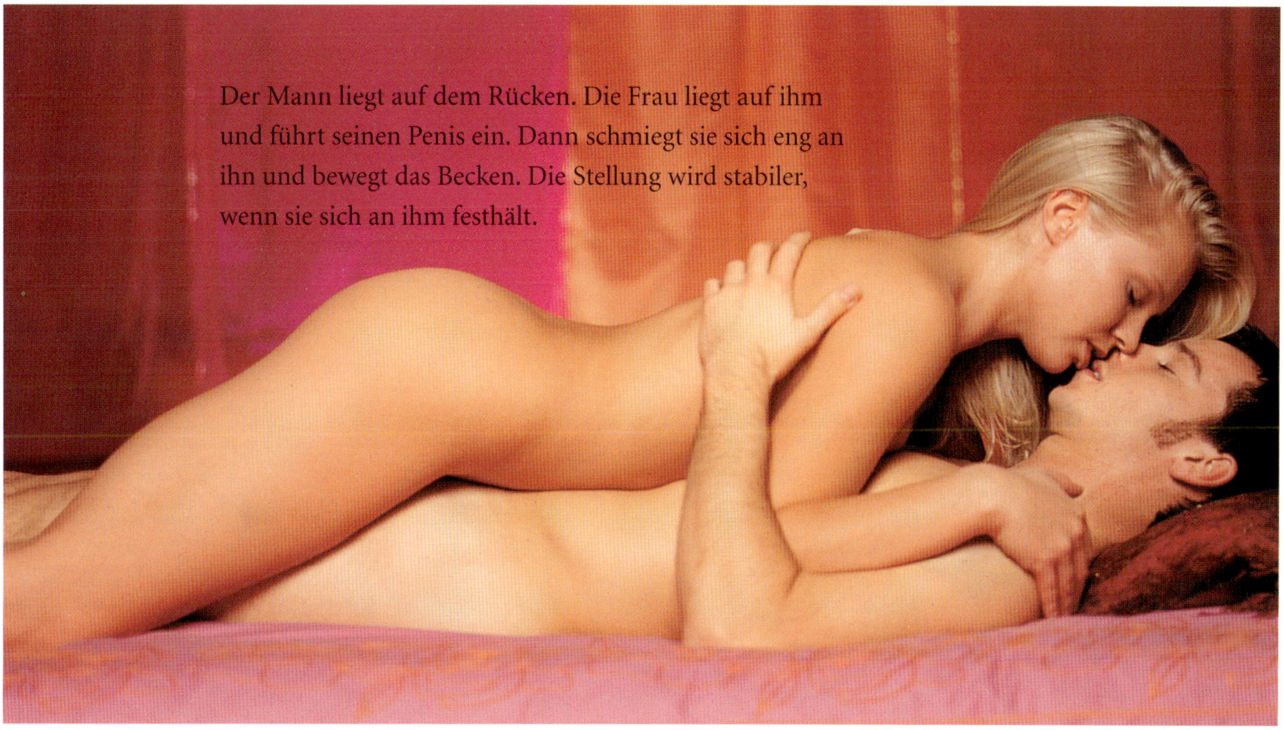

Der Mann liegt auf dem Rücken. Die Frau liegt auf ihm und führt seinen Penis ein. Dann schmiegt sie sich eng an ihn und bewegt das Becken. Die Stellung wird stabiler, wenn sie sich an ihm festhält.

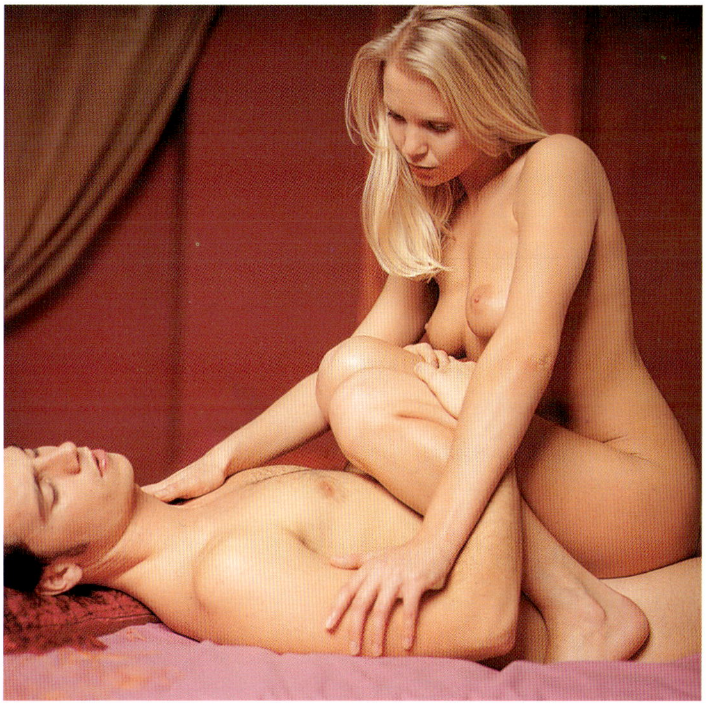

ORGASMISCHER ROLLENTAUSCH

Die Frau hockt auf den Schenkeln des Mannes, führt den Penis ein, drückt ihre Beine zusammen und bewegt das Becken im Kreis.

Sie ☆☆☆☆

Es bleibt Ihnen überlassen, wie Sie sich bewegen. Genießen Sie diese Freiheit und variieren Sie auch die Tiefe der Penetration. Sie werden den Unterschied spüren!

Er ☆☆☆

Diese Stellung ist gut als »Aufwärmphase« geeignet, wenn Sie zwar Lust haben, sich aber körperlich müde und abgeschlagen fühlen.

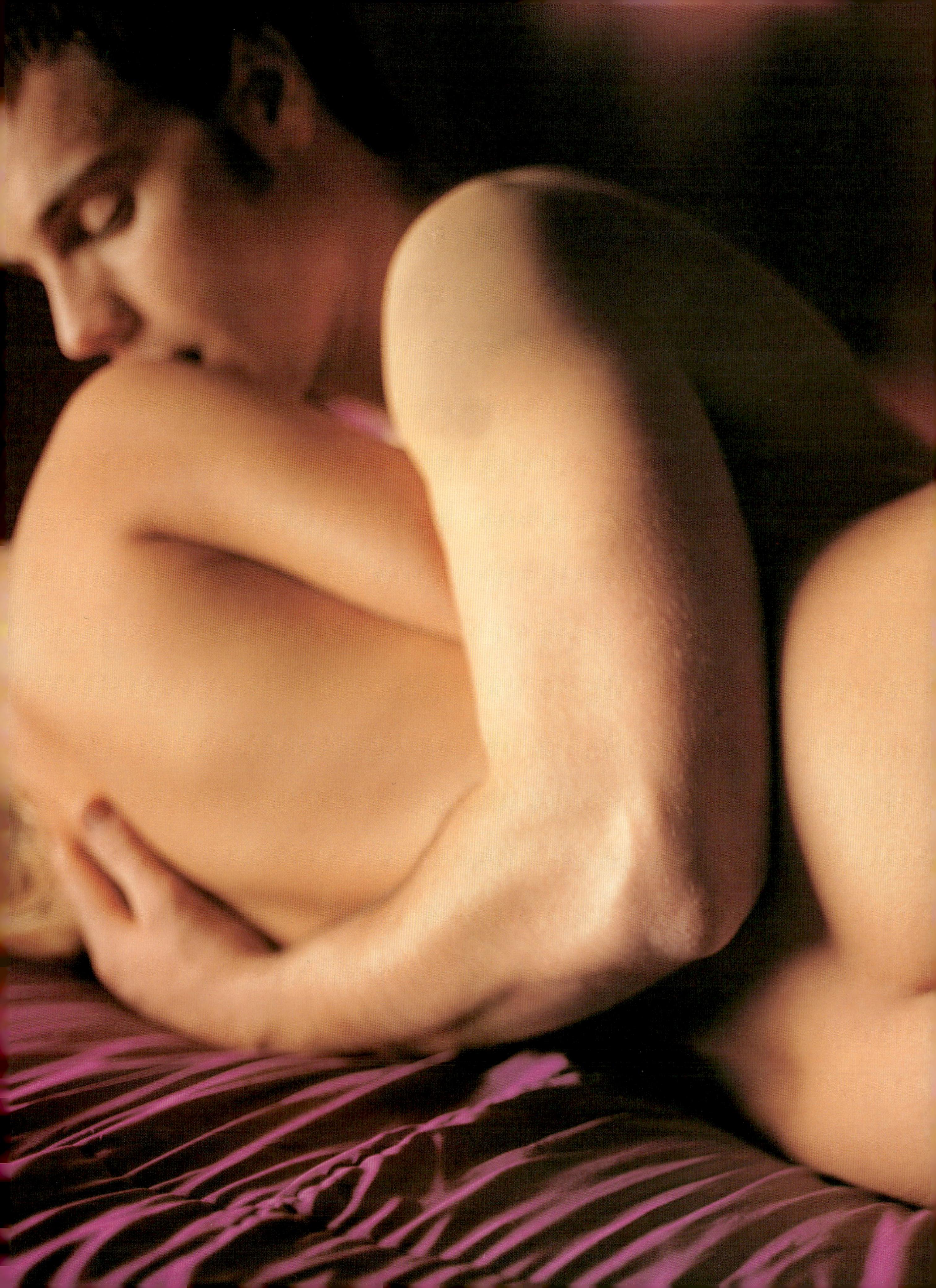

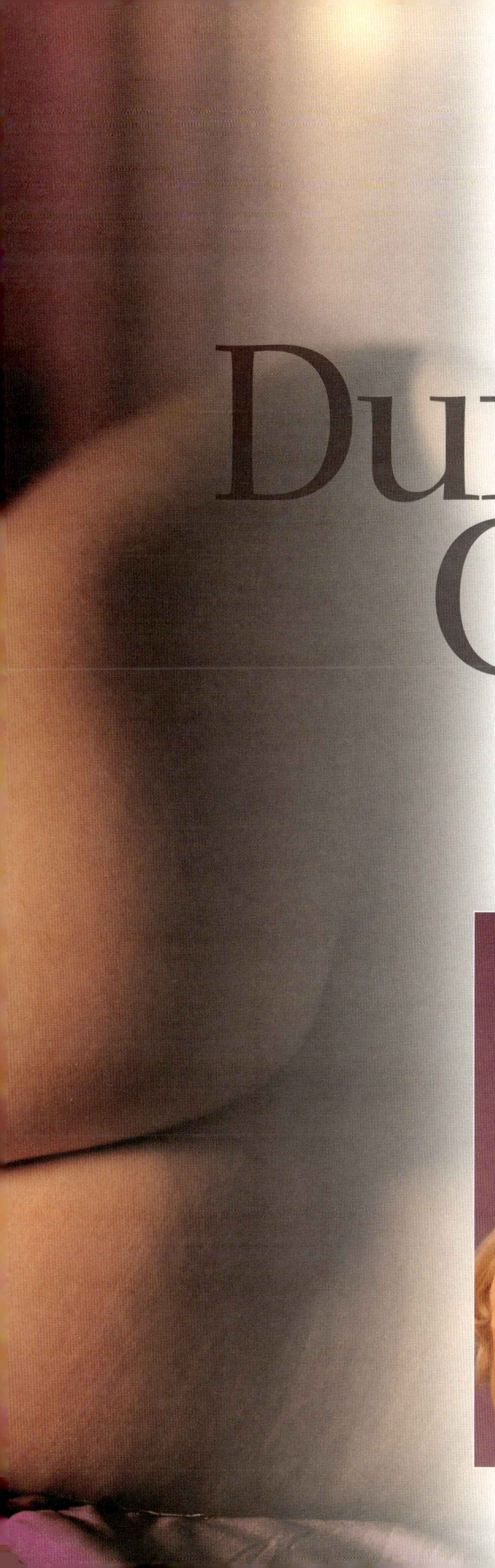

Der Duftende Garten

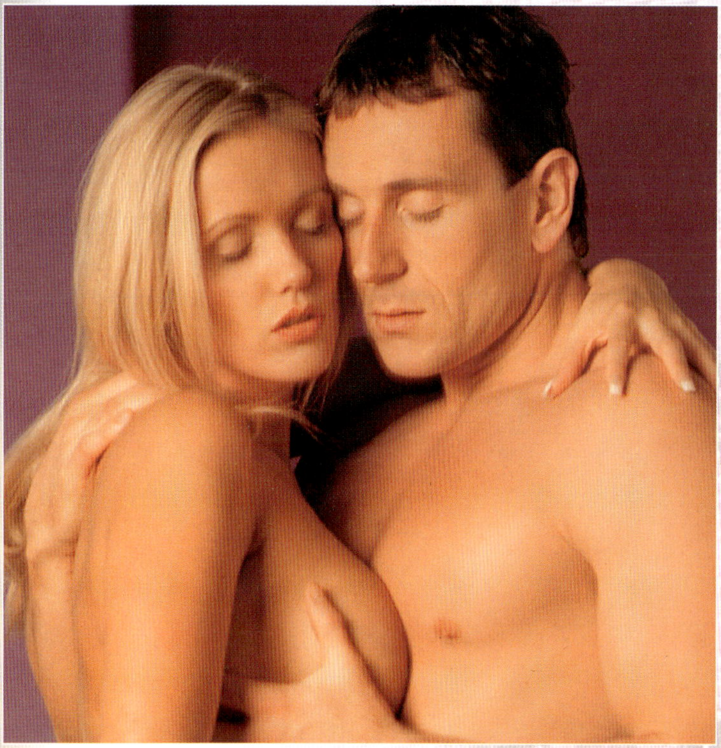

Der lange Penis

Im *Duftenden Garten* werden elf Grundstellungen beschrieben, die zeigen, dass sein Verfasser die körperlichen Voraussetzungen bei Mann und Frau berücksichtigt hat. In dieser klassischen »Ersten Position« kann ein Mann mit langem Penis seine Stöße so regulieren, dass er seine Partnerin nicht verletzt, »wenn er sie vollkommen ausfüllt«.

ERSTE POSITION

Die Frau liegt auf dem Rücken, winkelt die Knie an und legt die Beine auf die Schenkel des Partners. Er stützt sein Gewicht auf den Händen und Knien ab, sodass er seine Stöße gut regulieren kann.

Sie☆☆

In dieser Stellung können Sie sich zusätzlich selbst stimulieren, wenn Sie spüren, dass Sie durch den Beischlaf allein nicht zum Orgasmus kommen.

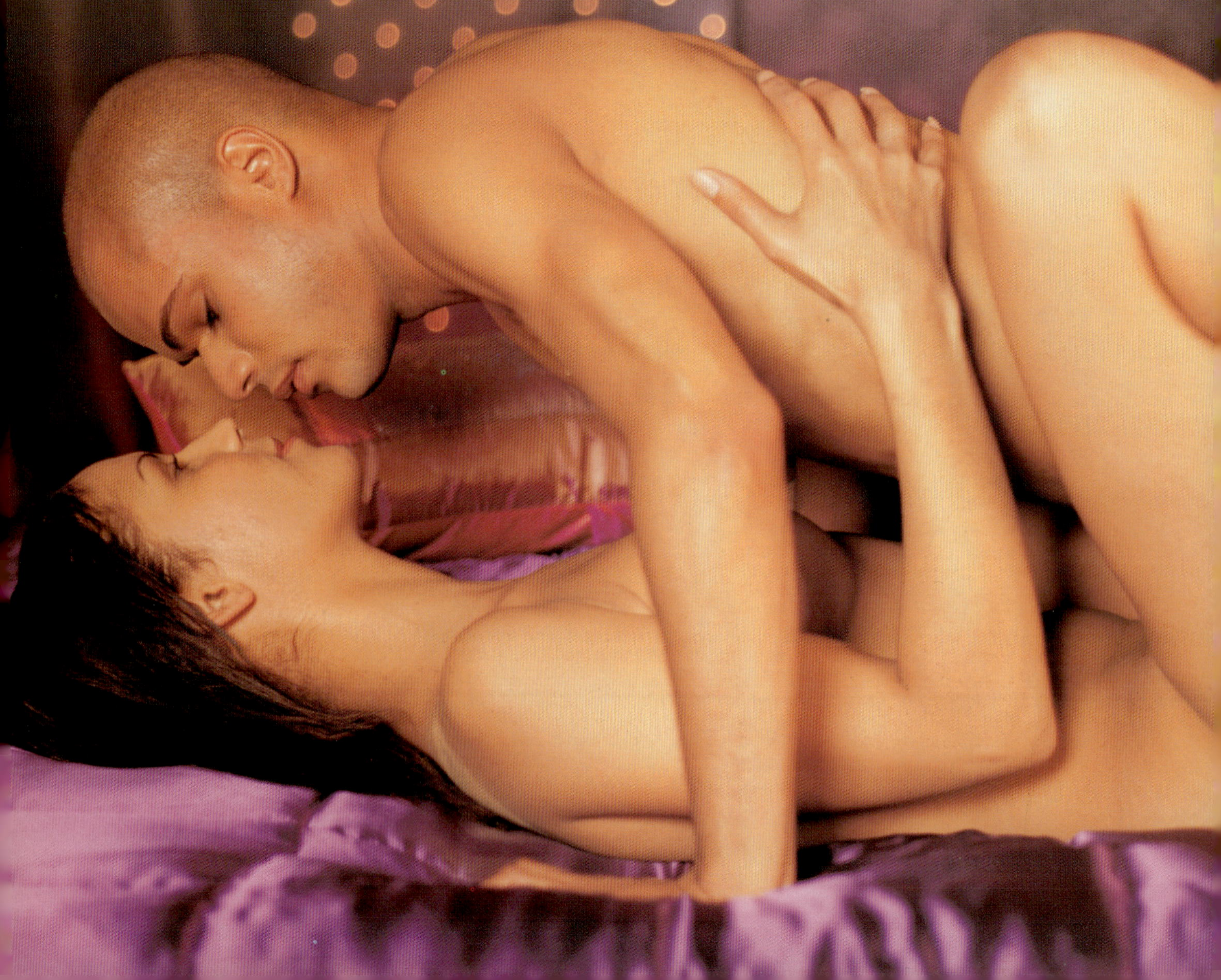

Ein Mann, dessen Glied hart und fest wird, wird von den Frauen geschätzt und verehrt.«

Der Duftende Garten

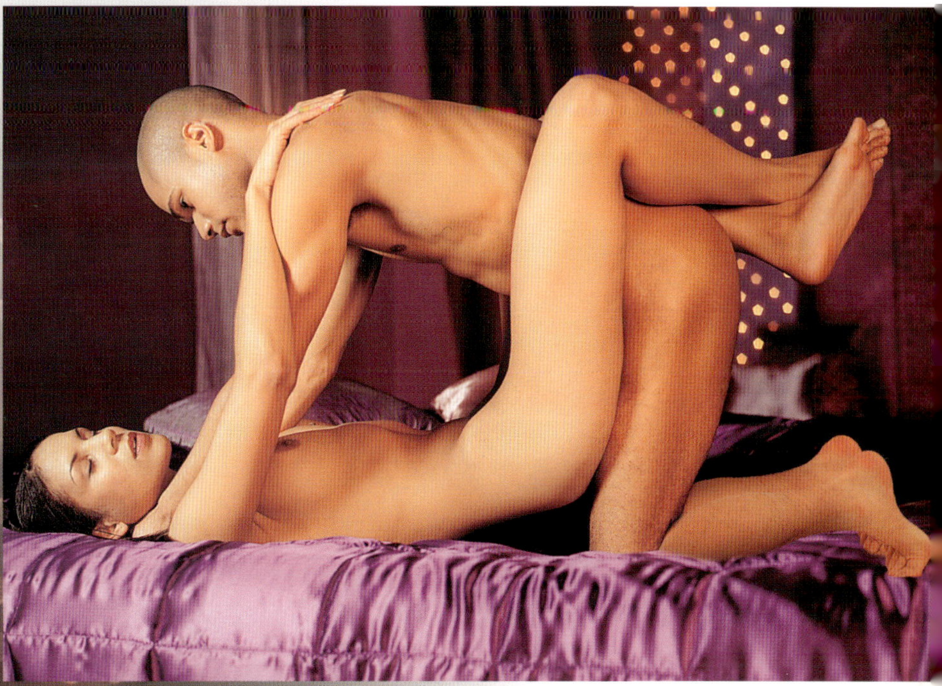

Er☆☆☆

Drücken Sie beim Stoßen mit den Zehen gegen das Bett. So können Sie Rhythmus und Stoßkraft besser kontrollieren.

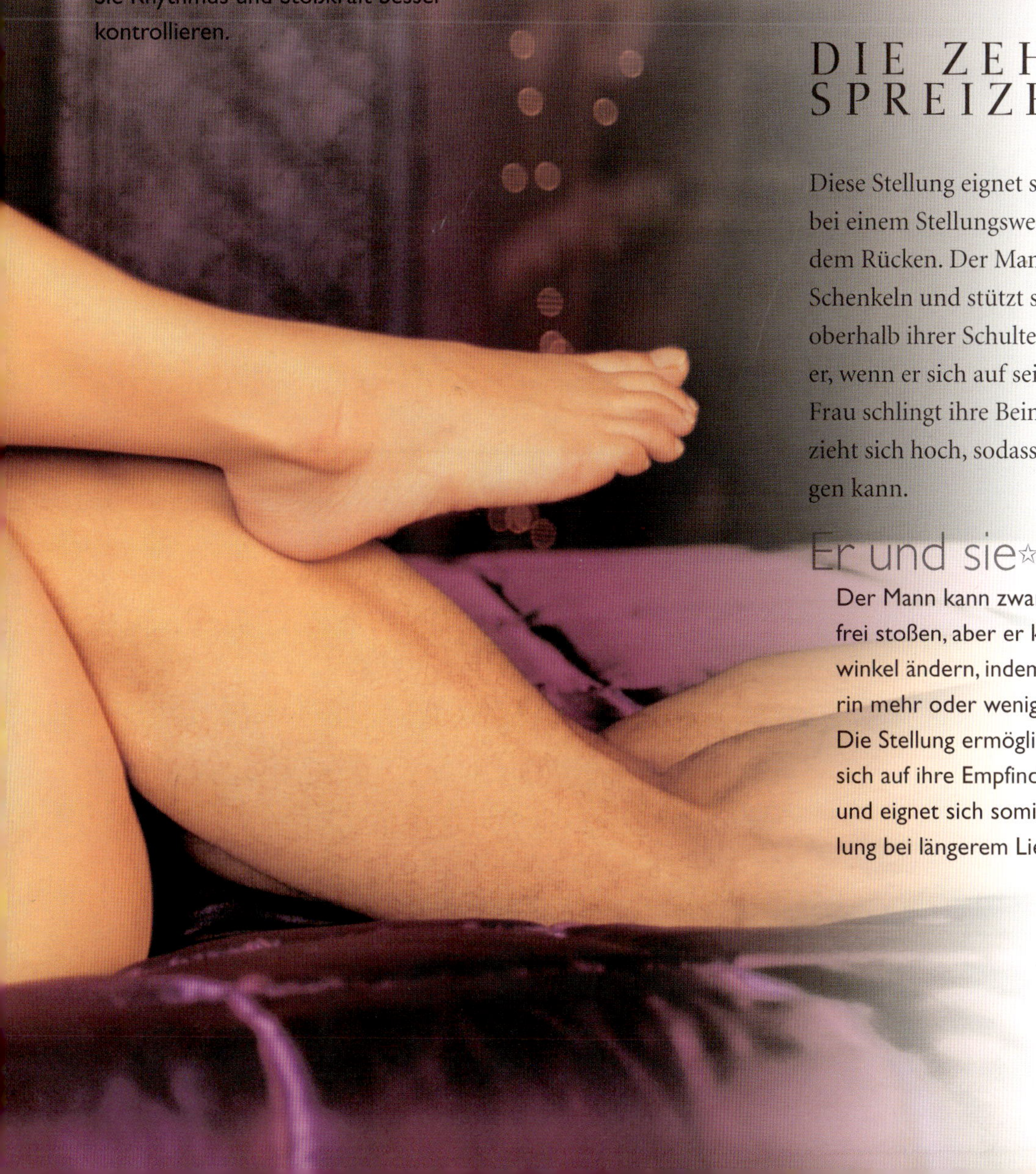

DIE ZEHEN SPREIZEN

Diese Stellung eignet sich gut als Übergang bei einem Stellungswechsel. Die Frau liegt auf dem Rücken. Der Mann kniet zwischen ihren Schenkeln und stützt sich mit den Händen oberhalb ihrer Schultern ab. Mehr Halt findet er, wenn er sich auf seine Zehen stützt. Die Frau schlingt ihre Beine um seine Hüften und zieht sich hoch, sodass er ganz in sie eindringen kann.

Er und sie☆☆

Der Mann kann zwar in dieser Position nicht frei stoßen, aber er kann den Penetrationswinkel ändern, indem er sich seiner Partnerin mehr oder weniger weit entgegenbeugt. Die Stellung ermöglicht es beiden Partnern, sich auf ihre Empfindungen zu konzentrieren, und eignet sich somit gut als Zwischenstellung bei längerem Liebesspiel.

ZWISCHENSTATION ZU HAUSE

Diese anstrengende Liebestechnik wird ein Paar nur selten anwenden. Die Frau liegt mit angewinkelten Knien auf dem Rücken, ihr Gewicht auf Füßen und Schultern ruhend. Der Mann liegt, auf Knien und Händen abgestützt, auf ihr, während sie, auf die Fußballen gestützt, ihr Becken anhebt, damit er in sie eindringen kann. Dann beginnt sie in schneller Folge, das Becken zu heben und zu senken. Sie kann sich dabei mehr Halt verschaffen, indem sie sich mit den Händen beiderseits der Hüfte abstützt (*s. kleines Bild rechts*).

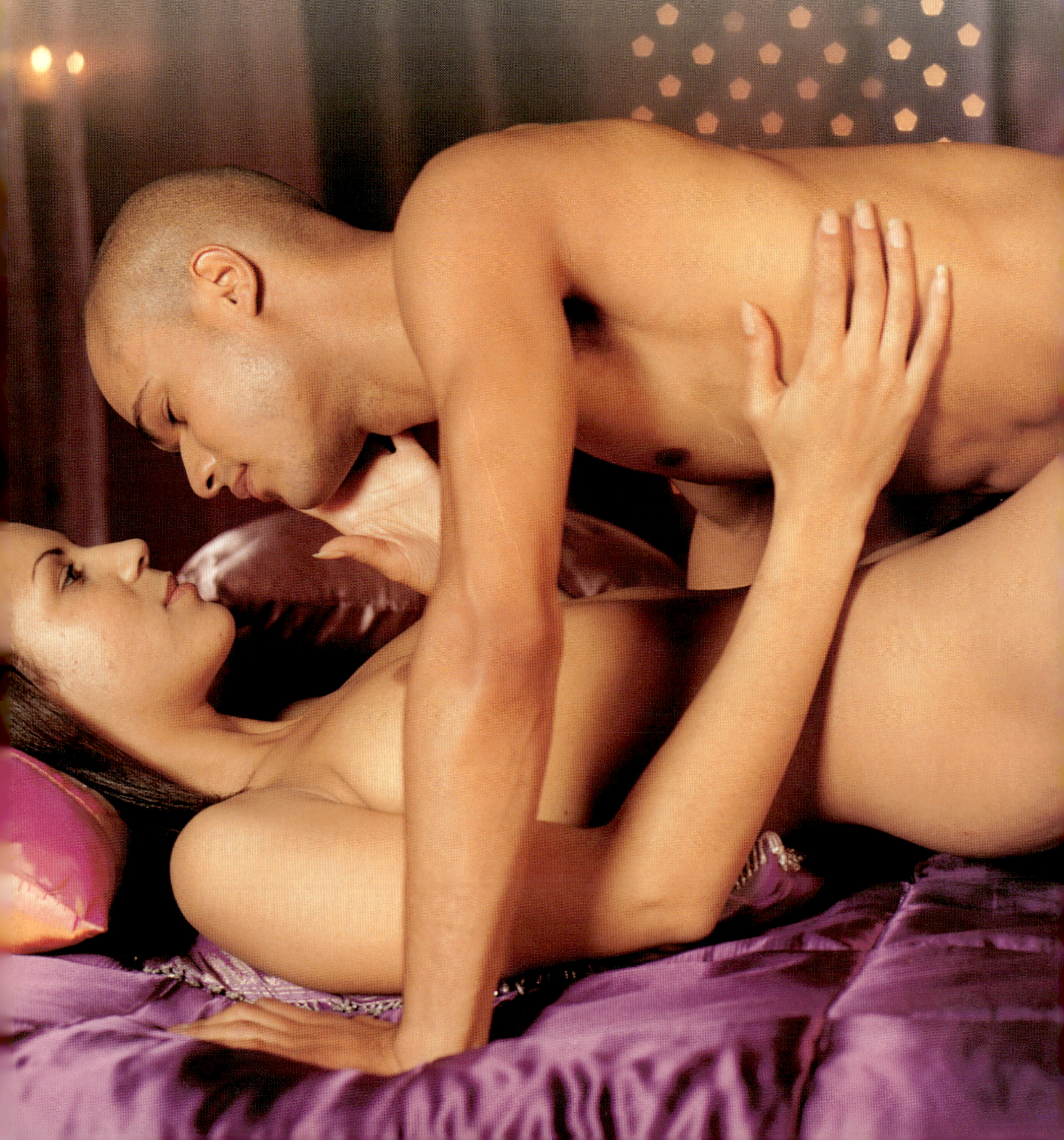

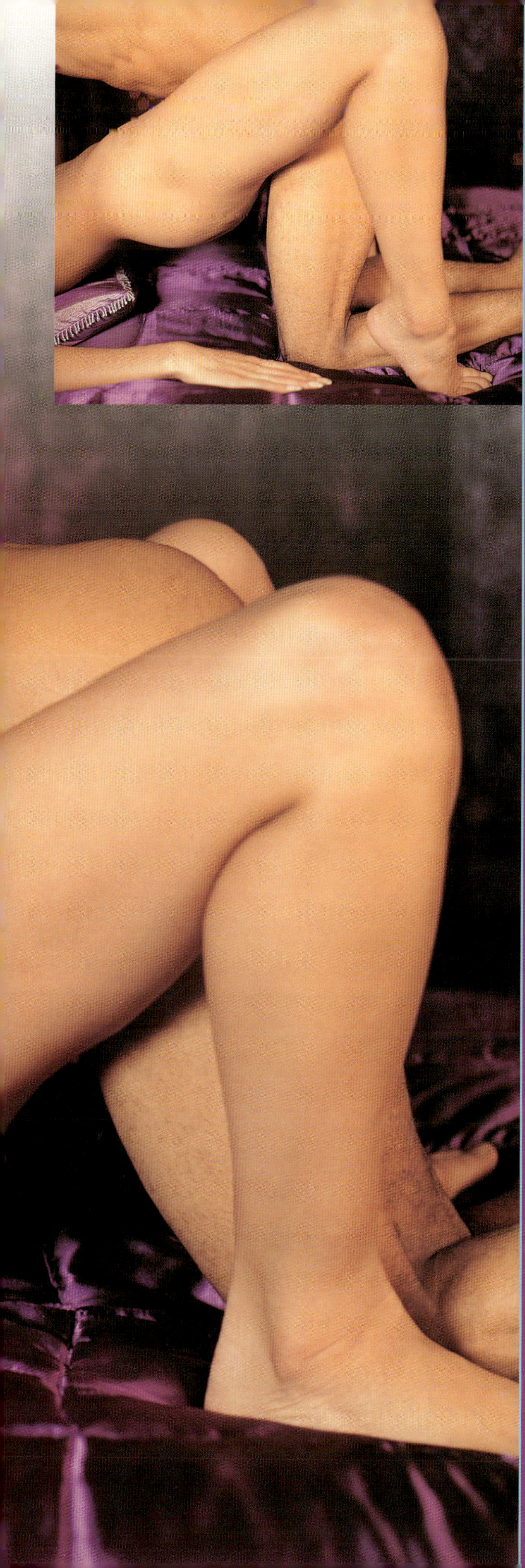

Er☆☆☆

Folgen Sie den Bewegungen Ihrer Partnerin und achten Sie darauf, dass Ihr Penis nicht vollständig herausgleitet. Die Stöße Ihrer Partnerin, die hier die aktive Rolle übernimmt, werden Sie als höchst erregend empfinden.

Sie☆☆☆

Die Beckenbewegung, in der Sie sich Ihrem Partner entgegendrängen, gibt Ihnen das erregende Gefühl, die Kontrolle über ihn zu haben.

Wie man eine Frau für sich gewinnt

Der männliche Leser des *Duftenden Gartens* erfährt auch, wie sich ein erfolgreicher Annäherungsversuch aus der Sicht der Frau darstellt:

»O du, der du mich befragst, Lust auf die Vereinigung wecken die Tändeleien und die Zärtlichkeiten, die ihr vorausgehen, und die enge Umarmung beim Erguss. Glaube mir, die Küsse, das Knabbern und Saugen der Lippen, die enge Umarmung, das Schweifen des Mundes zu den Brustwarzen und das Schlucken des frischen Speichels, das alles sind Dinge, die der Zuneigung Dauer verleihen. Das Paar, das sich so verhält, findet gleichzeitig zum Orgasmus, und Mann und Frau werden im selben Moment beglückt.«

Der kurze Penis

Für die Frau sind diese Stellungen zwar nicht bequem, aber der Verfasser des Duftenden Gartens, *Scheich Nefzaui, empfiehlt sie dem Mann, der ein »kurzes Glied« hat.*

Er ☆☆☆

Wenn Sie einen kurzen Penis haben, werden Sie die Erfahrung gemacht haben, dass eine verengte Vagina Ihnen mehr Befriedigung verschafft. Sie sollten sich aber auch Alternativen zum Liebesakt überlegen, die für beide Partner befriedigend sind. Dazu gehören Masturbation, gegenseitige Masturbation, oraler Sex und die Verwendung von Hilfsmitteln.

Sie

Auf Dauer ist diese Stellung sehr unbequem für Sie. Sagen Sie es Ihrem Partner, wenn Sie nicht mehr können, und nehmen Sie eine für beide angenehme Position ein.

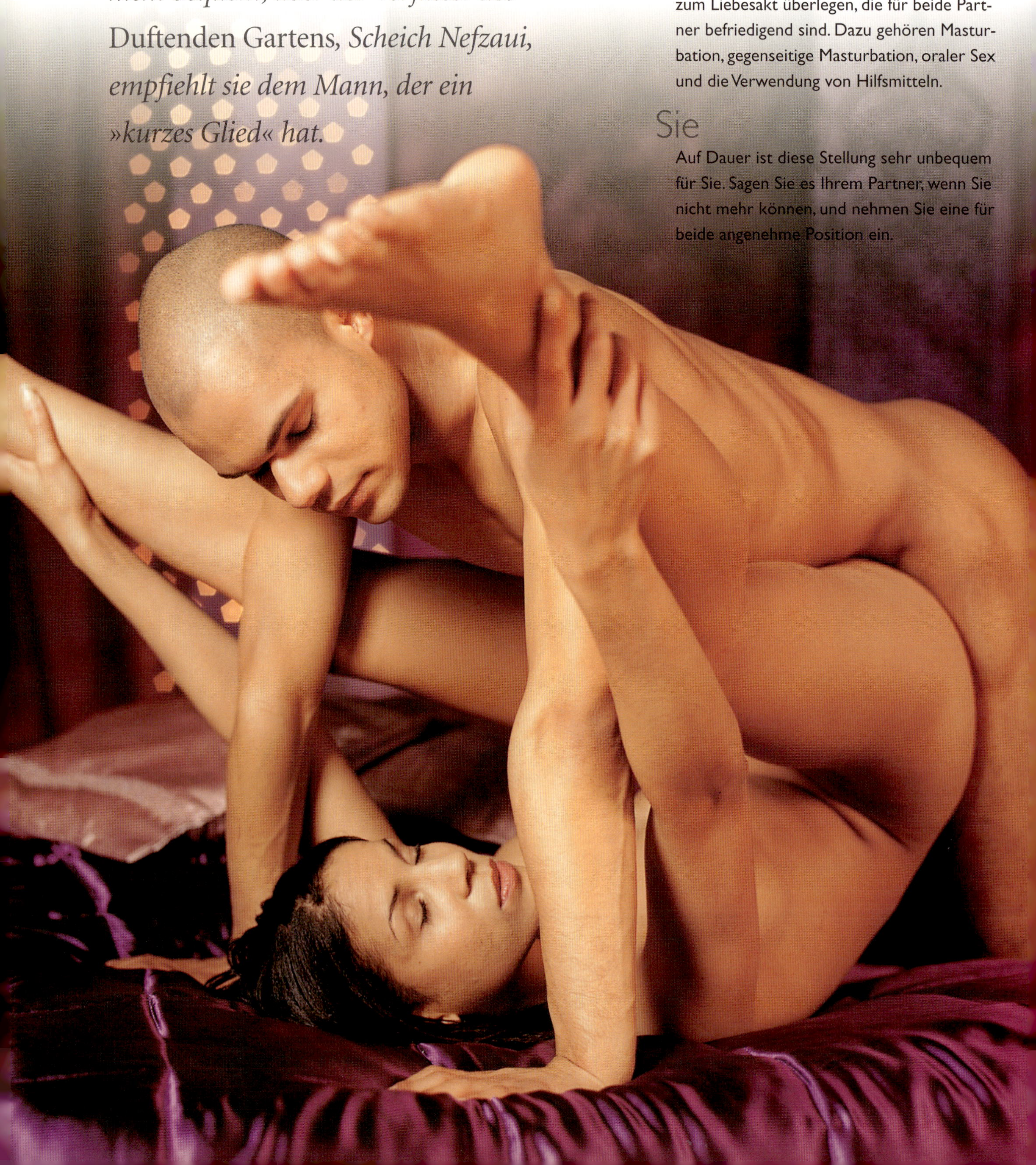

ZWEITE POSITION

Die Frau liegt auf dem Rücken und streckt die Beine nach oben. Dann zieht sie die Beine nach hinten und spreizt sie mit den Händen, sodass der Partner nahe an ihre Genitalien heranrücken kann. Er kniet dicht vor ihr und stützt sich mit den Händen neben ihrem Kopf ab, ehe er in sie eindringt.

Die weiblichen Genitalien

Scheich Netzaui preist die weiblichen Geschlechtsstelle überschwänglich und beschreibt ausgiebig, wie sehr ihn gerade die Genitalien junger Frauen faszinieren: »Ihre Vulva ist wohlgepolstert und gleichmäßig gerundet, mit langen Lippen, großem Schlitz, deutlich zweigeteilt und symmetrisch angelegt. Sie ist weich, verführerisch und regelrecht perfekt. Sie ist höchst angenehm und zweifelsohne die beste von allen. Möge Gott uns eine derartige Vulva besitzen lassen! Sie ist warm, fest und so trocken, dass man meint, sie entflammen zu sehen. Die Form ist anmutig, der Duft angenehm; das weiße Äußere setzt sich ab vom Karmesinrot des Inneren. Sie ist pure Vollkommenheit.«

DER KORKEN

Ein Kissen unter dem Po stabilisiert den Rücken der Frau in dieser für sie unbequemen Stellung. Der Mann kniet vor ihr und beugt sich gegen ihre angewinkelten Beine, sodass ihre Knie an ihren Oberkörper gedrückt werden. In dieser Haltung wird der Muttermund nach vorne geschoben, was die Penetration erschweren kann. Ist der Mann eingedrungen, drückt der Penis gegen den Muttermund wie ein Korken, der eine Flasche verschließt. Es ist klug, sich an Nefzauis Rat zu halten: Die Stellung empfiehlt sich nur für einen Mann mit kleinem Penis, andernfalls könnte er der Frau wehtun.

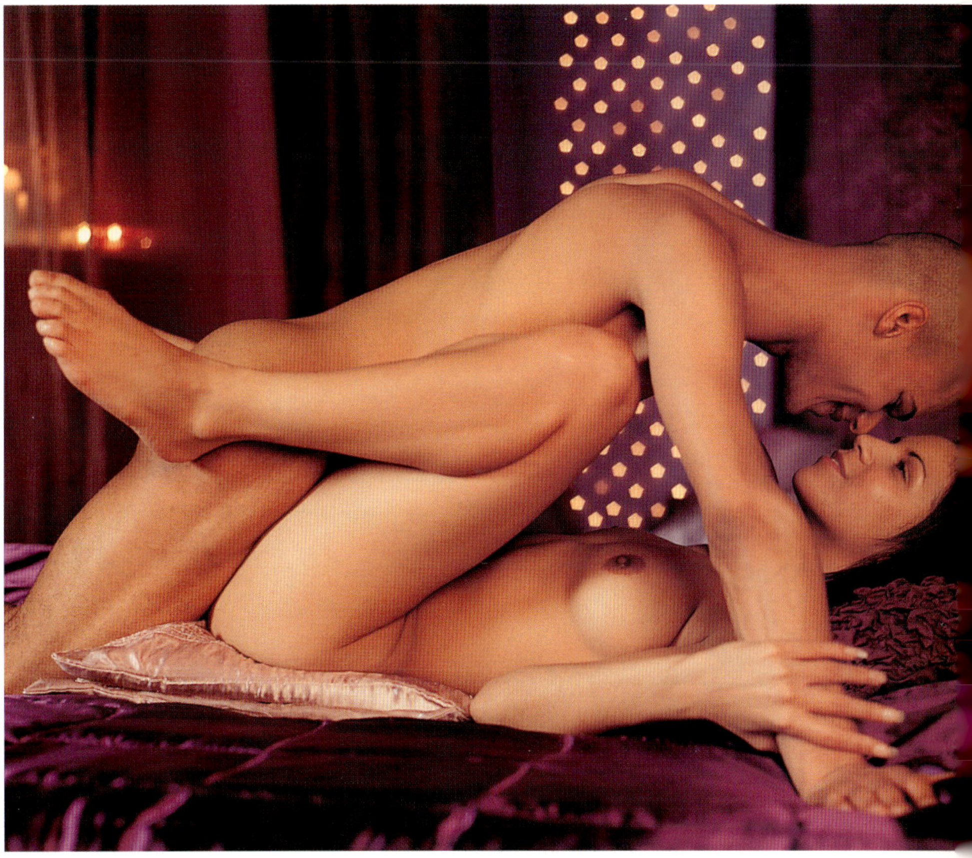

Er☆☆☆

Diese Position bewirkt, dass die Vagina Ihrer Partnerin zusammengedrückt wird, was Ihnen ein Höchstmaß an Empfindung und Genuss beschert.

Sie☆☆

In entsprechender Weise erhöht sich auch der Grad der Empfindung für Sie – Nefzaui warnt vor eventuellen Schmerzen. Wenn es tatsächlich wehtut, sollten Sie den Verkehr abbrechen.

Tiefe Penetration

Manche Paare genießen eine tiefe Penetration oder brauchen sie sogar, vielleicht weil der Muttermund oder der G-Punkt auf einen Druck von innen ansprechen. Die »Dritte Position« gestattet ein tiefes Eindringen, wobei die Frau aber ausreichend erregt sein muss.

G-PUNKT-STIMULATION

DRITTE POSITION

Der Mann kniet zwischen den Beinen der Frau, legt ihr linkes Bein auf seine rechte Schulter und umfasst ihr rechtes Bein mit seinem linken Arm. Dann dringt er in sie ein.

Er☆☆☆☆

Der mit der tiefen Penetration verbundene Lustgewinn verstärkt Ihre Empfindungen und lässt die Erektion länger halten.

Sie☆☆☆☆

Diese hoch erotische Stellung ist für viele Frauen sehr reizvoll. Ich rate Ihnen aber, die Stellung nur dann einzunehmen, wenn Sie hochgradig erregt und zu tiefer Penetration bereit sind. Bei sexueller Erregung dehnt sich das Scheidengewölbe und der obere Teil vergrößert sich so, dass er den tief zustoßenden Penis aufnehmen kann. Das Gefühl, derart weit gedehnt zu sein, verschafft Ihnen unter Umständen eine außergewöhnliche Lusterfahrung.

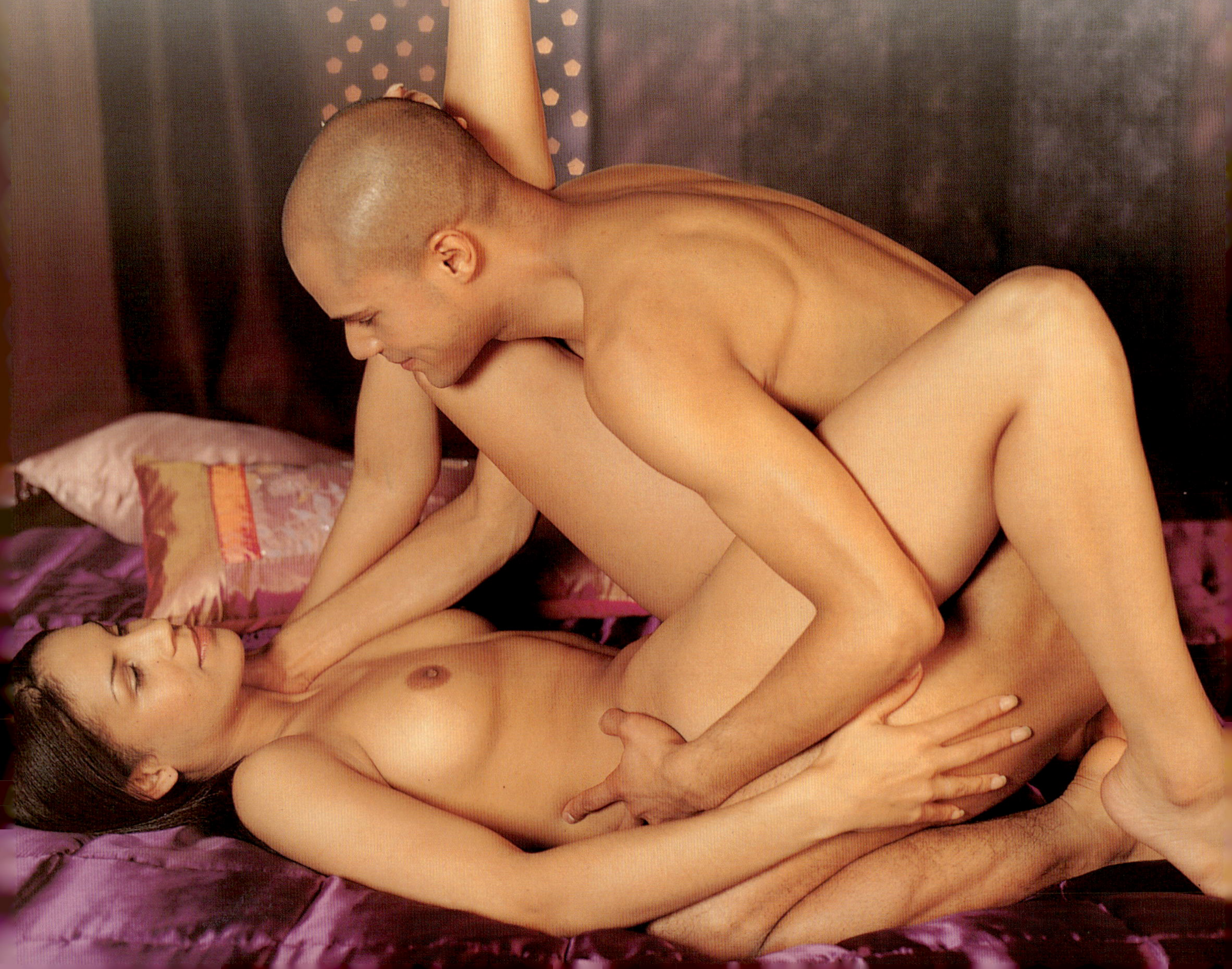

ANPROBE

Für die Frau ist diese Stellung schlichtweg atemberaubend. Ihr Partner setzt seinen Penis wie einen Dildo ein, um dann, sobald sie bereit ist, tief in sie einzudringen. Experimentieren Sie damit vor der »Dritten Position« oder anderen Stellungen, bei denen der Mann tief zustößt. Die Frau liegt mit gespreizten Beinen auf dem Rücken und ihr Partner gleitet mit den Schenkeln unter ihren Po. Dann dringt er nur mit der Penisspitze ein und verschließt mit Daumen und Zeigefinger sanft ihre Vulva. Er bewegt den Penis vorsichtig auf und ab, um die äußeren Schamlippen anzufeuchten, ehe er in sie eindringt.

Weibliche Vielfalt

Der *Duftende Garten* kann mit diversen Bezeichnungen für die Genitalien der Frau aufwarten. Die Namen sprechen in jedem Fall für sich selbst – die Gierige, die Pressende, die Unersättliche, die Schöne, die Heiße, die Zarte.

Mit seinen detailreichen Beschreibungen der weiblichen Genitalien hat Scheich Nefzaui nicht nur Humor bewiesen, sondern auch die Anerkennung einer Tatsache, die viele von uns heute aus den Augen verloren haben. So wie nämlich alle Gesichter unterschiedlich sind, sind es auch die Genitalien – und die Persönlichkeiten. Der Scheich sieht in diesen körperlichen Unterschieden ein unmittelbares Abbild der Vielfalt weiblicher Charaktere.

Sie☆☆☆☆

Dies ist eine hochwirksame Art der Stimulation. Dabei gibt es eine vielleicht noch bessere Variante: Sie können den Mann darum bitten, Sie nicht nur am Scheideneingang mit dem Penis zu stimulieren, sondern auch sanft rhythmisch an der Klitoris. Viele Frauen kommen allein dadurch zum Höhepunkt.

Er☆☆

Diese Position bereitet nicht nur auf ein tiefes Eindringen vor, sondern bietet sich auch als Liebesspiel an, wenn Sie abgespannt sind, aber Ihrer Partnerin sexuell doch etwas bieten möchten.

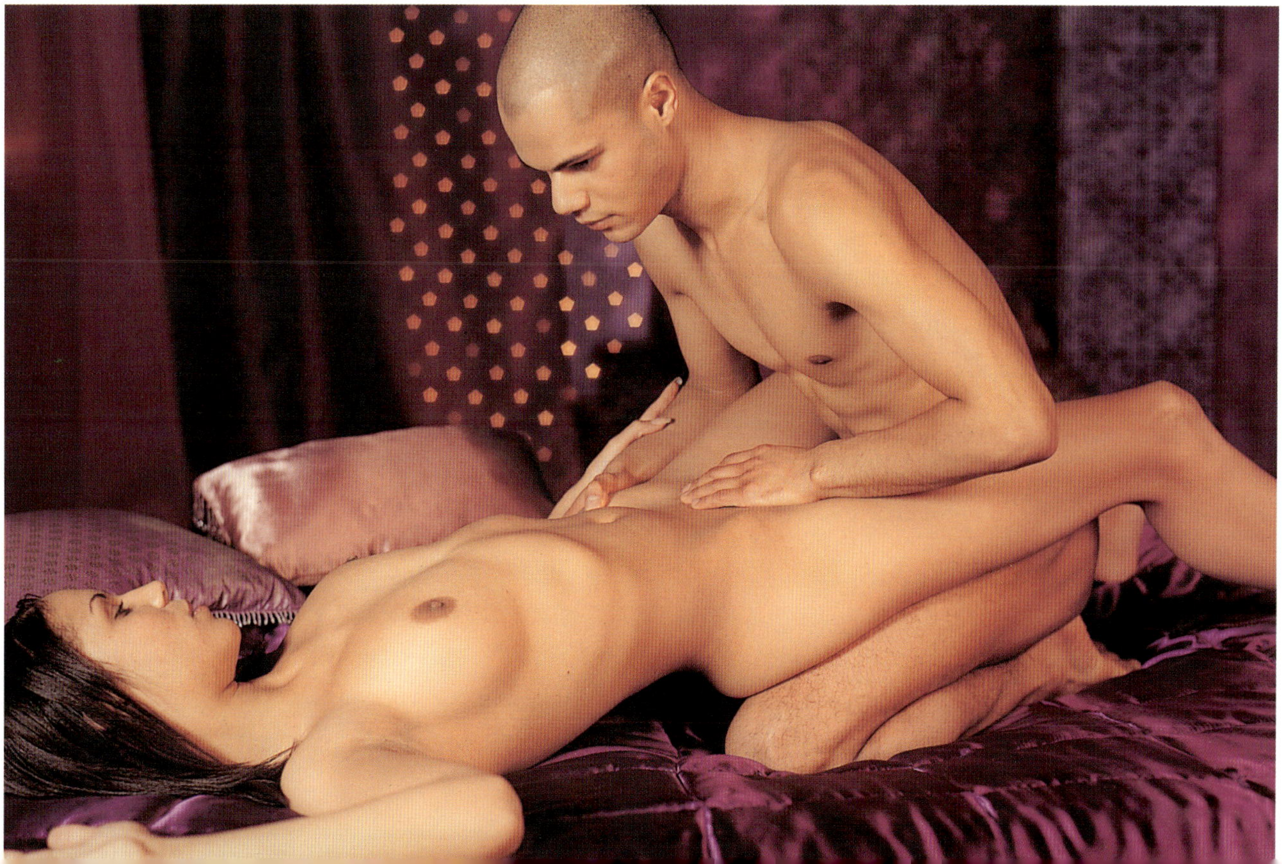

Penetrationswinkel

Wenn man den Winkel verändert, in dem der Mann in die Frau eindringt, bietet sich beiden Partnern eine ganze Bandbreite lustvoller Empfindungen.

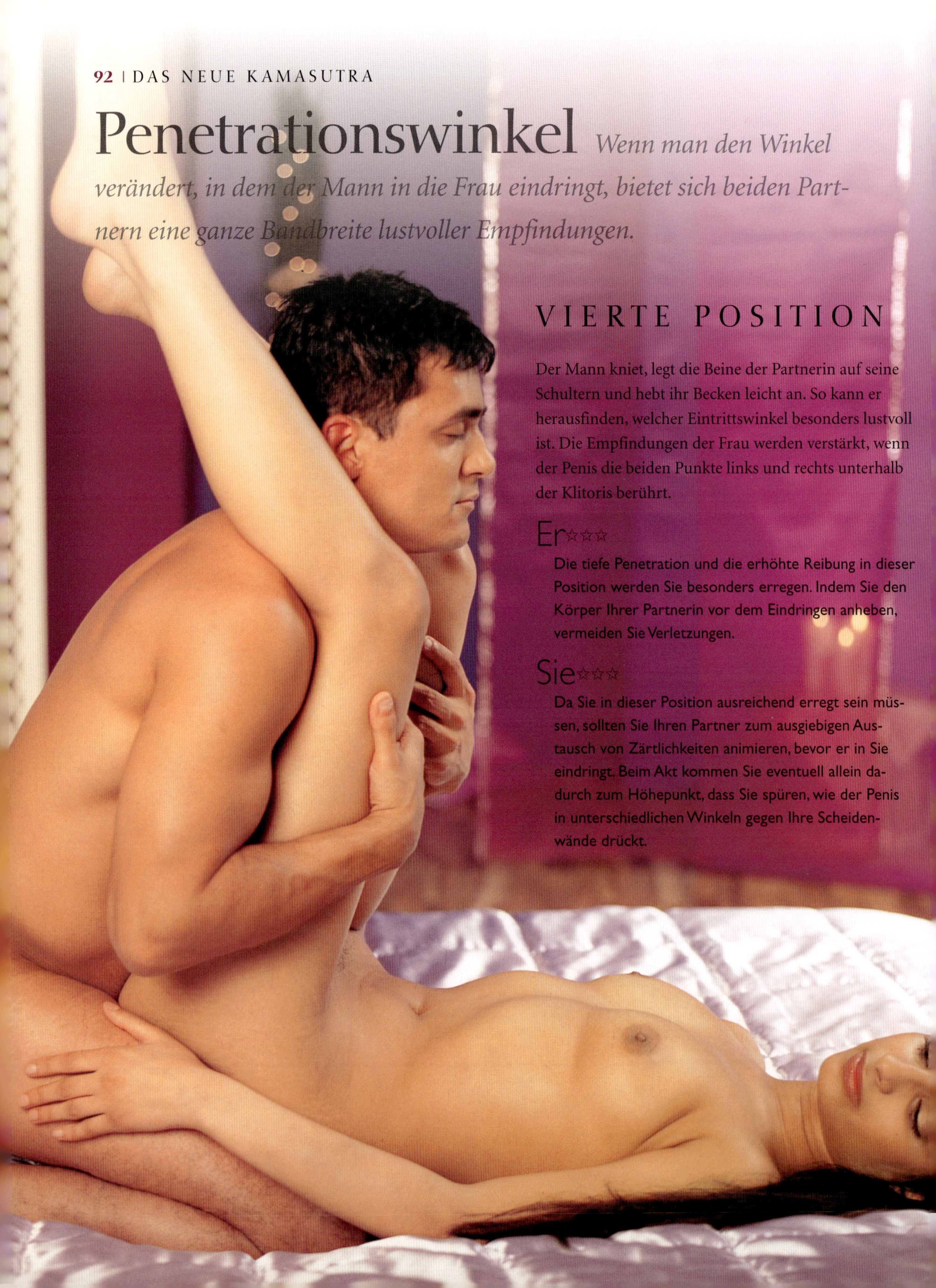

VIERTE POSITION

Der Mann kniet, legt die Beine der Partnerin auf seine Schultern und hebt ihr Becken leicht an. So kann er herausfinden, welcher Eintrittswinkel besonders lustvoll ist. Die Empfindungen der Frau werden verstärkt, wenn der Penis die beiden Punkte links und rechts unterhalb der Klitoris berührt.

Er☆☆☆

Die tiefe Penetration und die erhöhte Reibung in dieser Position werden Sie besonders erregen. Indem Sie den Körper Ihrer Partnerin vor dem Eindringen anheben, vermeiden Sie Verletzungen.

Sie☆☆☆

Da Sie in dieser Position ausreichend erregt sein müssen, sollten Sie Ihren Partner zum ausgiebigen Austausch von Zärtlichkeiten animieren, bevor er in Sie eindringt. Beim Akt kommen Sie eventuell allein dadurch zum Höhepunkt, dass Sie spüren, wie der Penis in unterschiedlichen Winkeln gegen Ihre Scheidenwände drückt.

DIE BEINE IN DER LUFT

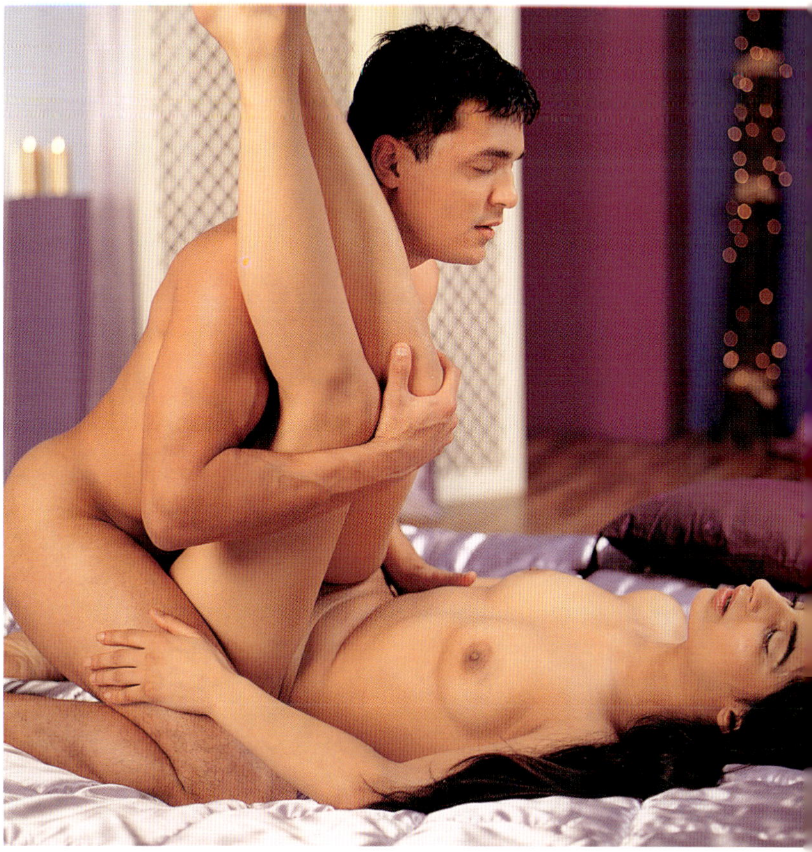

Ausgehend von der »Vierten Position« nimmt der Mann beide Beine der Partnerin auf eine Schulter. Mit den Schenkeln kann er zusätzlich Druck auf ihren Po ausüben, sodass sie seinen Penis noch intensiver spürt.

Er☆☆☆

Wenn Sie schon älter sind und vielleicht Erektionsprobleme haben, wird Sie diese Position sicher in ausreichendem Maß erregen, sodass Sie auch zum Orgasmus kommen. Ein Höchstmaß an Lust erreichen Sie, wenn Sie zwischen sanften und kräftigen Stößen abwechseln.

Sie☆

Pressen Sie die Schenkel zusammen, um dem Partner noch mehr Lust zu verschaffen. Ihre Klitoris wird in dieser Stellung kaum stimuliert. Achten Sie deshalb darauf, dass Sie schon zu Beginn ausreichend erregt sind, um auf Ihre Kosten zu kommen.

DER STRAUSSEN-SCHWANZ

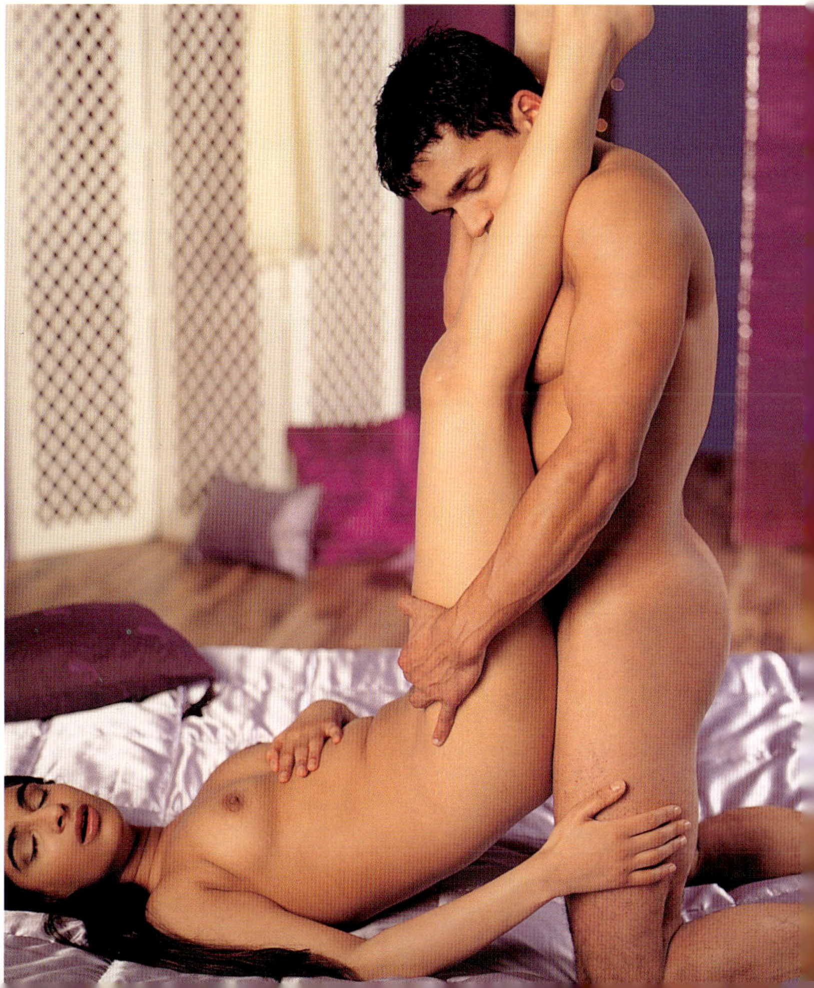

Die hoch erotische Erfahrung, die Partnerin in dieser ungewöhnlichen Position zu sehen oder als Frau in dieser Position zu sein, entspricht vielleicht Ihren Fantasien. Der Mann kniet vor dem Becken der Partnerin, hebt ihre Beine hoch und stützt sie an seiner Brust ab.

Er☆☆☆

Je nachdem, wie hoch Sie das Becken Ihrer Partnerin halten, ändern sich Winkel und Tiefe der Penetration. Stützen Sie ihr Kreuz dabei mit einer Hand.

Sie☆☆

Der Vorteil dieser Stellung für Sie besteht hauptsächlich in der erhöhten Blutzufuhr im Kopf. Erregungsgrad und Orgasmus können sich dadurch intensivieren. Sie verspüren vielleicht eine übermäßige Anspannung von Wirbelsäule und Nacken, aber wenn Sie ihrem Partner gerne »entgegenkommen«, werden Sie das hinnehmen.

Nebeneinander

Bei diesen einfachen Liegepositionen haben Sie das Gesicht des Partners/der Partnerin direkt vor Augen, was Gefühle zärtlicher Intimität hervorruft. Da so gut wie kein Druck auf den Bauch der Frau ausgeübt wird, sind diese Stellungen ideal für Paare, die ein Baby erwarten.

FÜNFTE POSITION

Das Paar liegt mit gestreckten Beinen nebeneinander. Die Frau legt das äußere Bein auf die Beine ihres Mannes und winkelt es leicht an, sodass er tief in sie eindringen kann. Dann umfasst er sie an der Hüfte und zieht sie zu sich heran. Wiederholungen dieser Bewegung wiegen sie sanft auf seinem Penis hin und her.

Er und sie☆☆

Die sanfte und intime Art des Liebesspiels in dieser Stellung ermöglicht es Ihnen beiden, Zuneigung und Verlangen zu zeigen.

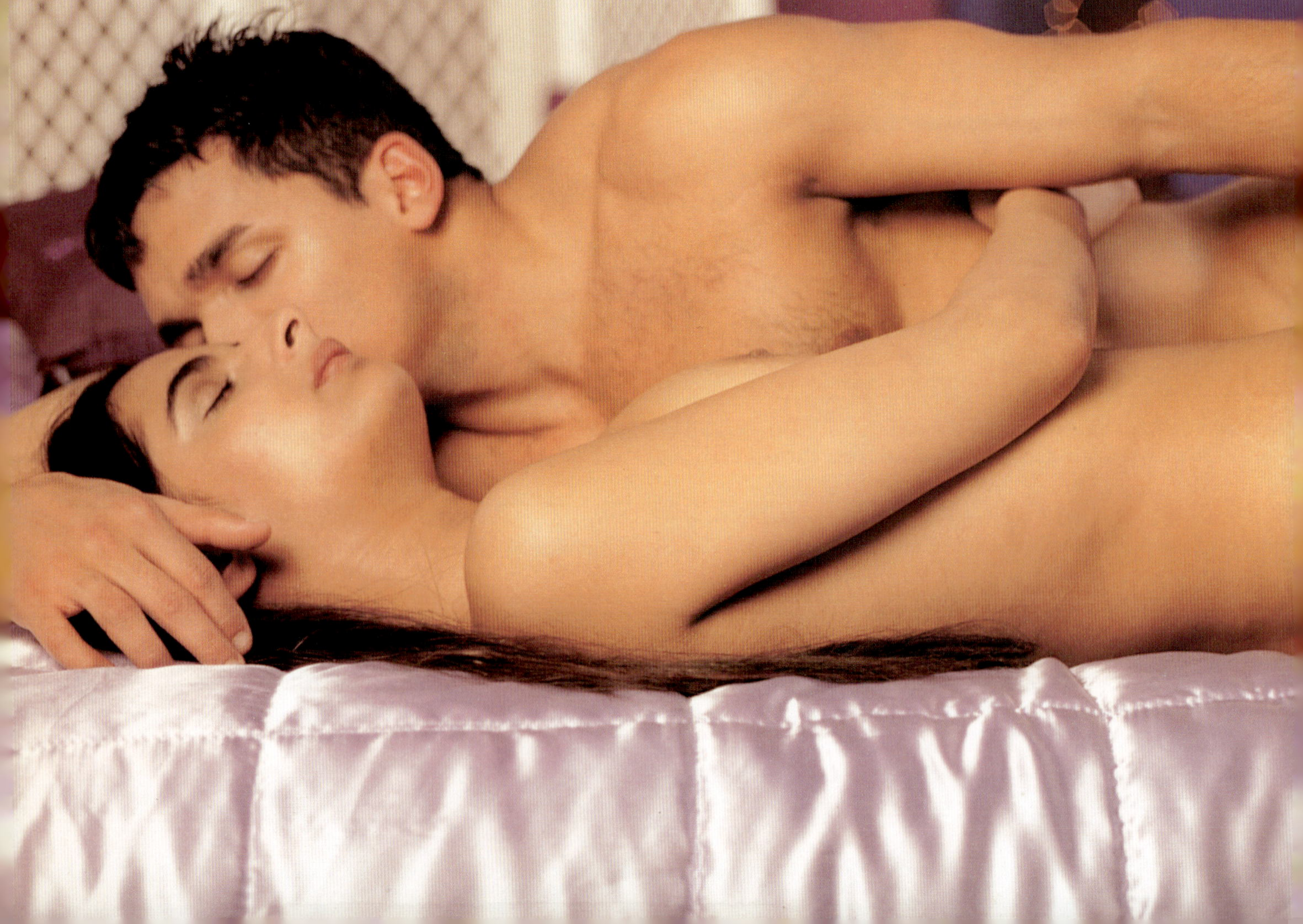

LIEBESVER-SCHMELZUNG

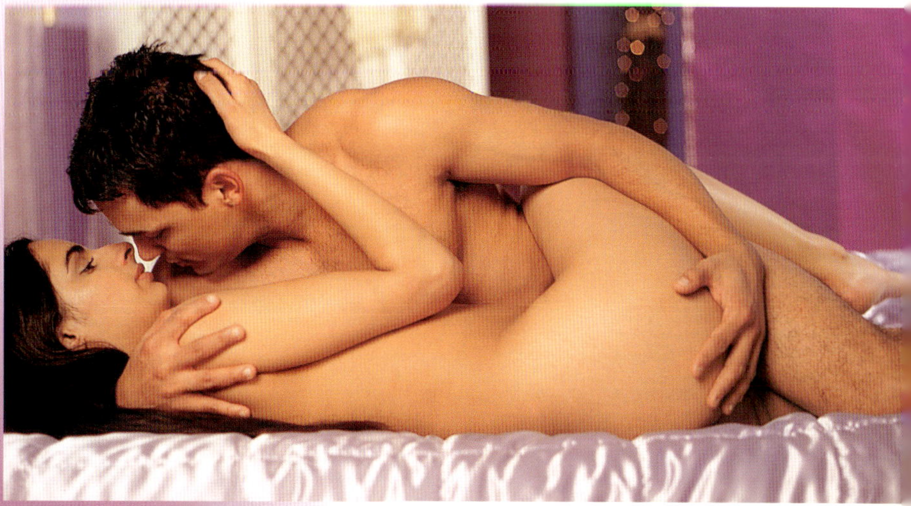

Viele Liebespaare erregt allein das Gefühl ihrer ineinander verschlungenen Beine. Bei dieser Stellung legt die Frau ein Bein um die Hüfte des Partners, sodass ihre Vagina weit geöffnet ist. Der Scheich beendet seine Hinweise für den Mann wie folgt: »Nachdem du dein Glied eingeführt hast, bewegst du dich wie es dir beliebt, und sie erwidert deine Bewegungen wie es ihr beliebt.«

Er☆☆☆

Liegepositionen wie diese gestatten es Ihnen, kräftig zu stoßen, sodass Sie ausreichend stimuliert und befriedigt werden.

Sie☆☆☆

Wenn Sie etwas erschöpft sind, ist dies eine entspannte Methode, leidenschaftlichen Beischlaf zu genießen. Sie steigern Ihre Erregung, indem Sie sich im Rhythmus mit den Stößen Ihres Partners bewegen.

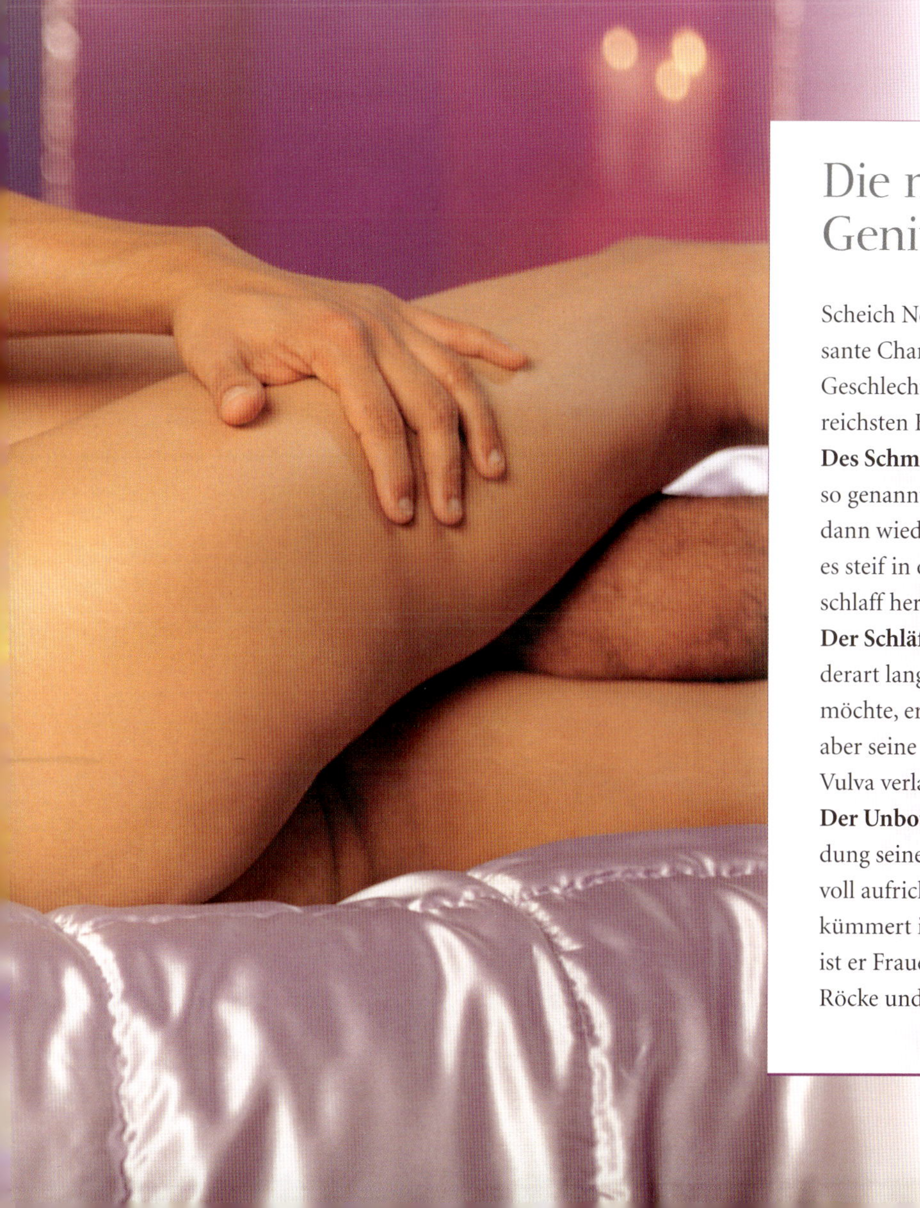

Die männlichen Genitalien

Scheich Nefzaui liefert eine sehr interessante Charakteranalyse der männlichen Geschlechtsteile. Hier drei seiner einfallsreichsten Beschreibungen:

Des Schmieds Bauch: »Das Glied wird so genannt, weil es einmal anschwillt und dann wieder erschlafft. Angeschwollen ragt es steif in die Höhe, andernfalls hängt es schlaff herab.«

Der Schläfer: »Wenn er steif wird, wird er derart lang und hart, dass man meinen möchte, er erschlafft nie mehr. Wenn er aber seine Leidenschaft gestillt und die Vulva verlassen hat, legt er sich schlafen.«

Der Unbotmäßige »hebt frech die Kleidung seines Herrn, indem er sich machtvoll aufrichtet. Dass sich sein Herr schämt, kümmert ihn wenig. Ebenso unverschämt ist er Frauen gegenüber. Er lüpft deren Röcke und legt die Schenkel frei.«

REGENBOGEN

Dies ist eine jener Stellungen, die sich Paare einfallen lassen, wenn sie sehr ausgelassen sind. Der Reiz des Neuen überwiegt den Lustgewinn, aber man weiß nie – am Ende machen Sie die erotischste Erfahrung Ihres Lebens. Vor dem Eindringen liegt der Mann rechtwinklig zur Frau, platziert seine Beine zwischen ihren und bewegt sie nach vorne, sodass sie seine Füße fassen kann.

Sie ☆☆

Der ungewöhnliche Penetrationswinkel beschert Ihnen ganz neue Gefühle. Sie werden berührt, wie Sie es zuvor noch nie erlebt haben.

Er ☆

Diese fantastische Stellung beschert Ihrer Partnerin unerwartete Erregung. Sei selbst können sich mit erotischen Fantasien behelfen.

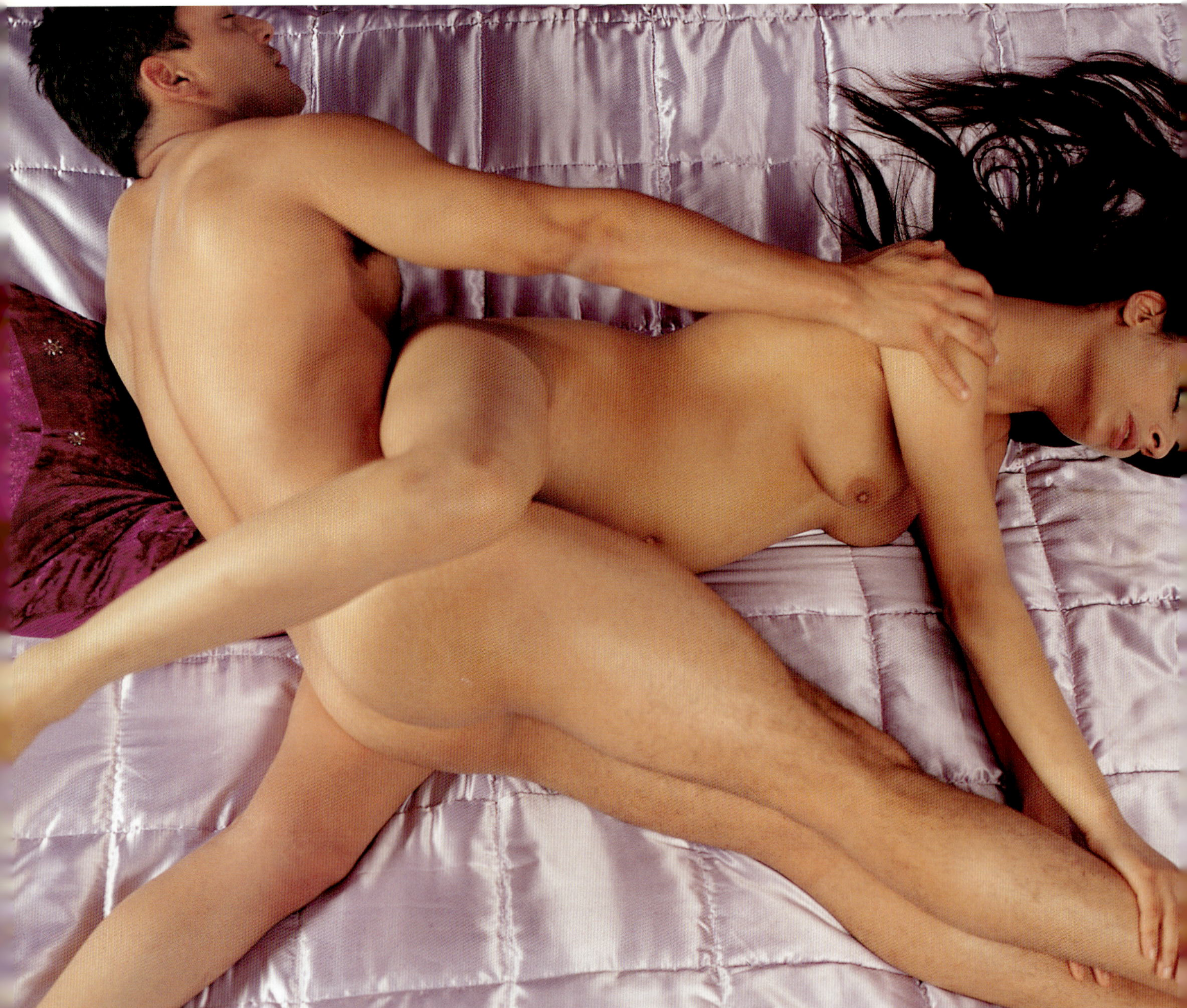

Die Lust wieder erwecken

Das *Kamasutra* enthält sehr vernünftige, aber auch drastische Lösungsvorschläge, wie ein Paar auch dann Spaß zusammen haben kann, wenn einer der beiden anfänglich keine Lust verspürt. Als Scheich Nefzaui den *Duftenden Garten* schrieb, ließ er sich vielleicht von diesem älteren Text inspirieren, aus dem die folgenden Passagen entnommen sind.

Ihr Höhepunkt

»Wenn ein Mann eine *hastini* (Elefantenfrau) nicht befriedigen kann, sollte er ihre Leidenschaft auf vielerlei Art entfachen. Anfangs sollte er ihre *yoni* (Vagina) mit seiner Hand oder den Fingern reiben; zum Beischlaf sollte er erst dann übergehen, wenn sie erregt ist oder Lust empfindet.«

Penisverstärkungen

Das *Kamasutra* rät einem Mann mit zu kleinem Penis, ein *apadravyas* anzulegen. Dabei handelte es sich um ein Hilfsmittel aus Büffelhorn, Silber- oder Kupferdraht. Außerdem war ein als *kantuka* oder *jalaka* bezeichnetes Hilfsmittel weit verbreitet, eine offene Röhre, die außen rau und genoppt war. Sie wurde über den Penis gestülpt und an der Taille befestigt. Der Penisring mit unebener Oberfläche war aus weichem Metall gefertigt und umschloss den Penis an der Wurzel.

Erektionsprobleme

Spargel spielte eine Hauptrolle in diversen Zubereitungen, die dem Mann bei Erektionsproblemen helfen sollten. Von dem Vorschlag, den Penis mit einer brennenden Salbe einzucremen, rate ich aber ab.

Die Vagina verengen

Im 4. und 15. Jahrhundert, der Entstehungszeit des *Kamasutra* bzw. des *Duftenden Gartens*, hielten die meisten Frauen ihre *yoni* so klein wie möglich, um

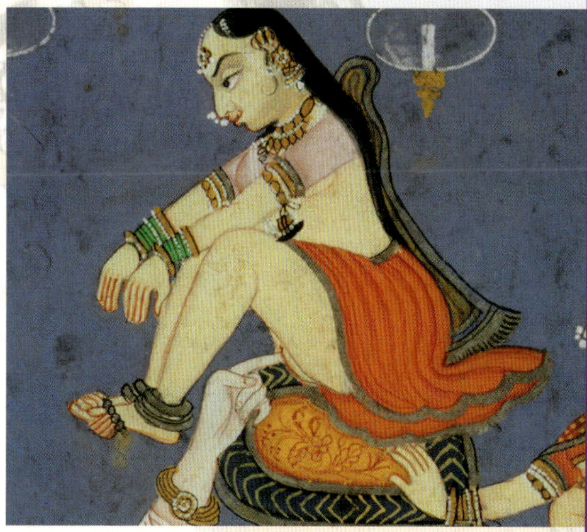

Der Mann stimuliert die Klitoris der Frau, um sie vor dem Akt zu erregen.

dem Mann ein Höchstmaß an Reibung zu bieten. Im *Kamasutra* wird eine Fruchtsalbe empfohlen, die die Vagina offenbar die ganze Nacht über zusammenzog. Eine andere Zubereitung, die aus zerriebenen Wurzeln mehrerer Blütenpflanzen, u.a. des Blauen Lotus, bestand, erweiterte die Vagina angeblich. Im Jahr 2001 durchgeführte Tests mit Nil-Lotusblumen haben ergeben, dass diese tatsächlich eine sexuell stimulierende Substanz enthalten.

Sadismus pur

Ein Brahmane zeigte eine derart außergewöhnliche sexuelle Reaktion nach einem Wespenstich, dass seine Frau darauf bestand, dass er seinen Penis wiederholt stechen ließ.

Eindringen von hinten

Es überrascht nicht, dass die »Hündchenstellung« immer wieder durch unsere Fantasie spukt. Vom Po geht eine starke sexuelle Signalwirkung aus, die beim Sex noch verstärkt wird und den Akt zu einem Erlebnis besonderer Art macht.

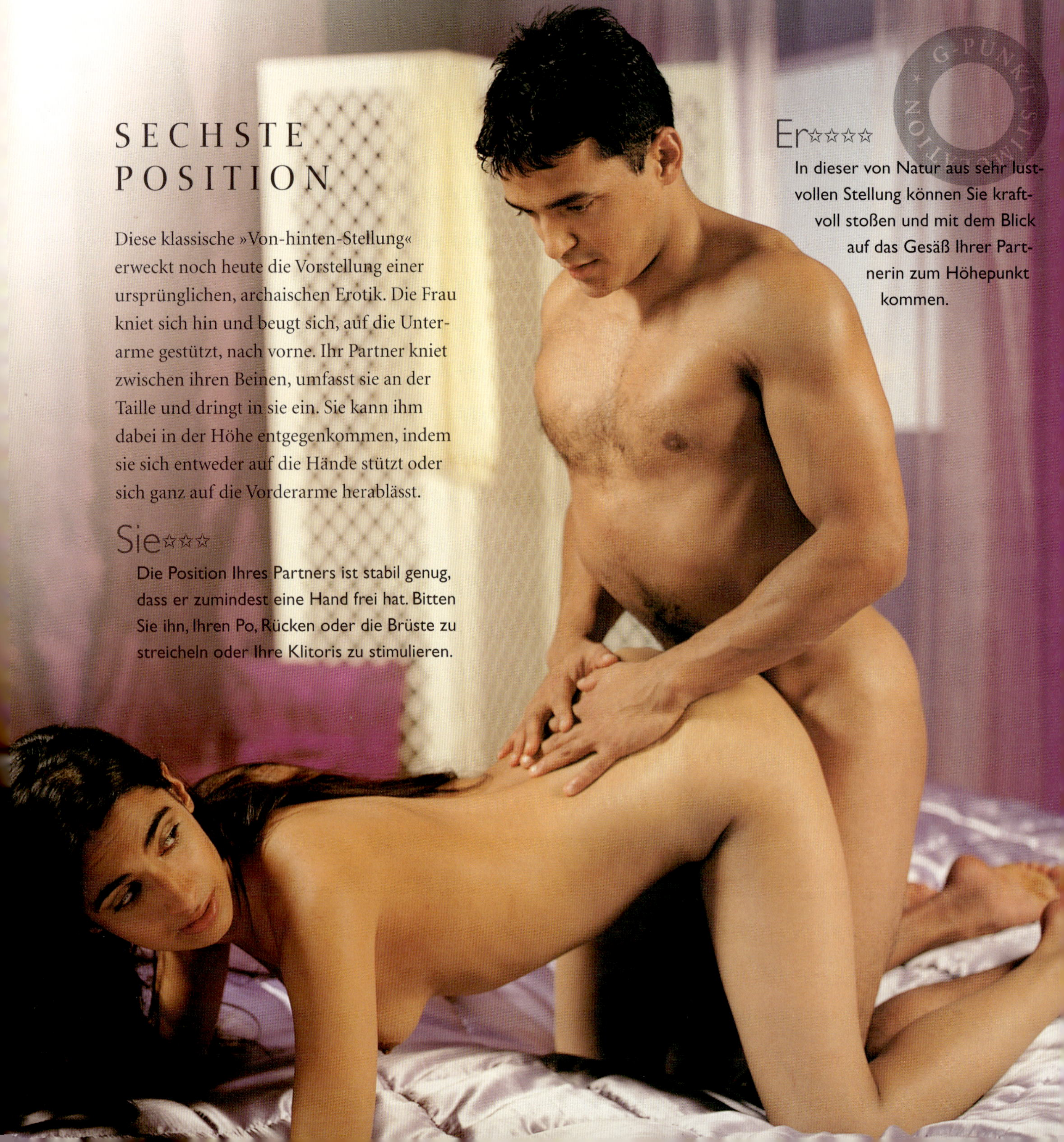

G-PUNKT STIMULATION

SECHSTE POSITION

Diese klassische »Von-hinten-Stellung« erweckt noch heute die Vorstellung einer ursprünglichen, archaischen Erotik. Die Frau kniet sich hin und beugt sich, auf die Unterarme gestützt, nach vorne. Ihr Partner kniet zwischen ihren Beinen, umfasst sie an der Taille und dringt in sie ein. Sie kann ihm dabei in der Höhe entgegenkommen, indem sie sich entweder auf die Hände stützt oder sich ganz auf die Vorderarme herablässt.

Sie☆☆☆

Die Position Ihres Partners ist stabil genug, dass er zumindest eine Hand frei hat. Bitten Sie ihn, Ihren Po, Rücken oder die Brüste zu streicheln oder Ihre Klitoris zu stimulieren.

Er☆☆☆☆

In dieser von Natur aus sehr lustvollen Stellung können Sie kraftvoll stoßen und mit dem Blick auf das Gesäß Ihrer Partnerin zum Höhepunkt kommen.

ER AUF IHREM RÜCKEN

Bei dieser Stellung liegt der Mann flach auf dem Rücken der Frau. Ein Kissen unter ihrem Becken sorgt dafür, dass er tief eindringen kann und der Penis nicht aus der Vagina herausgleitet.

Er und sie☆☆☆

Scheich Nefzaui zufolge ist dies die einfachste aller Liebestechniken. Die Ausrichtung des Penis in der Vagina ist optimal. Der G-Punkt der Frau wird stimuliert und die tiefe Penetration bewirkt einen hohen Erregungsgrad beider Partner.

G-PUNKT-STIMULATION

Die ideale Frau

In den Augen von Scheich Nefzaui sollte die ideale Frau geradezu überirdisch schön sein. Auch Gehorsam und Sanftmut waren gefragt – wir im 21. Jahrhundert würden das wahrscheinlich eher als Unterwürfigkeit bezeichnen!

»Sie spricht und lacht selten und nie ohne Grund. Sie verlässt niemals das Haus, auch nicht um befreundete Nachbarn zu besuchen. Sie hat keine Freundinnen, vertraut keinem und ist allein auf ihren Gatten bezogen. Sie nimmt keine Geschenke an, außer von ihrem Gatten und ihren Eltern. Bei Besuchen von Verwandten hält sie sich aus deren Angelegenheiten heraus. Sie ist ohne Tücke, hat keine Mängel zu verbergen und verwendet keine Ausreden. Sie versucht nicht, jemanden zu verlocken.« Genug davon!

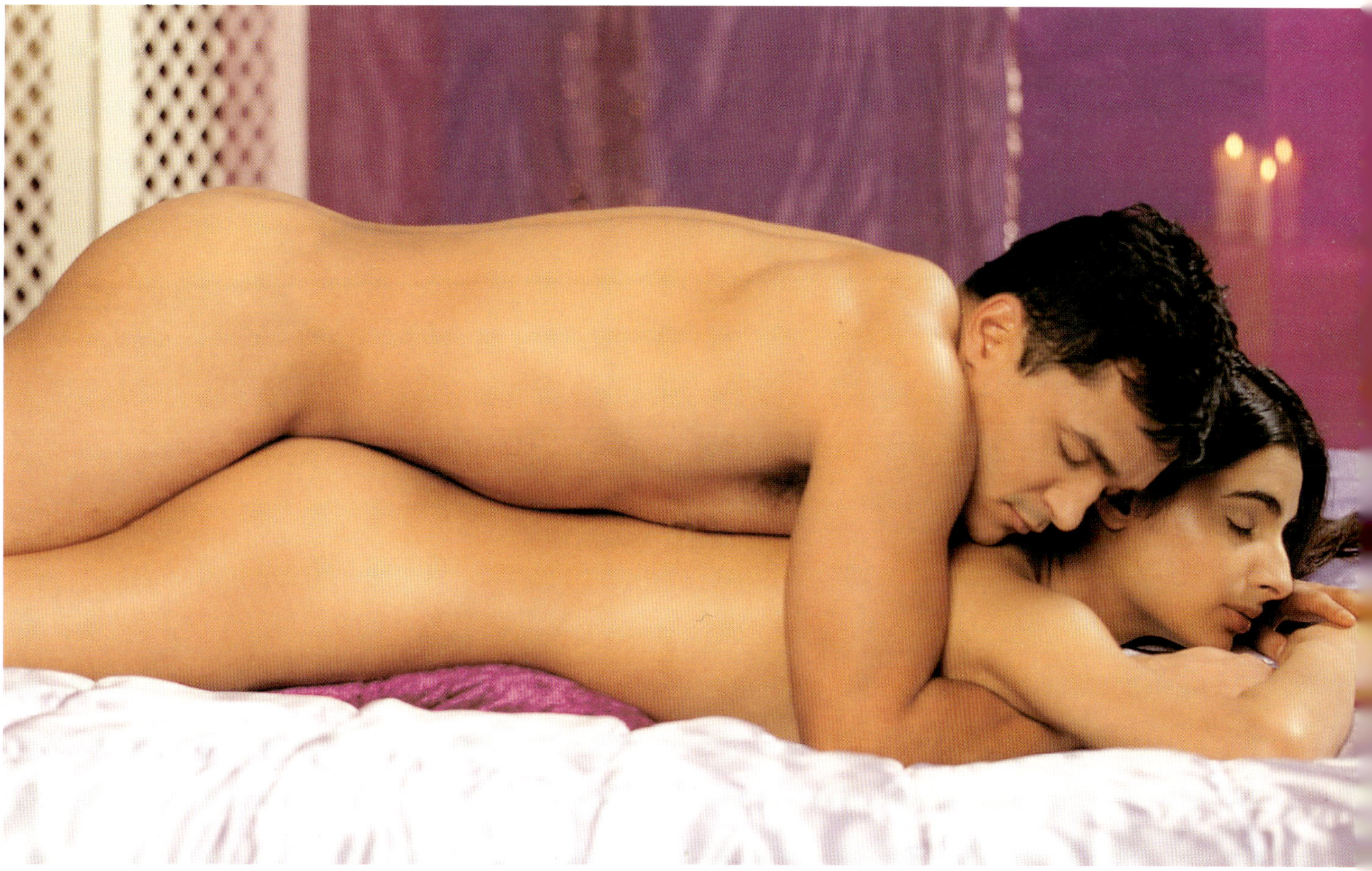

Akrobatische Stellungen

Ab und an beschreibt Scheich Nefzaui auch Stellungen, die besser im Zirkus aufgehoben wären. Die folgenden Positionen erfordern eine gewisse Gelenkigkeit, bringen aber auch sexuelle Experimentierfreude ins Schlafzimmer.

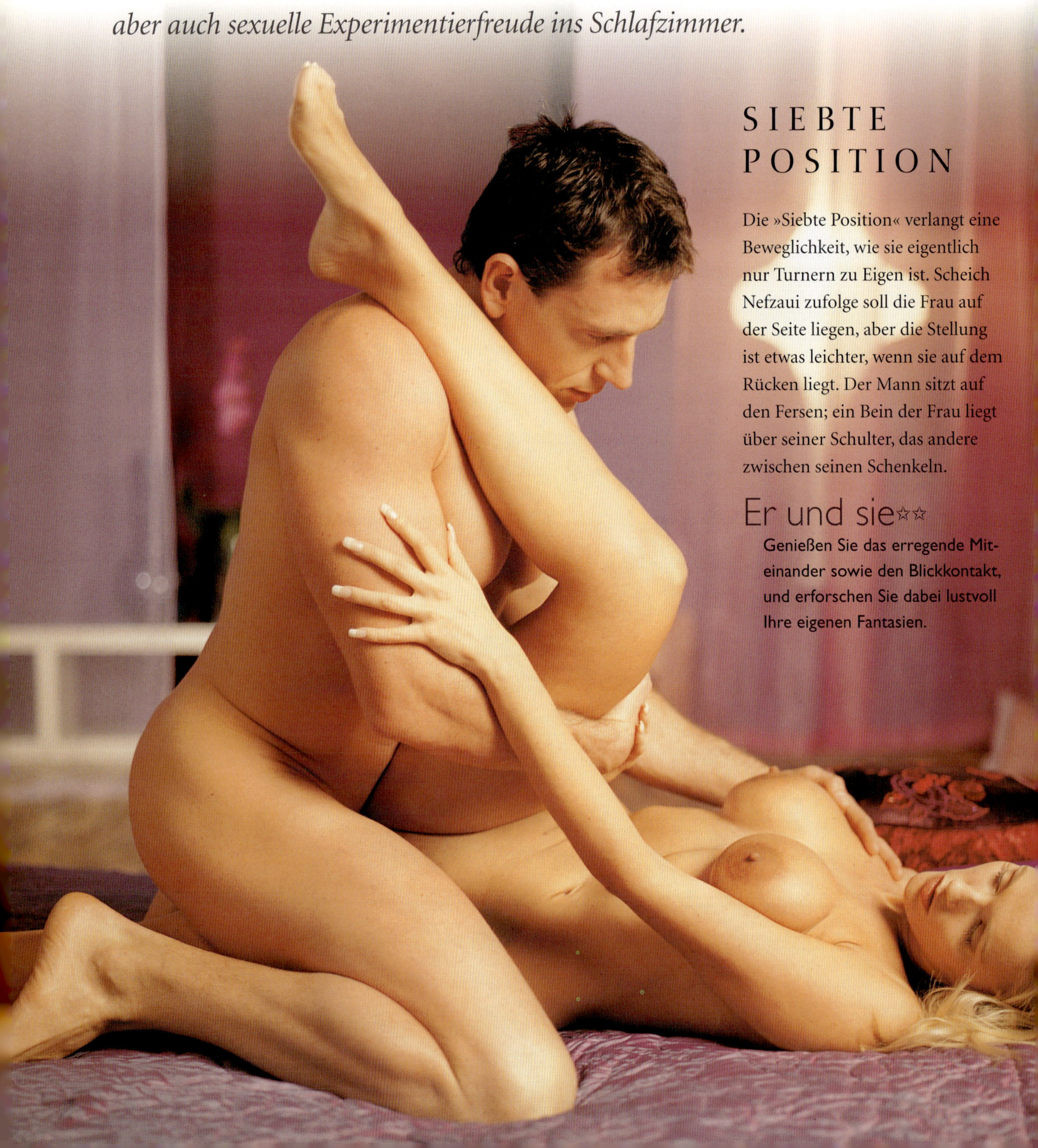

SIEBTE POSITION

Die »Siebte Position« verlangt eine Beweglichkeit, wie sie eigentlich nur Turnern zu Eigen ist. Scheich Nefzaui zufolge soll die Frau auf der Seite liegen, aber die Stellung ist etwas leichter, wenn sie auf dem Rücken liegt. Der Mann sitzt auf den Fersen; ein Bein der Frau liegt über seiner Schulter, das andere zwischen seinen Schenkeln.

Er und sie☆☆

Genießen Sie das erregende Miteinander sowie den Blickkontakt, und erforschen Sie dabei lustvoll Ihre eigenen Fantasien.

»So wie alle Münder und Gesichter unterschiedlich sind, gleicht auch keine Vulva der anderen.« *Der Duftende Garten*

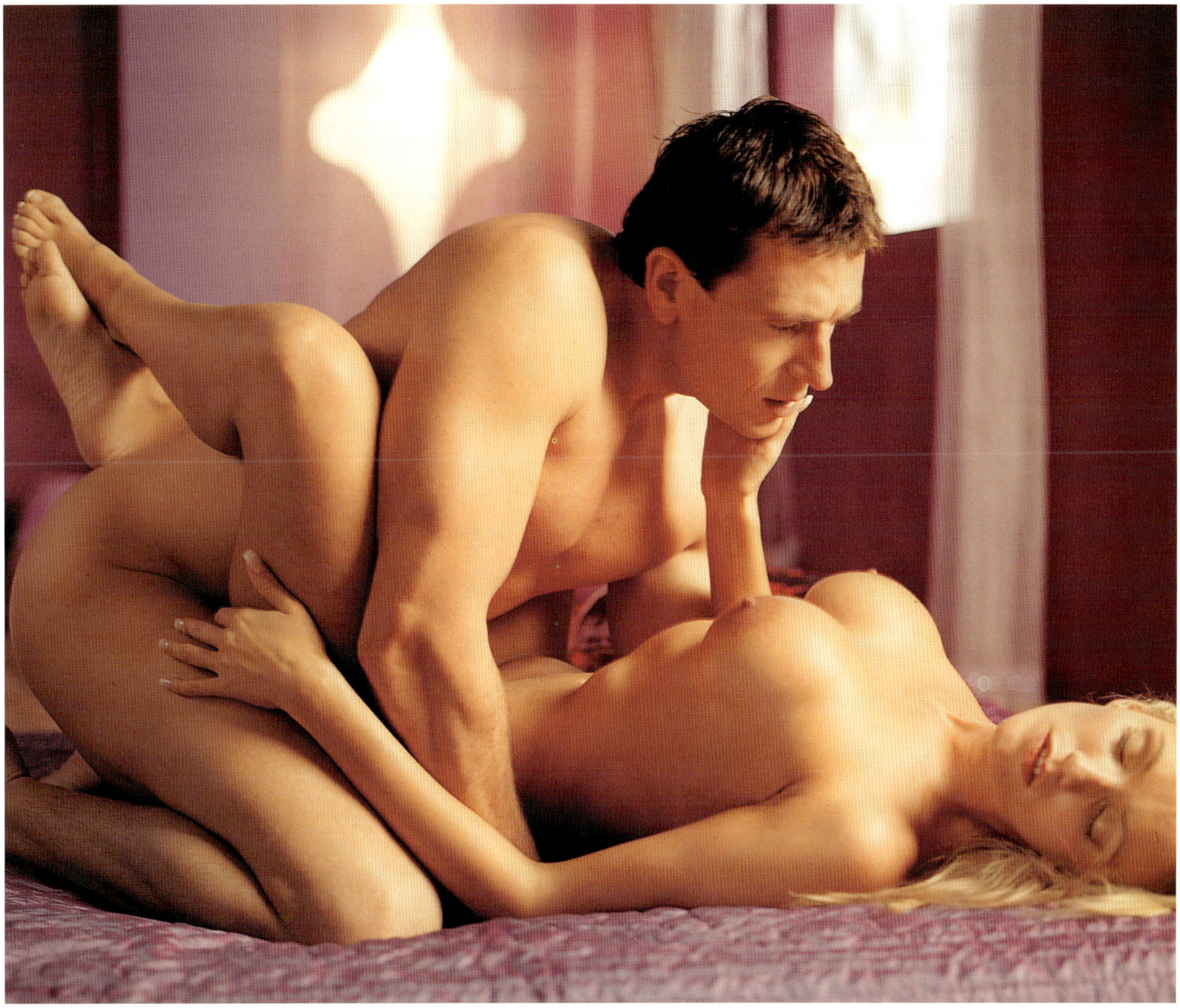

DER VERFÜHRER

Diese Position gibt es in zwei Versionen. Bei der ersten schlingt die Frau ihre Beine um die Taille des Mannes, um ihm bei seinen Stößen entgegenzukommen. Bei der zweiten Version legt sie die Beine auf seine Schultern.

Er☆☆☆

Bitten Sie Ihre Partnerin, den Penis selbst einzuführen, sodass sie ihn zuvor noch massieren kann. So werden Sie zusätzlich stimuliert, ehe Sie sich der Sinnlichkeit dieser Position hingeben.

Sie☆☆

Ihr Po liegt auf den Schenkeln Ihres Partners, sodass er mindestens eine Hand frei hat, um Ihre Schultern und Brüste zu liebkosen. Lassen Sie ihn wissen, dass die Brustseiten ebenso sensibel sein können wie die Brustwarzen.

Er☆☆

Scheich Nefzaui schlägt vor, die Partnerin im Moment des Ergusses an den Oberarmen zu fassen und zu sich heranzuziehen.

Sie☆☆

In der intimen Geborgenheit dieser Stellung können Sie Ihrem Partner Ihre Verletzlichkeit, aber auch Ihr Vertrauen offenbaren.

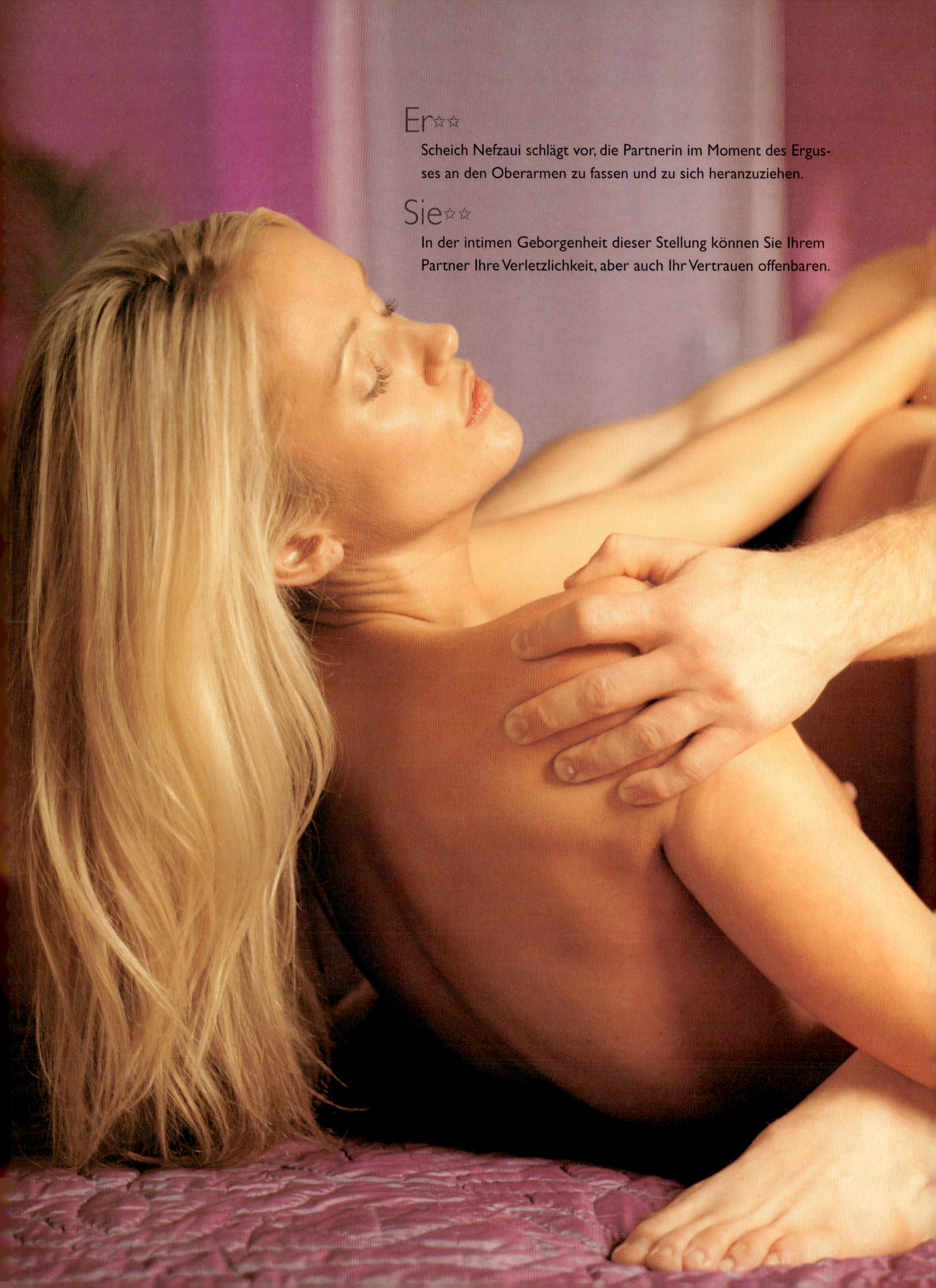

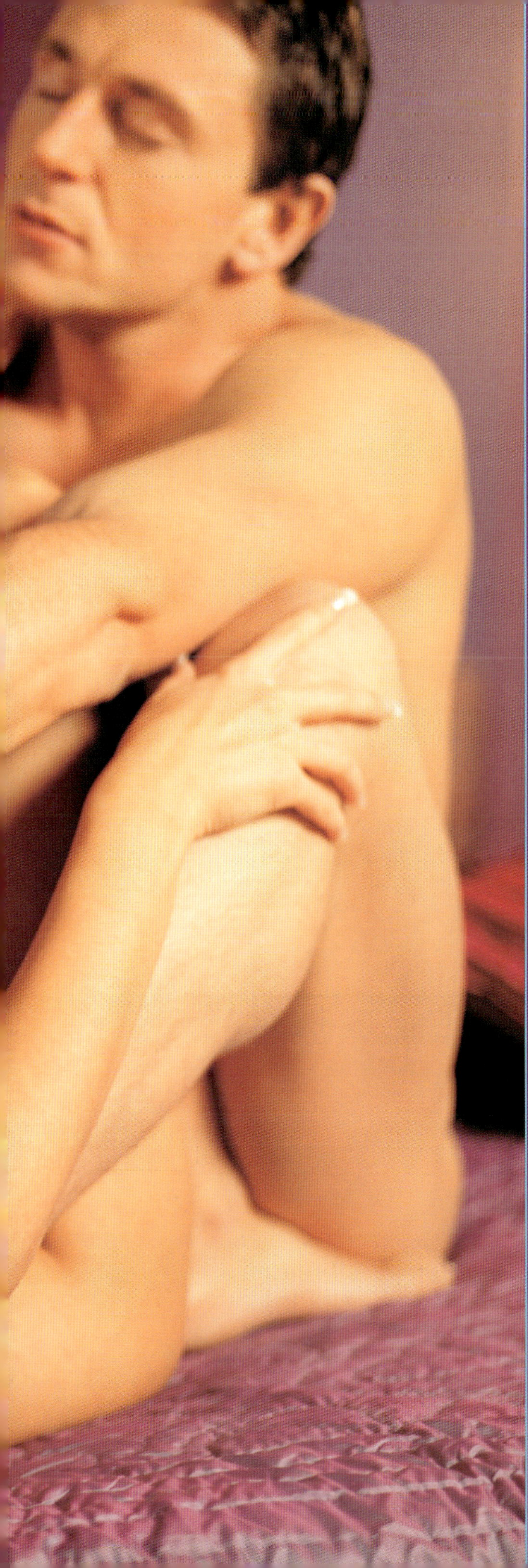

AUF FROSCHART

Diese intime Position vermittelt große Nähe – so sehr, dass sich beide Partner kaum bewegen können. Der Mann fasst seine Partnerin an den Schultern und zieht sie nach vorne auf seinen Penis. Er muss ihre Knie etwas nach hinten drücken, sodass ihre Fersen nahe am Po sind und er genügend Platz hat, um einzudringen. Sie legt die Arme um ihre Knie und lehnt sich zurück. Da der Mann mit dem Po auf ihren Füßen sitzt, hat sie guten Halt.

Die Anbetungswürdige

Einige der Eigenschaften, die das Frauenideal des Scheichs Nefzaui bestimmen, haben für uns keinen Wert mehr:

»Eine Frau, die einem Mann gefallen soll, muss eine perfekte Taille haben und füllig und kraftvoll sein. Ihr Haar ist schwarz, ihre Stirn hoch. Die Brauen sind äthiopisch schwarz, die Augen selbst schwarz und groß, das Weiß der Augen sehr klar.

Ihre Wangen bilden ein perfektes Oval, die Nase ist elegant, der Mund anmutig; Zunge und Lippen sind zinnoberrot. Ihr Atem duftet angenehm, ihr Hals ist lang, der Nacken stark. Ihre Brüste müssen füllig und fest sein; der Unterbrauch ist groß, die Vulva ausgeprägt und fleischig, vom Haaransatz bis zum Gesäß; der Eingang muss schmal sein und nicht feucht, er muss sich weich anfassen und eine große Hitze ausstrahlen, keinesfalls einen schlechten Geruch.

Sieht man eine Frau mit diesen Eigenschaften von vorne, ist man fasziniert; sieht man sie von hinten, stirbt man vor Entzücken.«

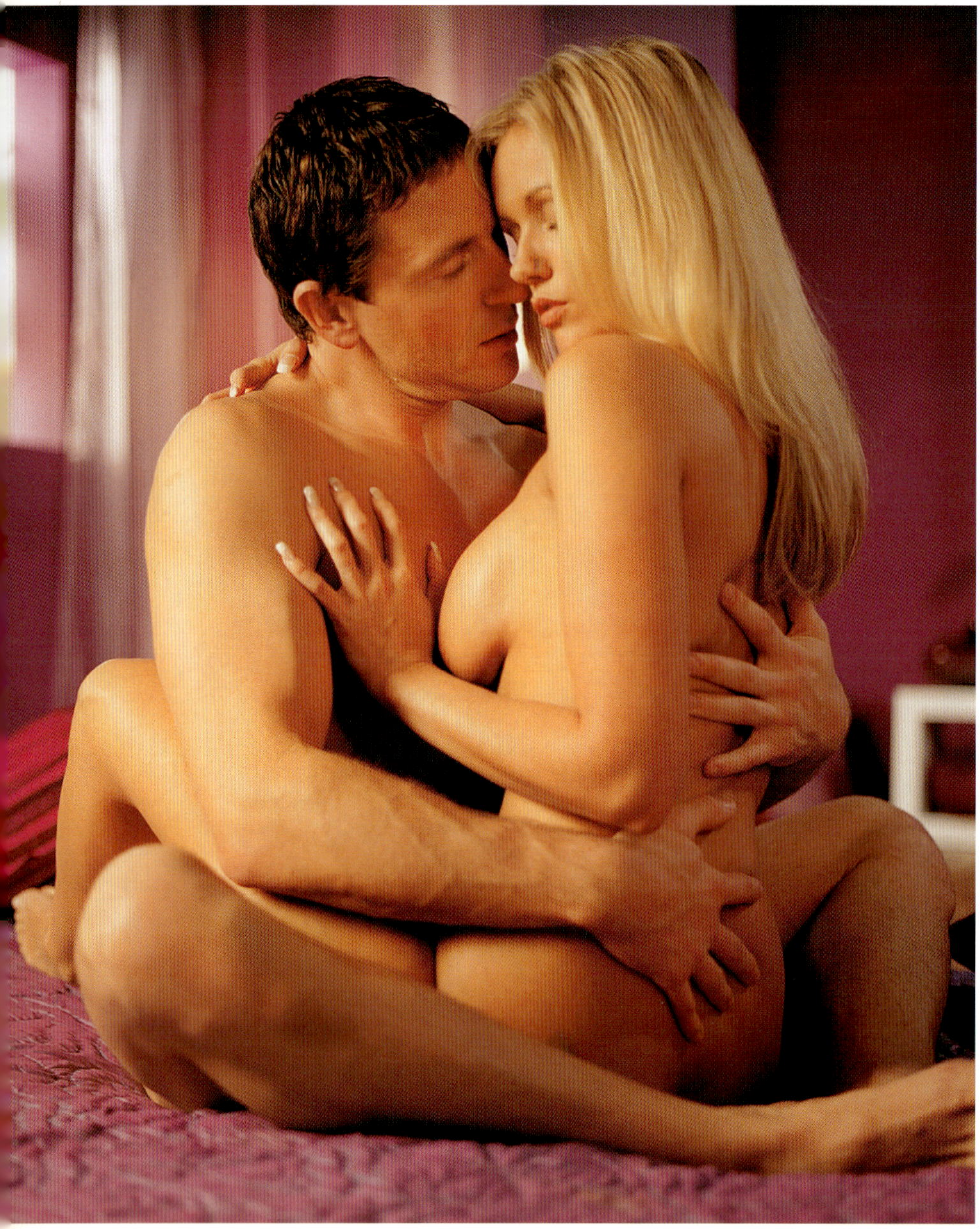

ANDERE STOSSARTEN

Die Frau sitzt zwischen den Knien ihres Partners, sodass jeder der beiden seine Fußsohlen aneinanderlegen kann. Nach dem Eindringen bewegt er sie auf dem Penis vor und zurück, anstatt zu stoßen. Dabei kann er sie zuerst an sich heranziehen und sie dann leicht nach hinten fallen lassen, oder sie sitzt, wie Scheich Nefzaui vorschlägt, auf seinen Füßen, die er vor- und zurückbewegt.

Er☆

Um diese Methode zufriedenstellend auszuführen, müssten Sie ein kraftstrotzender Athlet und ihre Partnerin äußerst zierlich sein. Vielleicht ist diese Konstellation eine von Nefzauis Fantasien, die auch Ihre erotische Vorstellungskraft beflügelt.

Sie

Sie spielen eine rein passive Rolle, aus der heraus Sie die Lust Ihres Partners beobachten können.

Liebestechniken (aus dem *Duftenden Garten*)

Der Eimer im Brunnen
»Nach dem Eindringen halten sich Mann und Frau eng umschlungen. Dann stößt er und zieht sich etwas zurück; die Frau stößt ihrerseits und zieht sich ebenfalls zurück. Diese Bewegungen machen sie immer abwechselnd, im richtigen Rhythmus. Sie legen Fuß gegen Fuß und Hand gegen Hand und bewegen sich wie ein Eimer im Brunnen.«

Der Doppelschock
»Nach dem Eindringen ziehen sich beide zurück, aber ohne das Glied völlig herauszuziehen. Dann stoßen beide fest zusammen und machen rhythmisch immer so weiter.«

Die Annäherung
»Der Mann bewegt sich wie üblich und hält dann inne. Dann beginnt die Frau, mit dem Glied in ihrem Gefäß, sich wie der Mann zu bewegen, und hält ihrerseits inne.«

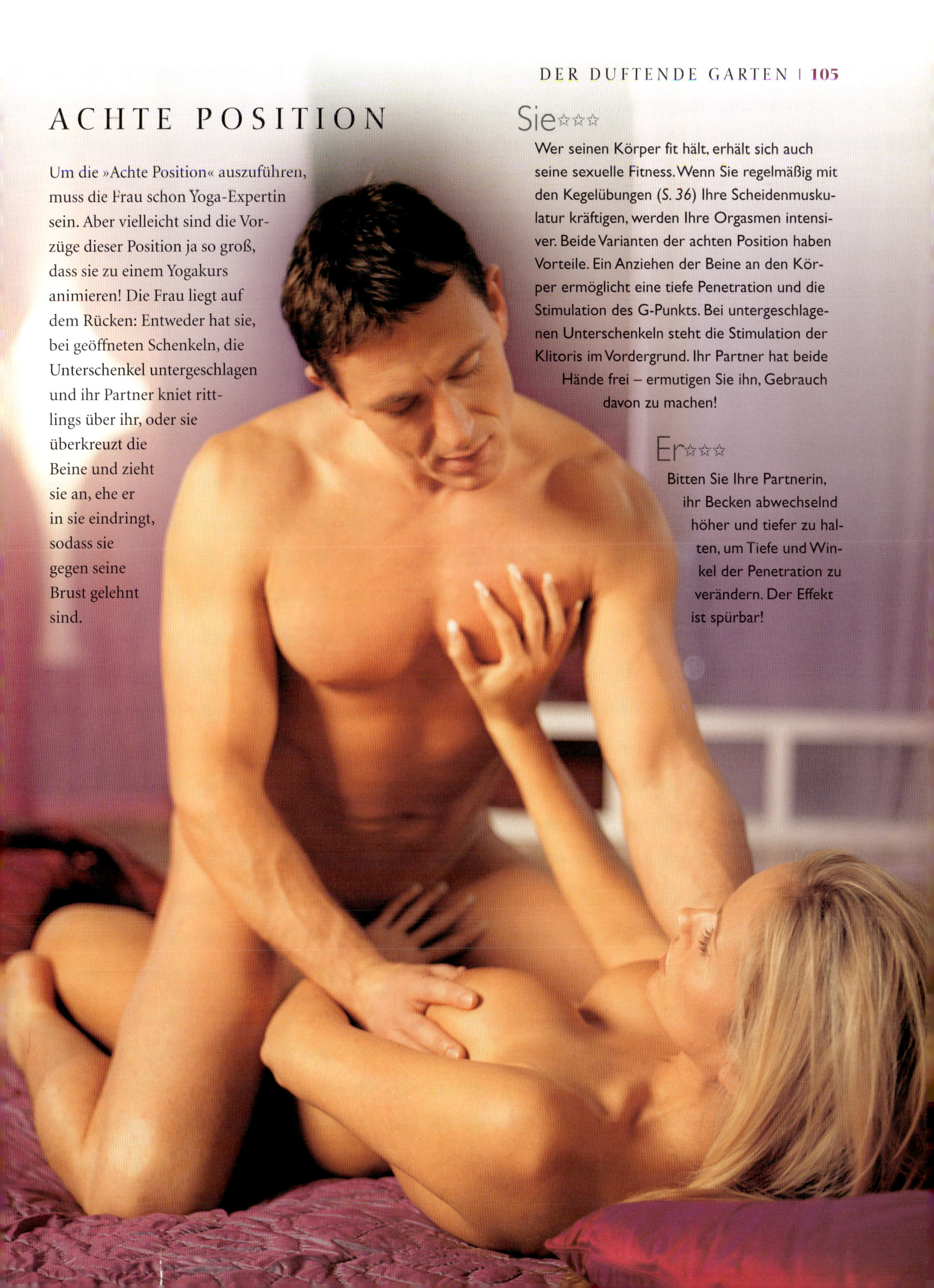

ACHTE POSITION

Um die »Achte Position« auszuführen, muss die Frau schon Yoga-Expertin sein. Aber vielleicht sind die Vorzüge dieser Position ja so groß, dass sie zu einem Yogakurs animieren! Die Frau liegt auf dem Rücken: Entweder hat sie, bei geöffneten Schenkeln, die Unterschenkel untergeschlagen und ihr Partner kniet rittlings über ihr, oder sie überkreuzt die Beine und zieht sie an, ehe er in sie eindringt, sodass sie gegen seine Brust gelehnt sind.

Sie☆☆☆

Wer seinen Körper fit hält, erhält sich auch seine sexuelle Fitness. Wenn Sie regelmäßig mit den Kegelübungen (*S. 36*) Ihre Scheidenmuskulatur kräftigen, werden Ihre Orgasmen intensiver. Beide Varianten der achten Position haben Vorteile. Ein Anziehen der Beine an den Körper ermöglicht eine tiefe Penetration und die Stimulation des G-Punkts. Bei untergeschlagenen Unterschenkeln steht die Stimulation der Klitoris im Vordergrund. Ihr Partner hat beide Hände frei – ermutigen Sie ihn, Gebrauch davon zu machen!

Er☆☆☆

Bitten Sie Ihre Partnerin, ihr Becken abwechselnd höher und tiefer zu halten, um Tiefe und Winkel der Penetration zu verändern. Der Effekt ist spürbar!

Der Quickie

Spontaner Sex hat in unserer schnelllebigen Zeit seinen festen Platz und kann eine gute Alternative sein. Allein die Vorstellung, es an ungewöhnlichen Orten zwischendurch zu treiben, ist äußerst spannend.

Er und sie☆☆

In dieser höchst aufreizenden Stellung finden Sie, egal ob angezogen oder nackt, schnell körperliche Befriedigung.

NEUNTE POSITION

Diese Position gibt es in drei Variationen – zweimal Penetration von hinten und einmal von vorne. Bei den Von-hinten-Varianten liegt die Frau mit dem Oberkörper auf dem Bett, vor dem sie breitbeinig kniet, oder aber sie steht vor dem Bett und beugt sich darüber. Bei der Variante von vorne liegt sie rücklings auf dem Bett, die Beine auf dem Boden. Alle Stellungen erlauben ein schnelles Abbrechen des Akts.

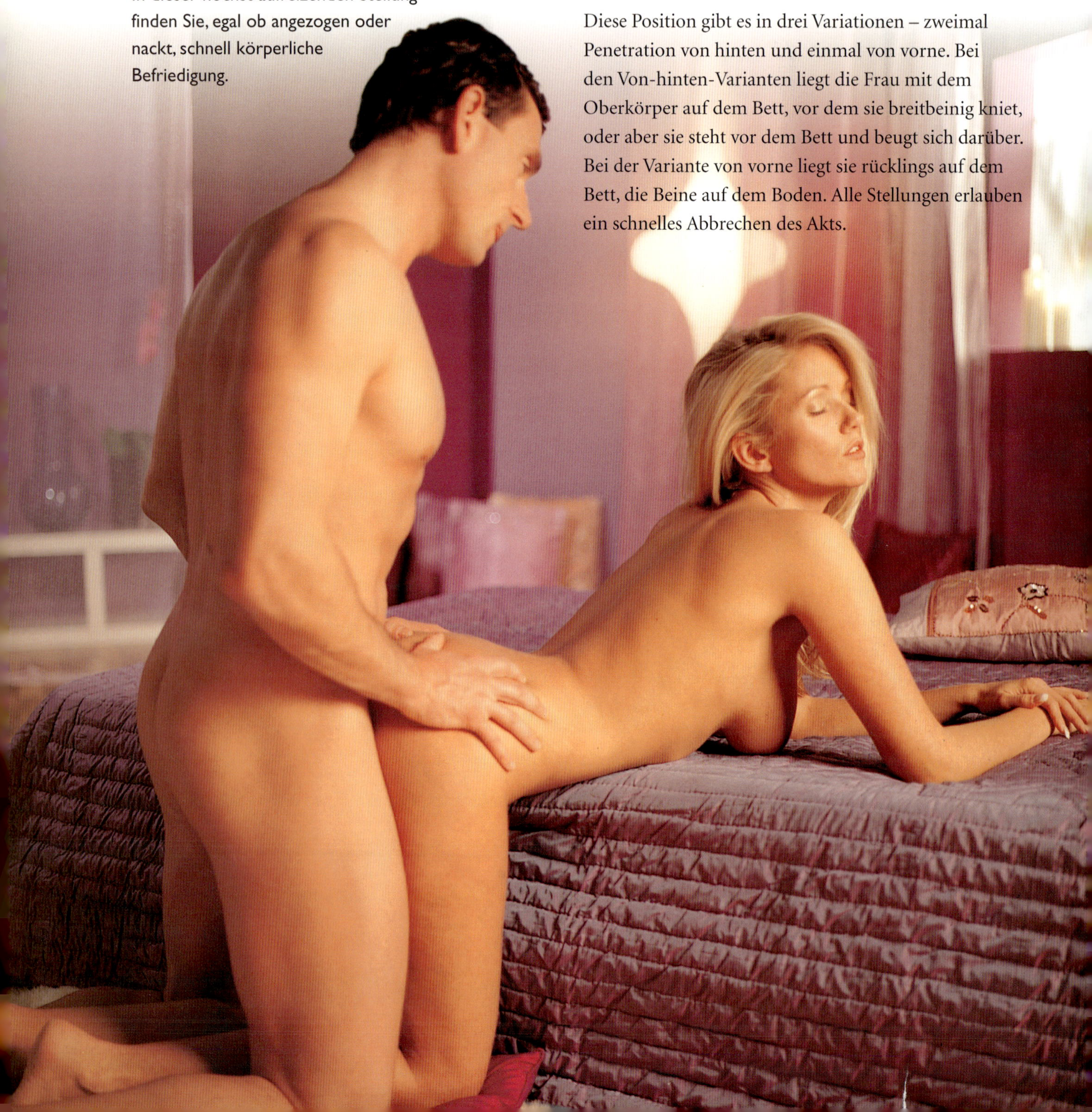

Umgang mit Zweit- und Drittfrauen

Das *Kamasutra* und *Der Duftende Garten* entstanden beide zu einer Zeit, als Polygamie an der Tagesordnung war. In muslimischen Gesellschaften ist es noch heute üblich, dass ein Mann mehrere Frauen hat. Vatsyayana hat im *Kamasutra* faszinierende Ratschläge für Frauen parat.

Viele von uns leben nicht mehr lebenslang mit einem Partner zusammen, sondern mit mehreren Lebensabschnitts-Partnern. Wenn Kinder da sind, versuchen Väter und Mütter oft, ein gutes Verhältnis zum früheren Partner zu bewahren. Daher sind folgende Ratschläge aus dem *Kamasutra* auch heute noch relevant.

Sei selbstlos

Von Anfang an, so schreibt Vatsyayana, sollte eine Frau versuchen, ihren Mann für sich zu gewinnen, indem sie ihm unablässig zeigt, wie demütig, gütig und klug sie ist. Dann aber empfiehlt Vatsyayana auch, dass eine Frau, die keine Kinder bekommen kann, ihrem Mann von sich aus nahe legt, neu zu heiraten. Vor diesem Hintergrund erscheinen die Fortschritte der Fortpflanzungsmedizin in neuem Licht.

Sei wie eine Schwester

Wenn der Mann erneut heiratet und die frisch Angetraute in den Haushalt einführt, sollte die ältere Frau sie als rangmäßig höher betrachten und ihr wie eine ältere Schwester begegnen. Die ältere Frau sollte die jüngere Frau morgens in Anwesenheit des Mannes auffordern, sich zu schmücken, und ihr die Gunst des Mannes neidlos gönnen. »Ihre Kinder sollte sie wie die eigenen behandeln, ihren Dienern sollte sie mehr Achtung entgegenbringen als den eigenen, ihren Freunden sollte sie mit Liebe und Freundlichkeit begegnen und ihren Verwandten mit Hochachtung.« Was aber passierte, wenn der Mann trotz der Fruchtbarkeit der jüngeren Frau die ältere bevorzugte? Je mehr Frauen es gab, umso größer war die Gefahr von Rivalität und Eifersucht. Andererseits konnten sich die Nebenfrauen auch gegenseitig unterstützen.

Bei vielen Frauen

In einem Harem herrschten wieder andere Regeln. Die älteste Frau »sollte sich mit der ihr nach Alter und Rang nächsten Frau verbünden und Zwietracht säen zwischen der gegenwärtigen und der vormaligen Lieblingsfrau des Mannes«. Streit sorgte für Gleichheit unter den Frauen und für ein austariertes Machtgefüge, sodass keine die Überhand gewinnen konnte.

Die Lieblingsfrau des Mannes musste geachtet werden.

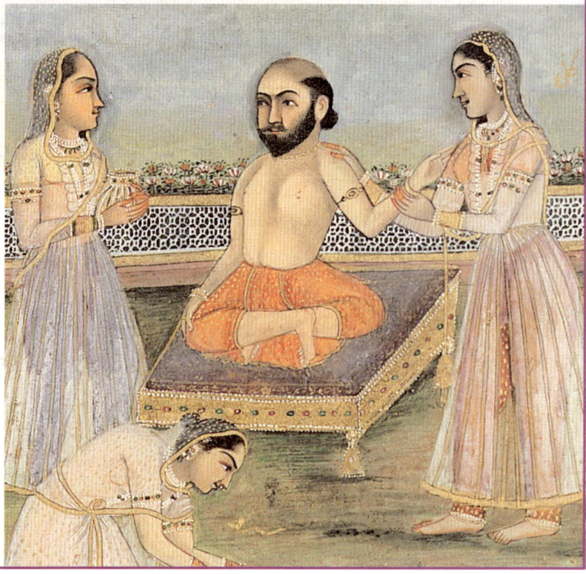

Dominanz

Stellungen mit einem Touch von Dominanz können einem Paar die bizarre Welt der Erotik von Beherrschung und Unterwerfung nahe bringen. Anders als Außenstehende vermuten würden, ist der dominierte Partner nicht so hilflos wie er oder sie vielleicht erscheinen mag. Diese Stellungen könnten Ihre Fantasie sehr anregen.

Die Idealfrau

Scheich Nefzaui schreibt: »Wenn der Mann seine Fleischeslust stillen will, kommt die Ehefrau seinem Begehren entgegen, zuweilen erregt sie es sogar. Sie lacht nicht und freut sich nicht, wenn sie ihren Mann beladen oder kummervoll sieht, sondern nimmt teil an seinen Sorgen und fördert seine gute Laune, bis er wieder glücklich und zufrieden ist. Sie gibt sich niemand anderem hin als ihrem Gatten, selbst wenn die Enthaltsamkeit sie umbringen sollte.«

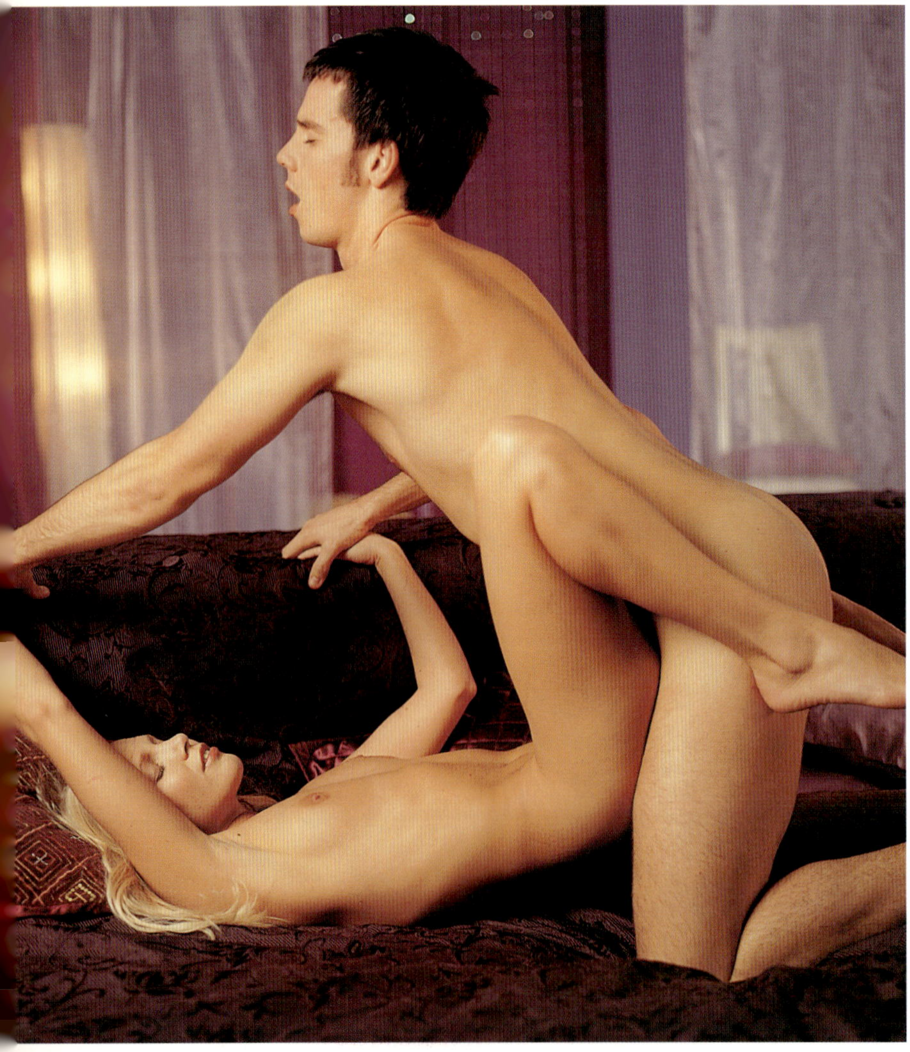

ZEHNTE POSITION

Es sieht vielleicht nicht so aus, aber dies ist eine Stellung, in der die Frau dominiert. Sie liegt mit gespreizten Beinen auf dem Rücken, ihr Mann kniet dazwischen. Dann hebt sie die Knie an, um ihren Partner an der Hüfte zu umklammern. Gleichzeitig greift sie über den Kopf nach hinten und hält sich am Kopfteil fest. Nach dem Einführen des Penis beugt sich der Mann nach vorne, fasst die Partnerin an den Händen und wippt mit ihr hin und her. Beide haben wenig Spielraum, aber da sie die Tonangebende ist, muss sich ihr Partner ihrem Rhythmus fügen.

Er und sie☆☆

Das unausweichliche Hin und Her dieser Technik kann Ihr Empfinden steigern und dem Liebesakt etwas Drängendes verleihen, das Sie wiederum extrem erregt.

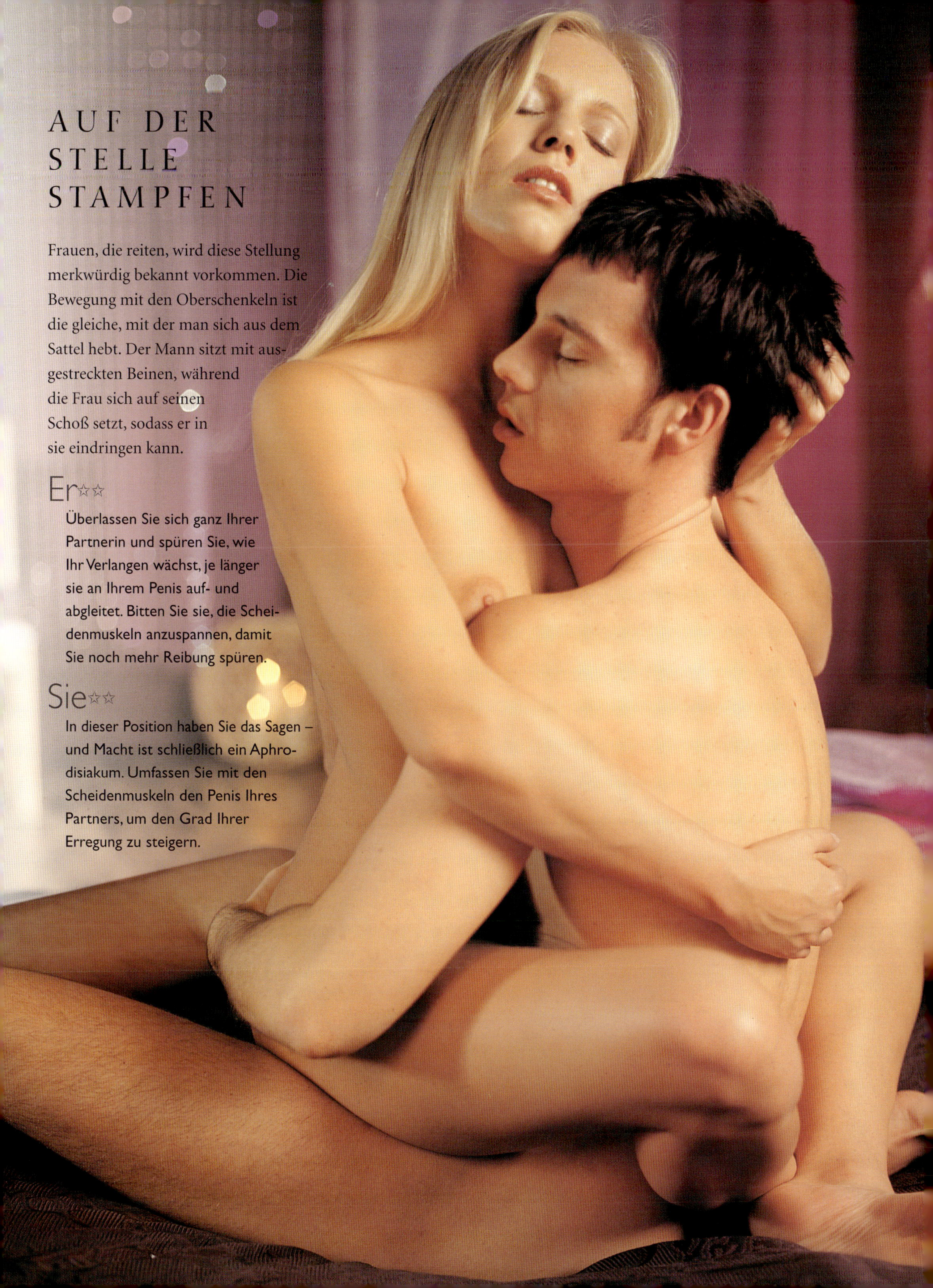

AUF DER STELLE STAMPFEN

Frauen, die reiten, wird diese Stellung merkwürdig bekannt vorkommen. Die Bewegung mit den Oberschenkeln ist die gleiche, mit der man sich aus dem Sattel hebt. Der Mann sitzt mit ausgestreckten Beinen, während die Frau sich auf seinen Schoß setzt, sodass er in sie eindringen kann.

Er ☆☆

Überlassen Sie sich ganz Ihrer Partnerin und spüren Sie, wie Ihr Verlangen wächst, je länger sie an Ihrem Penis auf- und abgleitet. Bitten Sie sie, die Scheidenmuskeln anzuspannen, damit Sie noch mehr Reibung spüren.

Sie ☆☆

In dieser Position haben Sie das Sagen – und Macht ist schließlich ein Aphrodisiakum. Umfassen Sie mit den Scheidenmuskeln den Penis Ihres Partners, um den Grad Ihrer Erregung zu steigern.

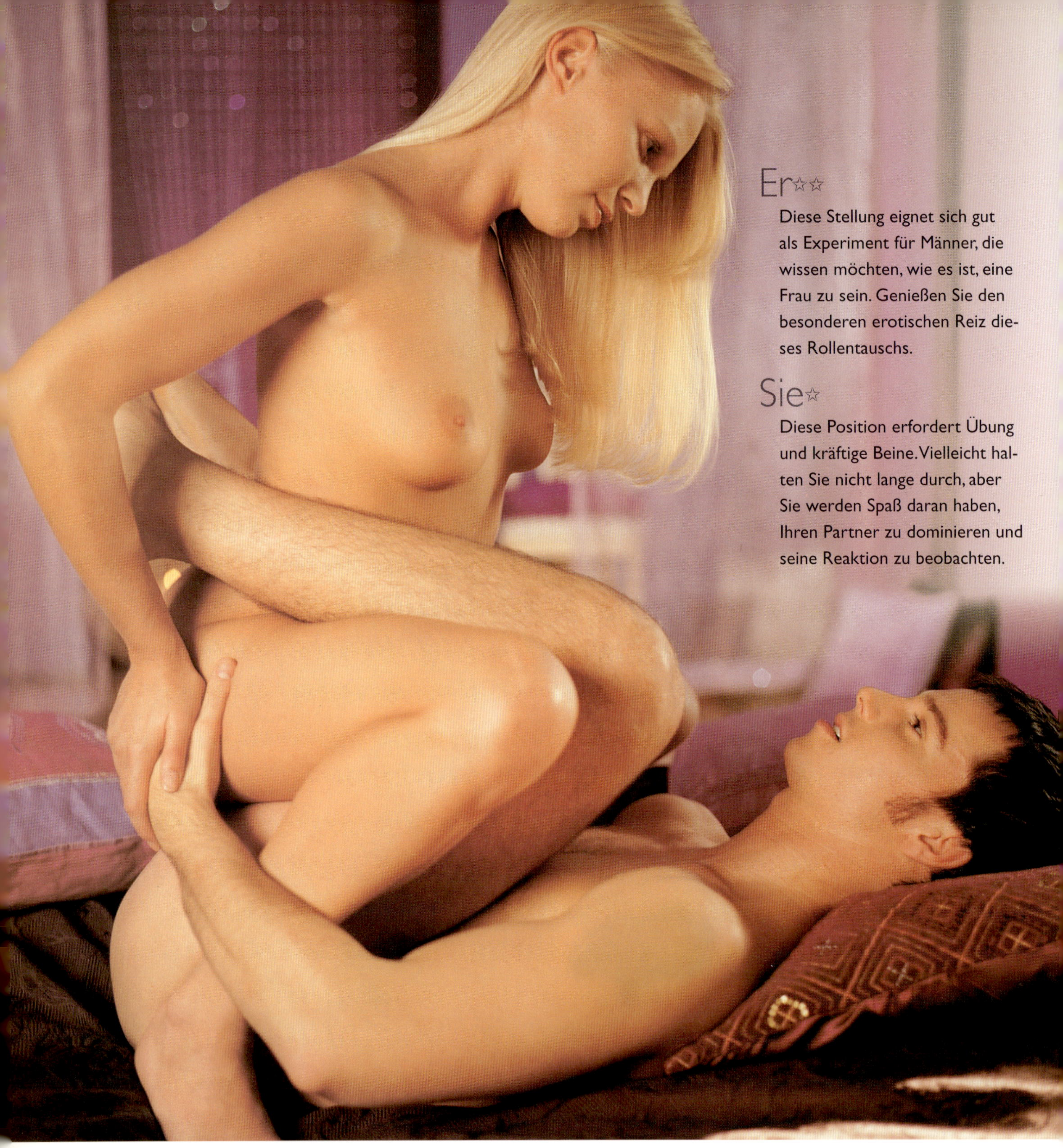

Er ☆☆

Diese Stellung eignet sich gut als Experiment für Männer, die wissen möchten, wie es ist, eine Frau zu sein. Genießen Sie den besonderen erotischen Reiz dieses Rollentauschs.

Sie ☆

Diese Position erfordert Übung und kräftige Beine. Vielleicht halten Sie nicht lange durch, aber Sie werden Spaß daran haben, Ihren Partner zu dominieren und seine Reaktion zu beobachten.

PENIS-RENNEN

Der Mann liegt mit einem großen Kissen unter den Schultern und zieht die Knie zu einer V-Form an. Die Frau hockt zwischen den Schenkeln ihres Partners und lässt sich auf seinen Penis herab. In der hier gezeigten Version für Fortgeschrittene zieht der Mann die Knie an die Schultern, sodass seine Partnerin rittlings auf seinen Schenkeln sitzen und ihn »reiten« kann. Sie bewegt sich auf seinem erigierten Penis auf und ab, indem sie die Knie abwechselnd beugt und streckt. Die Bewegung erinnert ans Skilaufen – ein ausgelassenes Fitnesstraining.

DER SCHLÜSSEL IM SCHLOSS

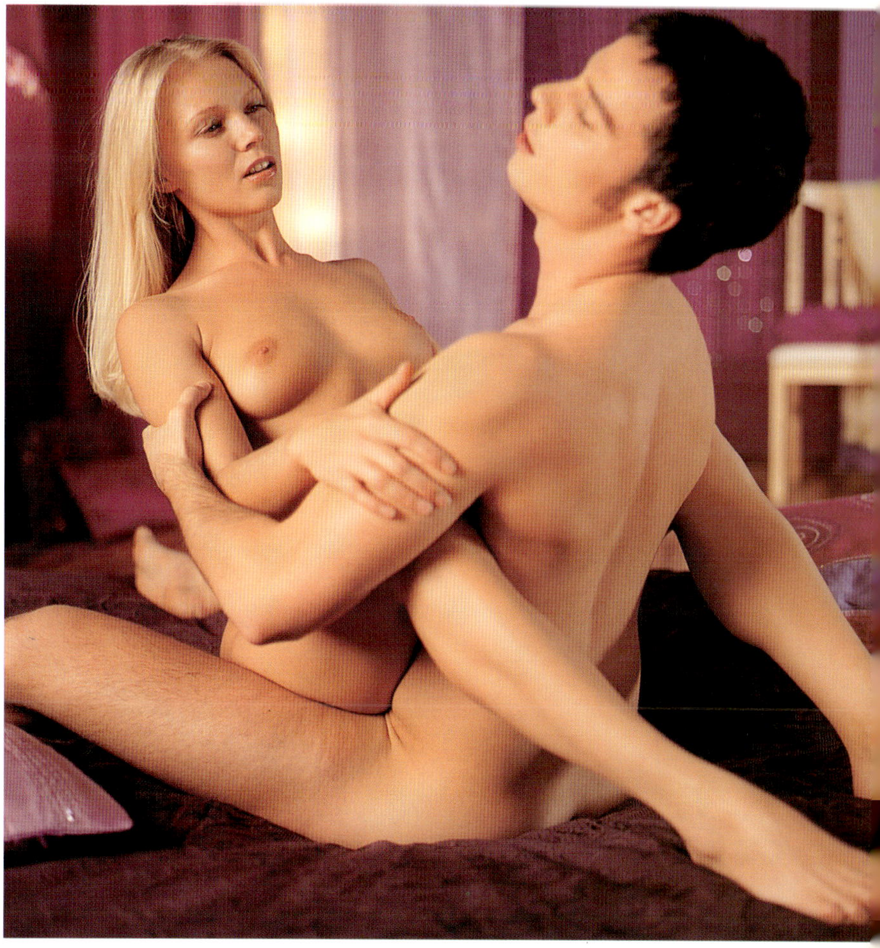

Sie bilden quasi eine lebende Skulptur. Die Frau sitzt breitbeinig auf dem Schoß des Mannes. Dann fassen sich beide an den Oberarmen und schaukeln sanft vor und zurück, bis sie den richtigen Rhythmus gefunden haben. Im *Duftenden Garten* heißt es, das Paar finde in einen gleichmäßigen Rhythmus »mithilfe der auf dem Boden abgestützten Fersen«.

Er☆☆

Es genügt ein Schaukeln, um Sie so zu stimulieren, dass Sie die Erektion halten können.

Sie☆

Vielleicht erreichen Sie nicht den besten Orgasmus Ihres Lebens, aber begnügen Sie sich mit dem schönen Gedanken, dass Sie und Ihr Partner einander in einer Umarmung Freude schenken, die einer lebenden Skulptur gleicht.

WECHSELSEITIGE RÜCKANSICHT

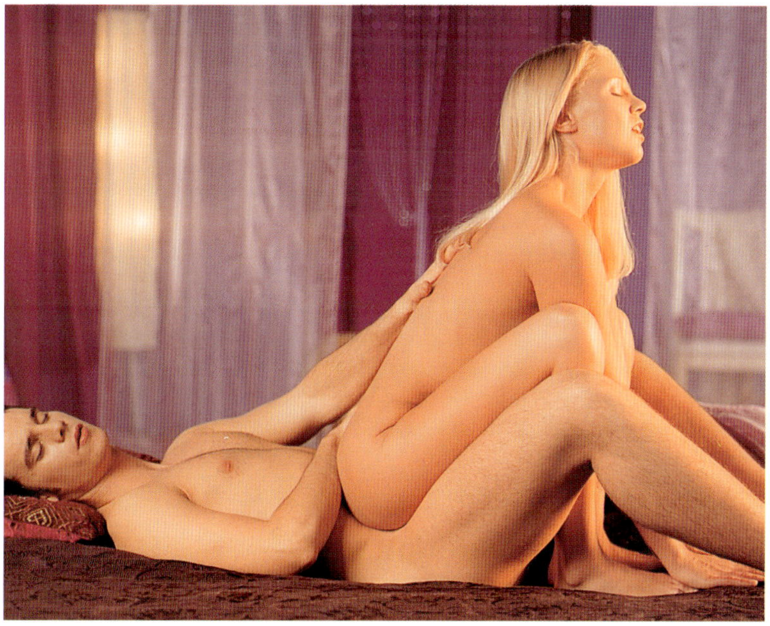

Der Mann liegt auf dem Rücken, am besten mit einem Kissen unter seinem Kopf, sodass er einen guten Blick auf den Po seiner Partnerin hat. Sie sitzt auf eine möglichst bequeme Art auf ihrem Partner, mit dem Rücken zu ihm. Sie kann sich aber nach hinten umdrehen, sodass auch sie die Auf- und-Ab-Bewegungen ihres Pos sehen kann. Das Gleichgewicht hält sie am besten, wenn sie sich leicht nach vorne beugt.

Er und sie☆☆

In dieser Stellung können sich beide Partner der erotischen Fantasie hingeben, Sex mit einem anderen zu haben. In einer langjährigen Beziehung schleicht sich oft unbemerkt Routine ins Liebesleben ein, und derartige Fantasien helfen, das Feuer der Lust neu zu entfachen.

Missionarsstellung *Seit Menschengedenken nehmen Mann und Frau bei der körperlichen Vereinigung diese Stellung ein, genießen den engen Körperkontakt und die Möglichkeit, sich beim Akt in die Augen zu sehen. Vielleicht hat der Verfasser des* Duftenden Gartens *die Grundpositionen gerade deshalb mit dieser klassischen Stellung beendet.*

ELFTE POSITION

Die Frau liegt auf dem Rücken, ihr Partner beugt sich über sie, um in sie einzudringen. Zu ihrer Entlastung stützt er sich bei seinen Stößen mit den Händen ab. Der mit der Tiefe der Penetration verbundene Lustgewinn kommt beiden Partnern zugute.

Er☆☆☆☆

G-PUNKT-STIMULATION

Mit dem Mehr an Kraft, das Ihnen als Mann zur Verfügung steht, können Sie die Stöße so kontrollieren, dass sich der Liebesakt länger hinzieht oder zu einem explosionsartig endenden Ereignis wird.

Sie☆☆☆

Die elfte Position ermöglicht tiefes Endringen und eine gute Stimulation der Klitoris. Beim Akt werden die Schamlippen in rhythmischen Bewegungen über die Klitoris gezogen. Das erzeugt eine sanfte, erregende Reibung, die einen Orgasmus auslösen kann.

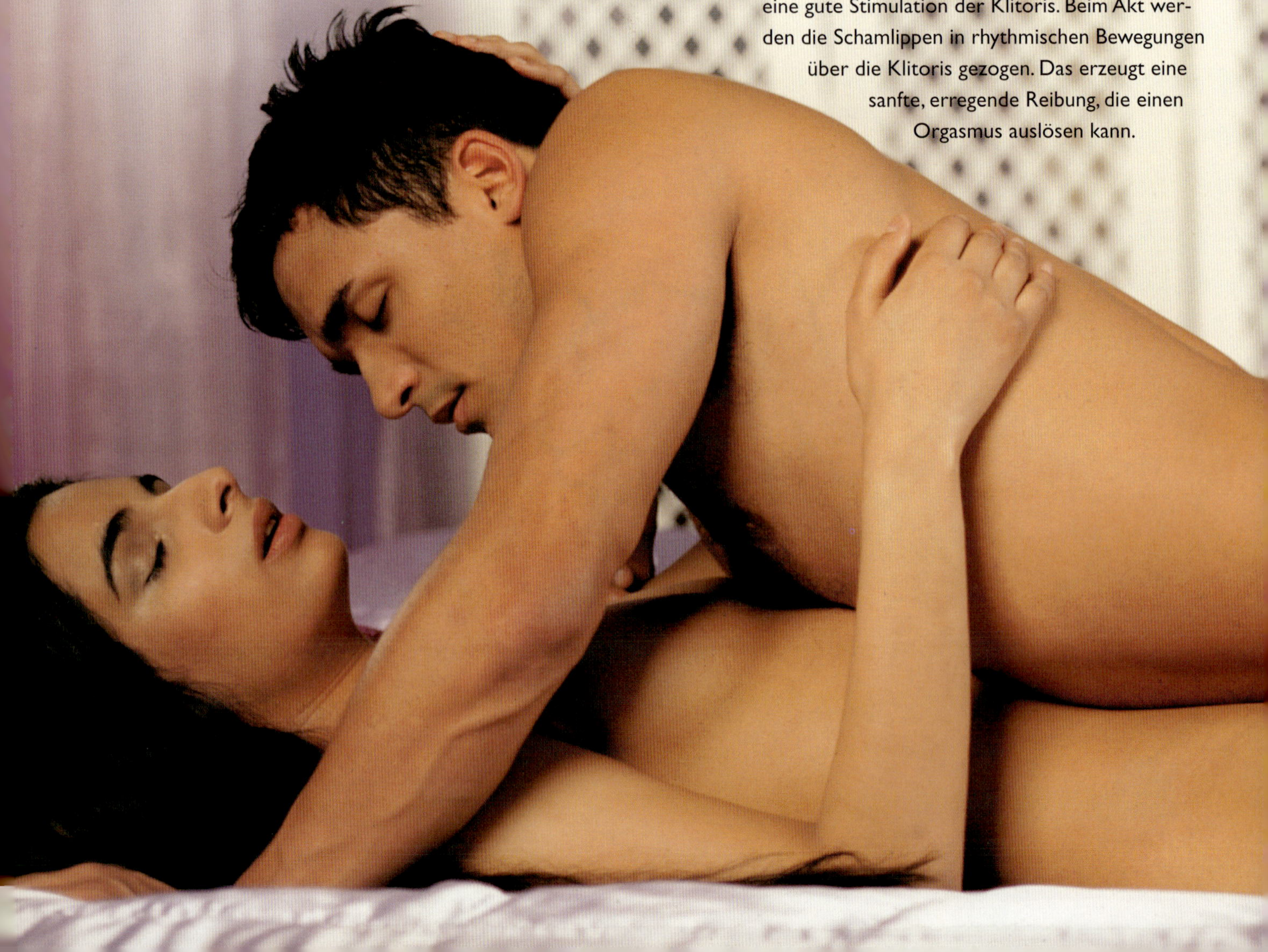

POSITIONS-WECHSEL

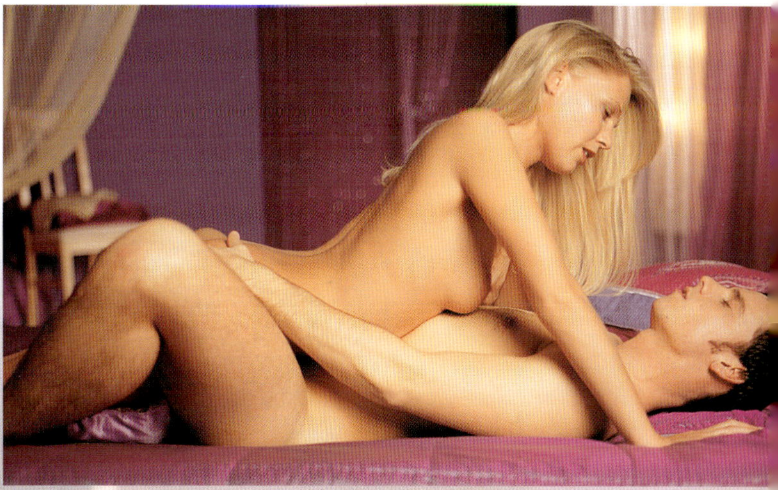

Dies ist die direkte Umkehrung der »Elften Position« und ein weiterer Tipp von Scheich Nefzaui für »Frauen, die die Rolle des Mannes übernehmen«. Der Mann liegt mit gespreizten Beinen auf dem Rücken, zwischen den Schenkeln ein Kissen. Die Frau bewegt – in einer raffinierten Liegestütz-Variante – ihr Becken auf und ab und umfasst dabei mit dem Druck von Schenkel und Vagina den Penis des Mannes.

Er☆☆☆

Die Stellung eignet sich hervorragend für einen älteren Mann mit jüngerer Partnerin, weil dem Penis genau das Maß an Extrastimulation zuteil wird, das viele ältere Männer brauchen, um zum Höhepunkt zu kommen.

Sie☆☆☆

Durch die Ausrichtung der Stoßbewegung können Sie dafür sorgen, dass die Klitoris ausreichend stimuliert wird. Sie brauchen nur das Becken nah genug an den Partner heranzuführen. Sie müssen allerdings relativ fit und ausdauernd sein.

Mehr Liebestechniken

(aus dem *Duftenden Garten*)

Der Liebesschneider
»Der Mann vollführt bei nur teilweise eingedrungenem Glied eine Art rascher Reibung mit der Eichel, dann stößt er das Glied plötzlich bis zur Wurzel hinein.«

Der Zahnstocher in der Vulva
»Der Mann führt sein Glied zwischen die Wände der Vulva ein und fährt dann damit auf und ab, nach rechts und links. Das gelingt nur einem Mann mit kraftvollem Glied.«

Die eingepackte Liebe
»Der Mann führt sein Glied ganz in die Scheide ein, so tief, dass seine Behaarung sich mit der der Frau mischt. Er muss sich nun kräftig bewegen, ohne sein Werkzeug im Geringsten zurückzuziehen.«

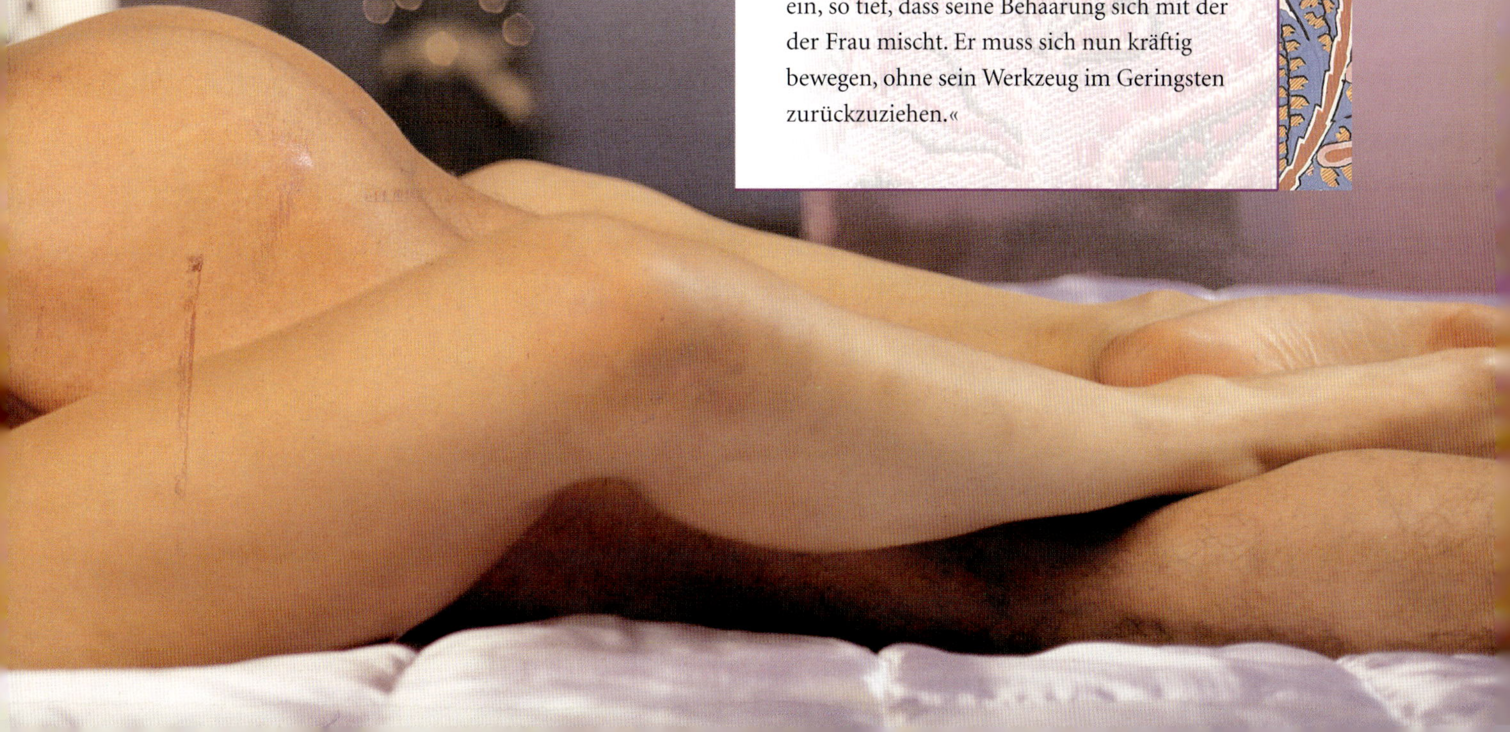

Positionen im Stehen

Sich im Stehen zu lieben ist Ausdruck ungezügelter Lust und unstillbaren Verlangens. Das Liebesleben bietet genügend Raum für erotische Spontaneität, zeigen Sie also, wie sehr Sie einander begehren.

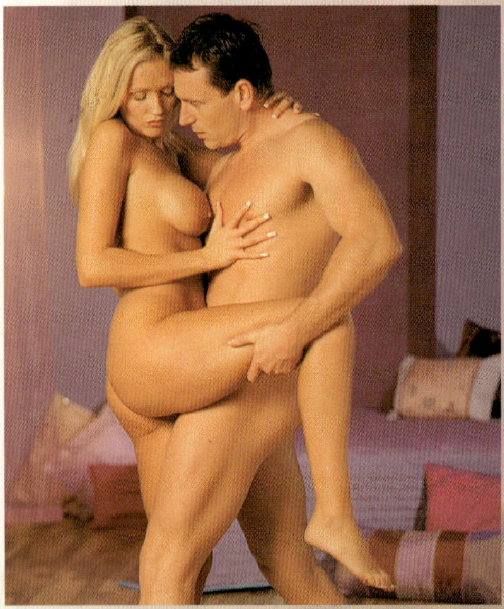

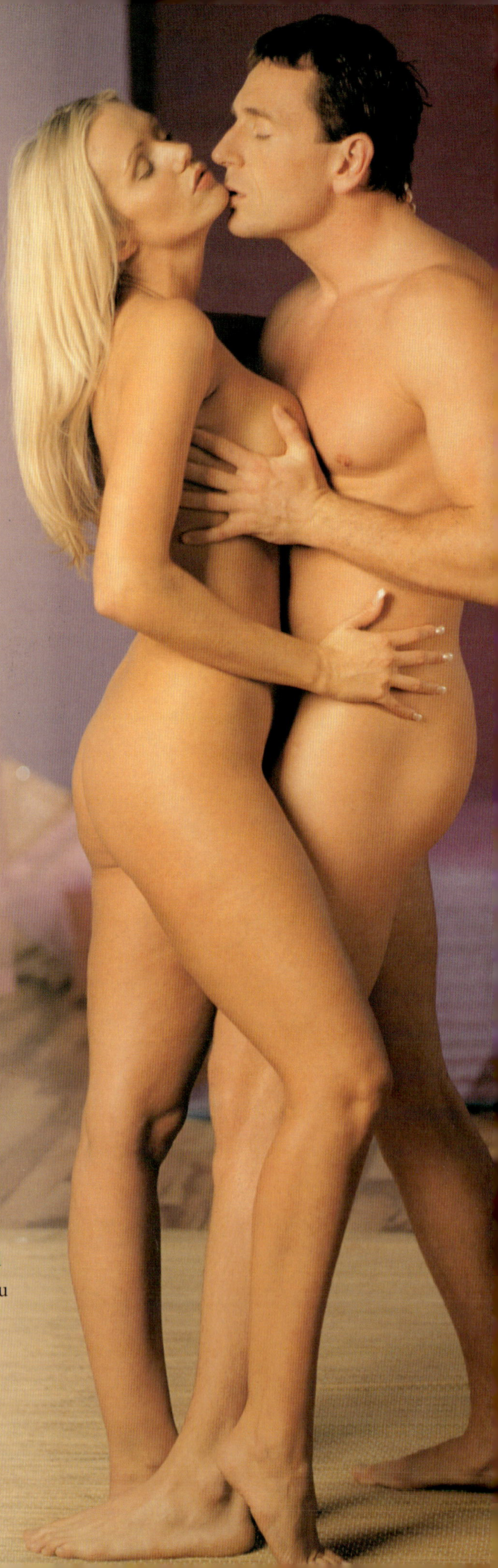

BAUCH AN BAUCH

Beide Partner stehen mit den Füßen fest auf dem Boden, wobei die Frau ein Bein um den Schenkel des Partners schlingen kann. So kann sie sich auf und ab bewegen, wenn sie beide abwechselnd nach der »Eimer-im-Brunnen«-Methode (*S. 104*) stoßen. Die Frau ist hier weitgehend die Aktive, aber der Mann kann sie unterstützen, indem er sie im Arm hält oder, falls erwünscht, anhebt.

Er und sie☆☆☆

Die unmittelbare Leidenschaft und Intensität Ihres Liebesspiels kann in einen wahren Liebestaumel münden.

DEN NAGEL EINSCHLAGEN

Die Stellung heißt deshalb so, weil die Penisbewegung an einen Nagel erinnert, der in eine Wand geschlagen wird. Die Frau schlingt die Beine so fest wie möglich um die Hüfte des Mannes, hält sich an seinen Schultern fest und lehnt sich mit dem Rücken gegen die Wand. Ein sportlicher Mann trägt seine Partnerin und kann dabei immer noch kraftvoll stoßen.

Er und sie ☆

Für das beste Stück des Mannes ist diese Position nicht ganz ungefährlich – seien Sie vorsichtig! Die schwierige Stellung birgt für Frau und Mann ein Risiko von Verletzungen, etwa in Form eines Blutergusses. Betrachten Sie dies als eine Stellung, die Sie einmal wegen des besonderen Reizes ausprobieren, dann aber relativ schnell wieder vergessen.

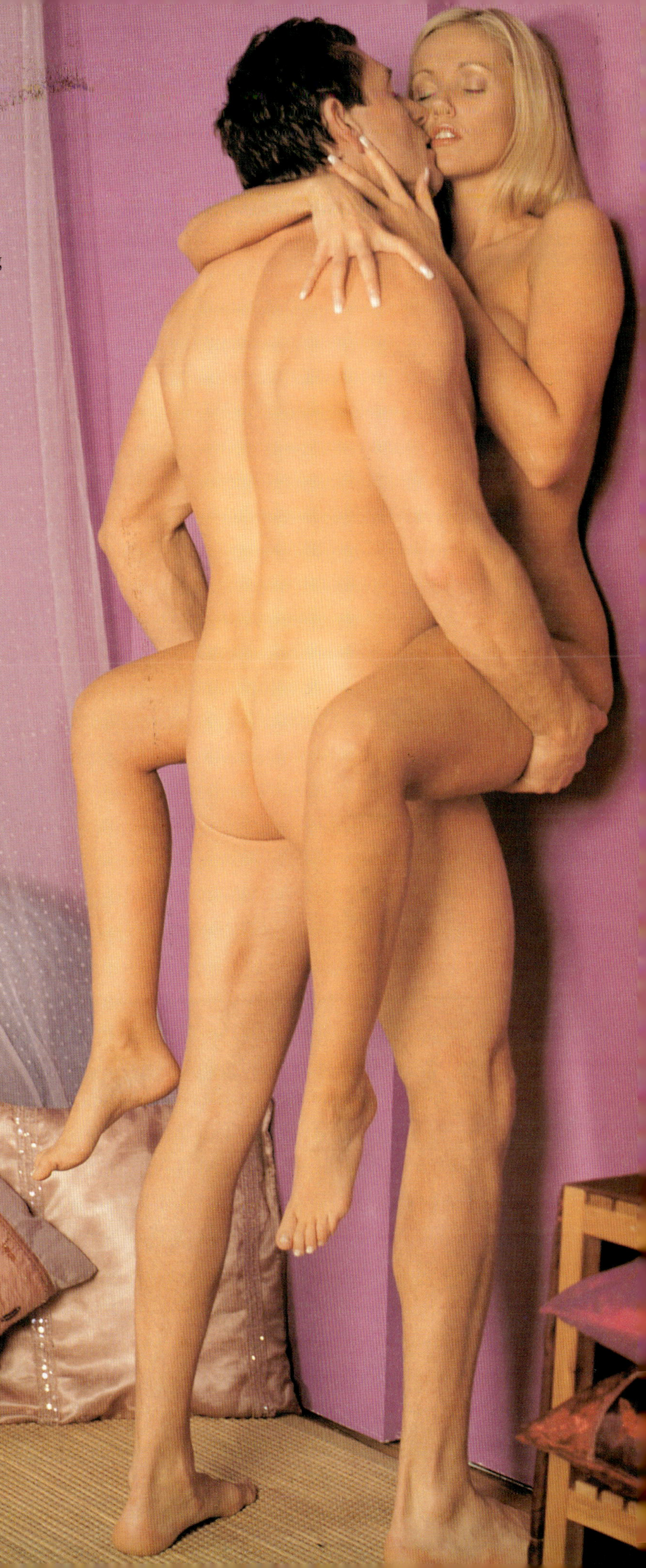

Abwechslung

Wer sich den *Duftenden Garten* und das *Kamasutra* genauer ansieht, erkennt schnell, dass viele Stellungsvarianten, die damals selbstverständlich waren, in heutigen Schlafzimmern kaum mehr eine Rolle spielen. Aber wir können von ihnen lernen. Insbesondere können wir lernen, offener zu sein. Würden wir den Gedanken an Sex im Stehen nicht zulassen, werden wir nie einen Versuch wagen. Wenn uns einer Praktik wenig liegt, können wir wenigstens unserem Partner/unserer Partnerin seinen/ihren Spaß gönnen. Wir machen Erfahrungen, wenn wir unseren sexuellen Impulsen nachgeben. So lernen wir auch uns selbst besser kennen.

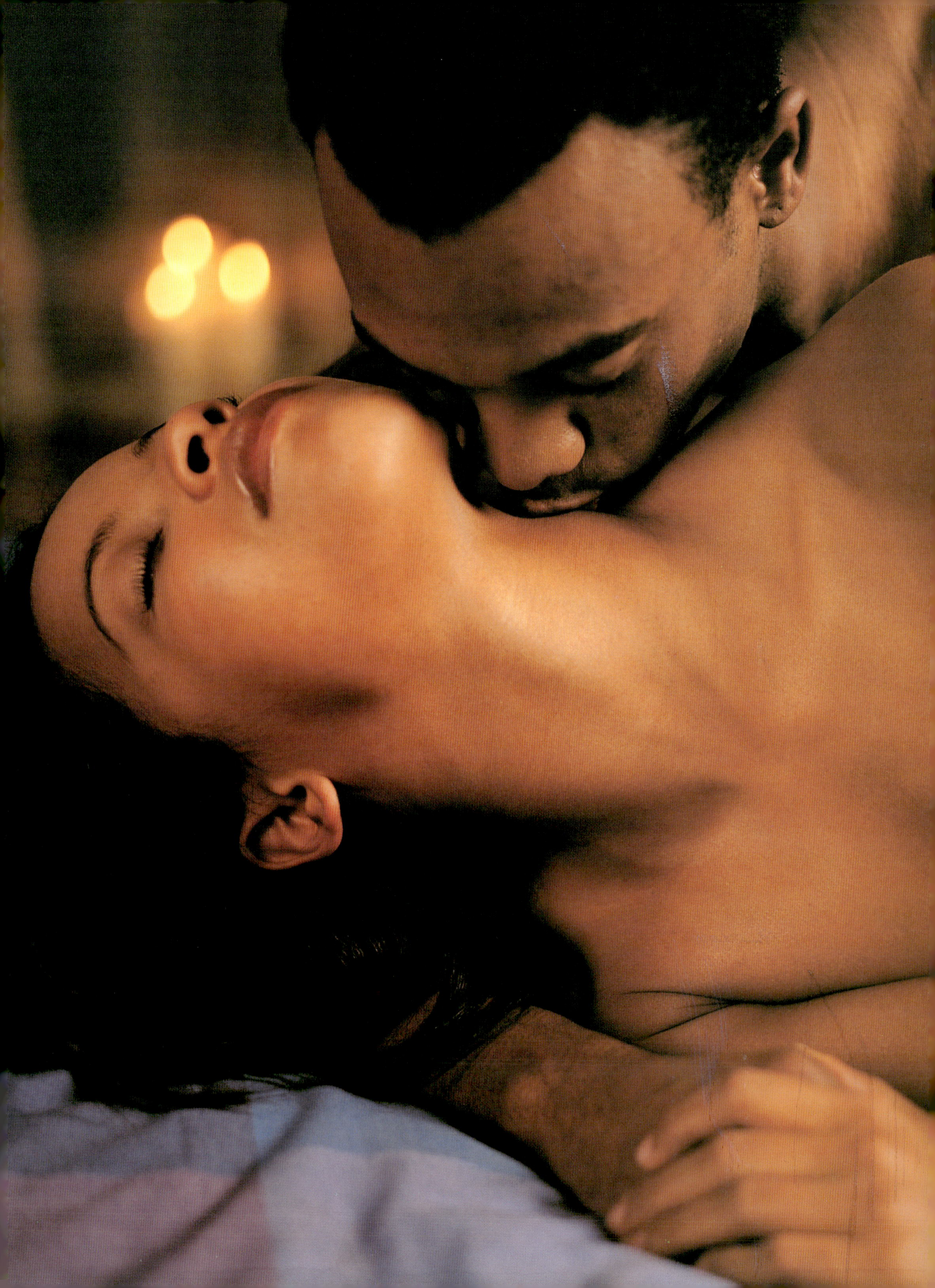

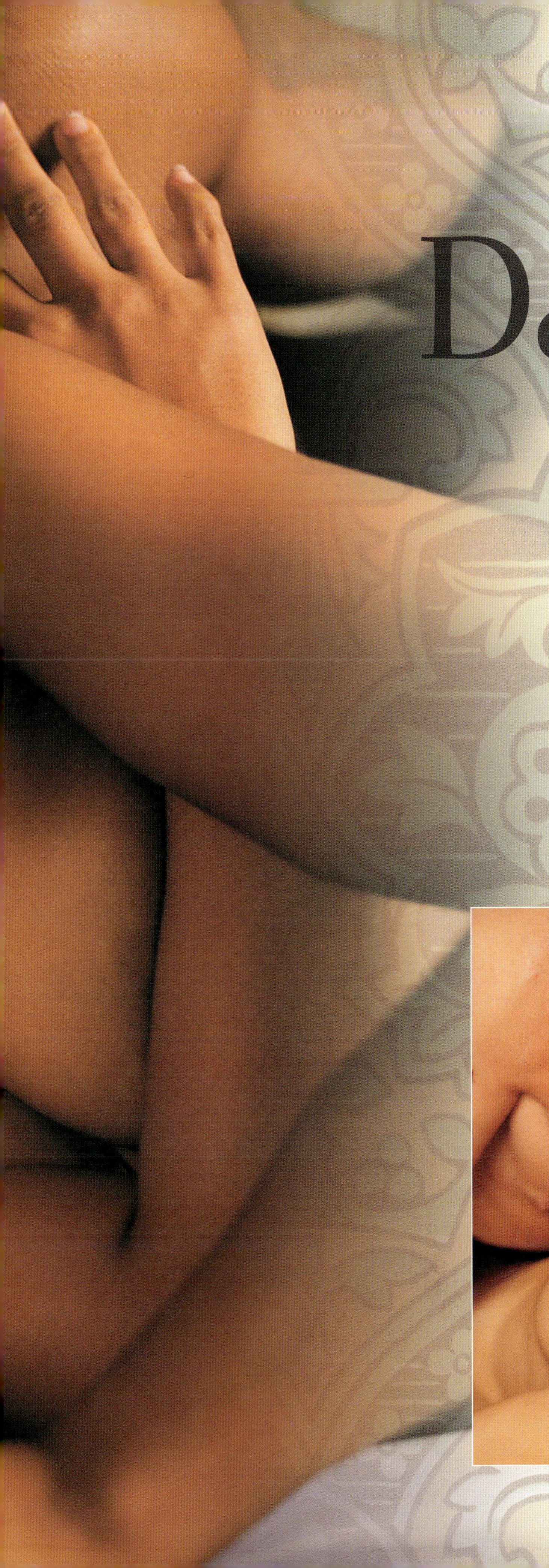

Das Tao

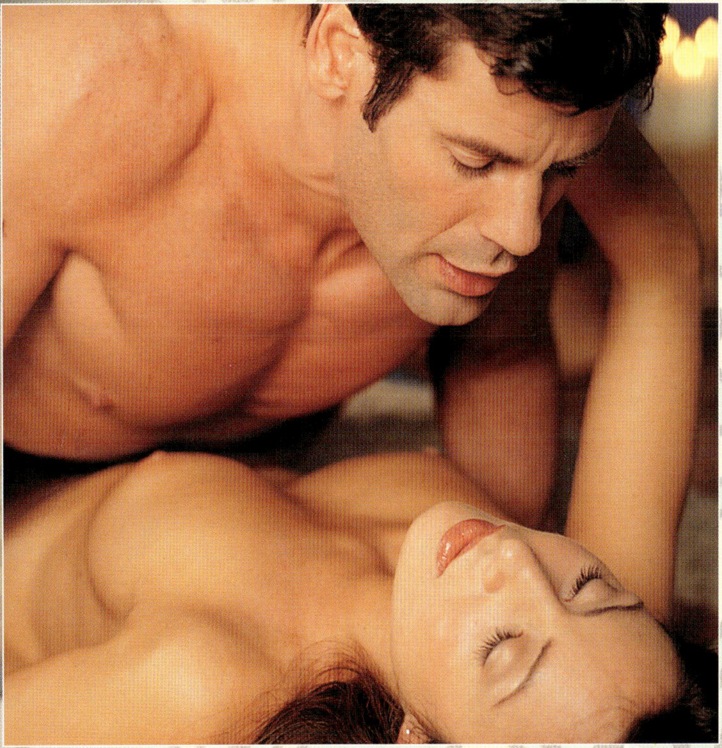

Der Mann oben

Tao-Stellungen unterscheiden sich von den Stellungen des alten Indien durch ihr entschieden artistisches Element. Die choreographierten Abbildungen chinesischer Liebesratgeber waren ein Fest der Sinnlichkeit. Tao-Sex muss inszeniert werden. Im Tao gibt es vier Grundformen des Akts: Bei der ersten liegt der Mann oben.

DRACHE

Diese Stellung bietet die Gelegenheit zu vielerlei Berührungen und somit das Gefühl intimer Nähe. Der Drache kommt in den Benennungen mehrerer Tao-Positionen vor. Die Stellung heißt so, weil der Mann, der sich auf Händen und Knien abstützt, einem Drachen ähnelt. Er liegt dabei auf der Frau, die Beine zwischen ihren und das Gewicht auf die Hände gestützt. Er führt den Penis gegen den oberen Bereich der Schamlippen gedrückt ein und beginnt dann, im Wechsel flach und tief zu stoßen, eine Methode, die »Neunerfolgen« genannt wird (*S. 121*).

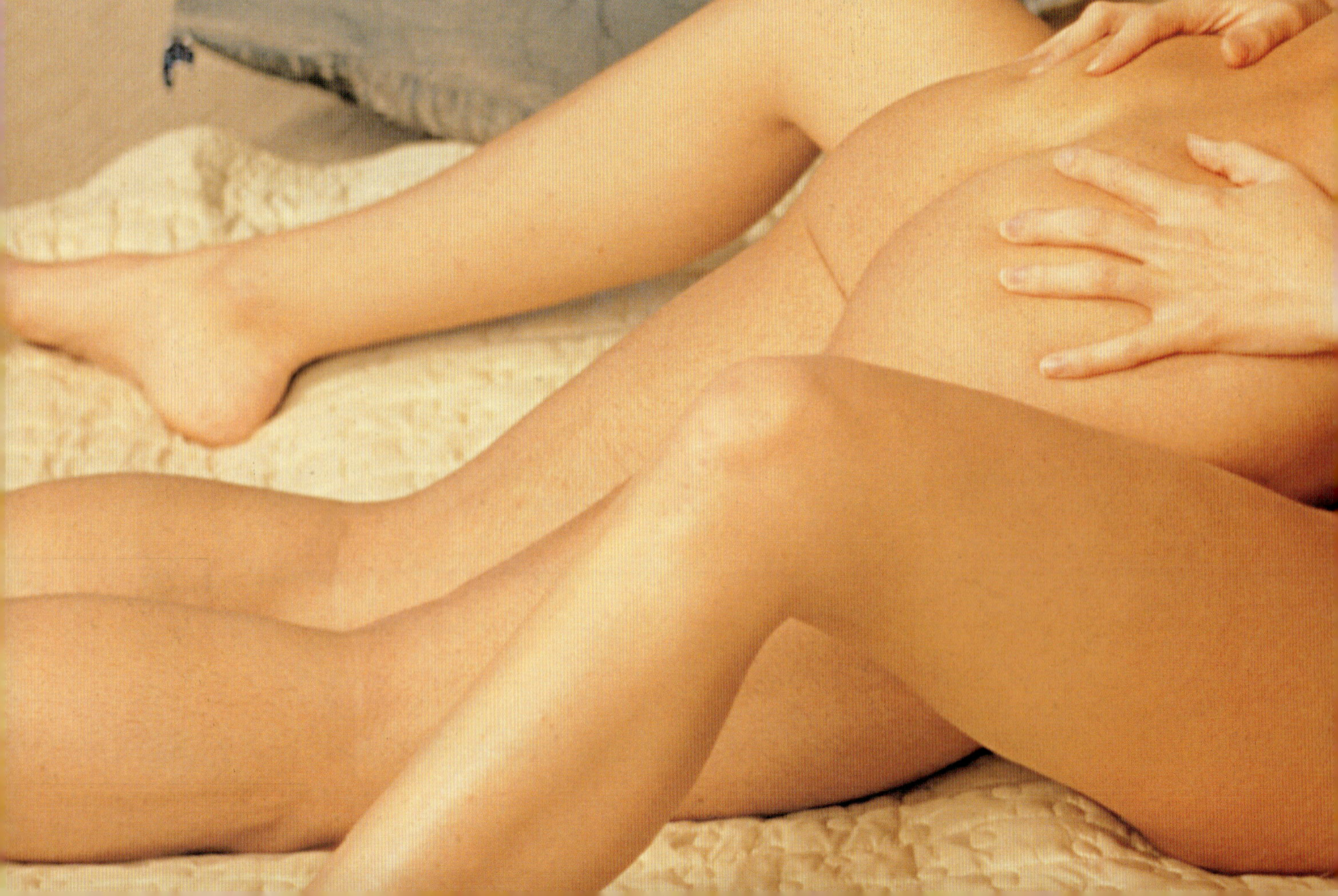

Sie☆☆☆

Nach der Philosophie von *Yin* und *Yang* (*S. 147*) kommt die Frau bei dieser Position mit ihrem hohen Maß an Intimität schnell zum Höhepunkt. Ihnen kommt die passive Rolle zu, was Ihnen aber die Gelegenheit gibt, sich ganz auf die eigenen Empfindungen zu konzentrieren. Wenn Sie gerne selbst aktiv sind, kann es schwer sein, sich einfach zurückzulegen und fallen zu lassen. Aber in diesem Fall lohnt es sich, die Vorstellung zu genießen, dass der Partner alles tut, um Sie zum Orgasmus zu bringen.

Er☆☆☆

Die Intimität und zärtliche Nähe zusammen mit den erotisierenden »Neunerfolgen« Ihrer Stöße werden Sie erregen.

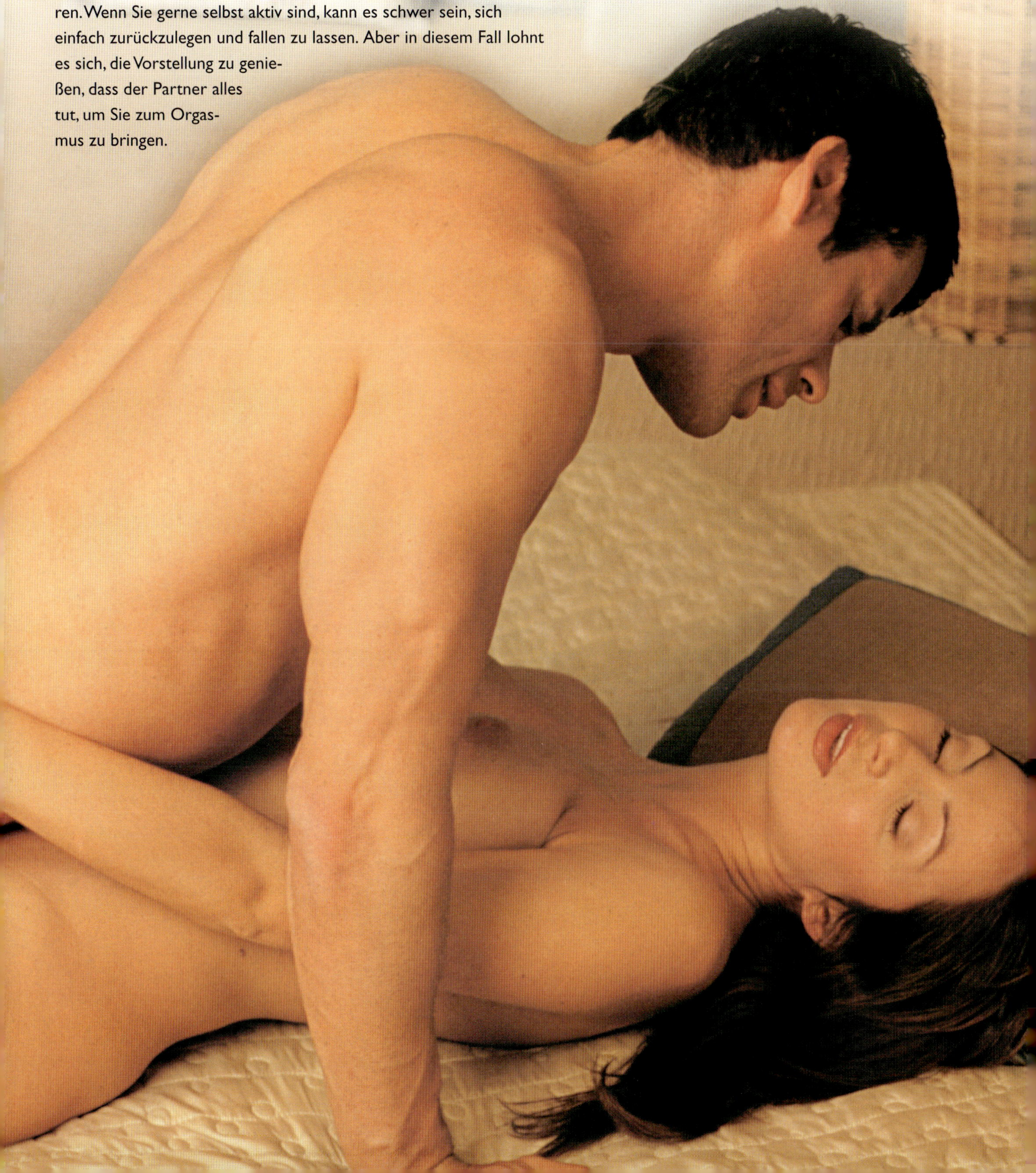

VERLIEBTE SPATZEN

Diese sanfte Position ist dem Paarungsverhalten von Vögeln abgeguckt. Die Körper beider Partner erinnern an eine Schwalbe mit ihrem gegabelten Schwanz. Der Mann liegt auf der Frau, seine Beine zwischen ihren und das Gewicht auf die Ellbogen gestützt. Die Frau beugt leicht die Knie, sodass er in sie eindringen kann. Die Hände legt sie um seine Taille, oder sie streichelt ihn zärtlich.

Er und sie☆☆

Die Penetration ist bei dieser Stellung nicht sehr tief, dafür aber hat das Paar die Gelegenheit, Zärtlichkeiten auszutauschen und das Gefühl des Zusammenseins zu genießen. Sie werden beide spüren, wie die Erregung zunimmt.

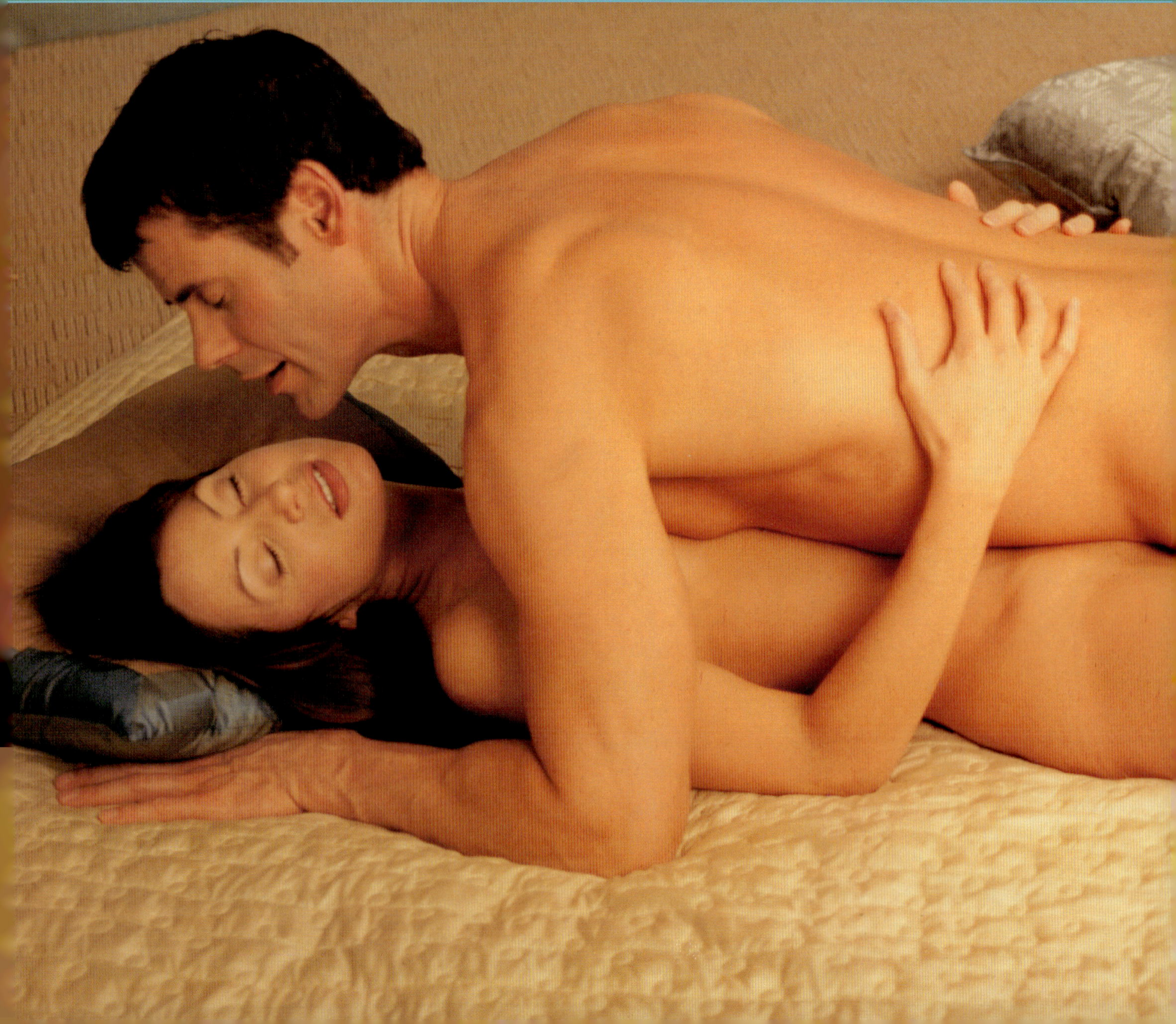

Die Neunerfolge

Es handelt sich dabei um eine sich abwechselnde Reihe flacher und tiefer Penisstöße. Angeblich soll dadurch das Scheideninnere kräftig massiert und ausreichend stimuliert werden, was wiederum sämtliche Energiezentren in der Vagina zum Leben erweckt.

Die Abfolge:

- Neun flache Stöße
- Acht flache Stöße und ein tiefer Stoß
- Sieben flache Stöße und zwei tiefe Stöße
- Sechs flache Stöße und drei tiefe Stöße
- Fünf flache Stöße und vier tiefe Stöße
- Vier flache Stöße und fünf tiefe Stöße
- Drei flache Stöße und sechs tiefe Stöße
- Zwei flache Stöße und sieben tiefe Stöße
- Ein flacher Stoß und acht tiefe Stöße
- Neun tiefe Stöße.

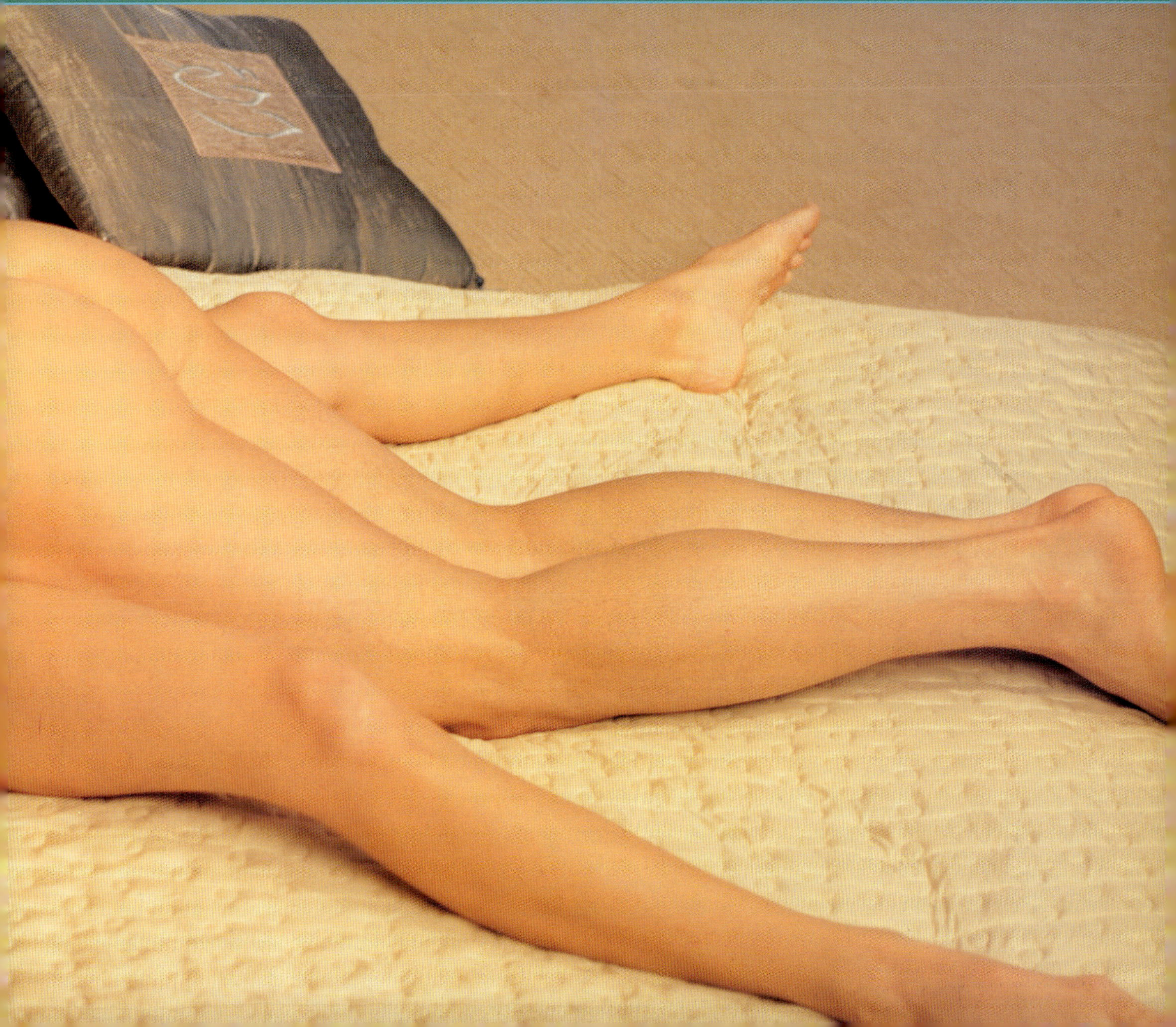

SEIDENRAUPE BEIM KOKONSPINNEN

Der Mann liegt auf der Frau und stützt sich mit den Händen ab, sodass er die kraftvolle Gesäßmuskulatur in seine Stöße einbeziehen kann. Die Frau überkreuzt die Füße auf seinem Rücken. So kann sie das Becken im Rhythmus seiner Stöße anheben und senken.

Er☆☆☆

In dieser überaus stoßfreundlichen Position können Sie genau beobachten, was sich im Gesicht Ihrer Partnerin abspielt. Das wirkt luststeigernd für Sie selbst und kann Ihren Orgasmus intensivieren.

Sie☆☆

Heben und spreizen Sie die Schenkel, sodass Ihre Klitoris freiliegt und stimuliert werden kann. Während Ihr Partner (die Seidenraupe) eifrig spinnt, legen Sie (der Kokon) sich zurück und lassen Ihren sexuellen Fantasien freien Lauf. Sie könnten sich vorstellen, Ihre Vagina sei ein Blume und die geöffneten Beine die Blätter. Stellen Sie sich vor, wie die Blume langsam erblüht und sich im Orgasmus ganz entfaltet.

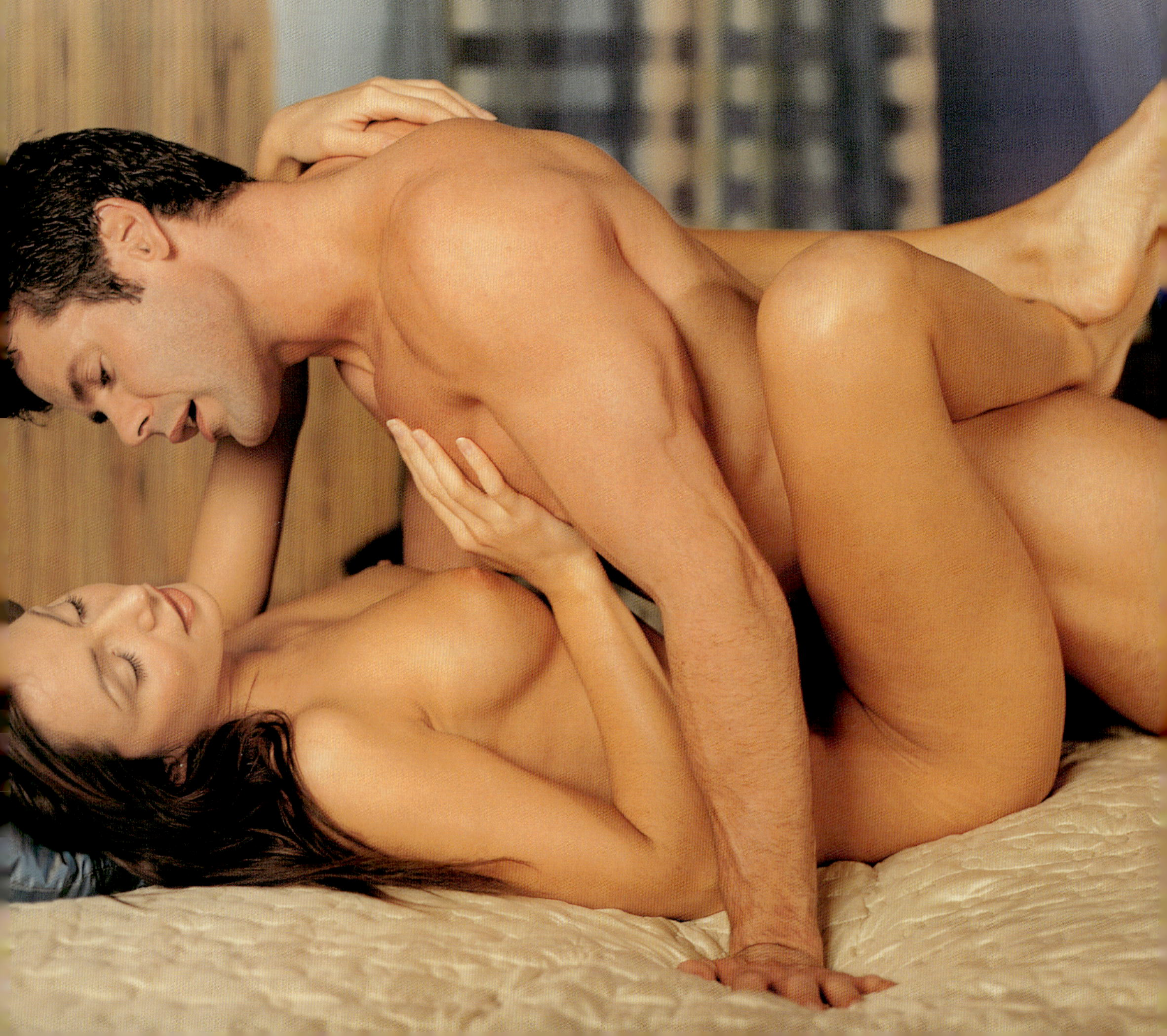

Worum geht es beim *Tao*?

Dem *Tao* liegt die Vorstellung eines Systems von Kräften in der Natur zugrunde, einer natürlichen Ordnung, der alles Leben unterliegt. Ziel des *Tao* ist es, in Harmonie mit dieser natürlichen Ordnung zu leben und das Abenteuer des Menschseins zu bestehen.

Im *Tao* gibt es acht Bereiche, die wir überwinden müssen, um Krankheit und Belastungen zu besiegen und in Harmonie mit der natürlichen Ordnung zu leben.

Das *Tao* der Philosophie besteht aus praktischen und spirituellen Richtlinien, die dabei helfen, die schwierigeren Aspekte des Lebens zu bedenken und sie beherzt und lösungsorientiert anzugehen.

Das *Tao* der Revitalisierung enthält drei Gruppen geistiger Übungen, die darauf abzielen, den Körper zu heilen und in gutem Zustand zu erhalten.

Die erste Gruppe hilft, die Haltung und das Energiegleichgewicht zu korrigieren.

Die zweite ist rein meditativ und auf den freien Fluss der Energie gerichtet. Geist, Körper und Seele werden durch Meditation zu einer Einheit, und der Mensch schöpft neue Kraft und Energie.

Die dritte beschreibt das so genannte kosmische Atmen. Dabei nimmt der Körper mithilfe von bestimmten Atemtechniken Energie über die Meridiane auf. Auch bei der Selbstheilung spielt das kosmische Atmen eine wesentliche Rolle.

Im *Tao* der ausgewogenen Ernährung dreht sich alles um das Gleichgewicht von Säuren und Basen. Es folgen Angaben über die Energiemenge in der Nahrung, die fünf Geschmacksempfindungen und den Nährwert von Lebensmitteln.

Das *Tao* der vergessenen Heilpflanzen enthält Angaben über die positive Wirkung von Kräutern.

Im *Tao* der Heilkunst wird eine Massagemethode beschrieben, bei der über eine Belebung der Energiebahnen des Körpers Vitalfunktionen reguliert werden sollen. Die Akupunktur ist ein Ableger dieser Technik.

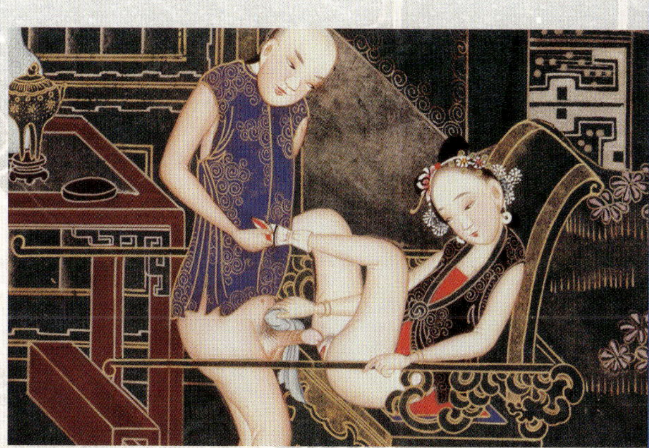

Ein chinesisches Gemälde aus dem 19. Jahrhundert zeigt eine Tao-Position.

Das *Tao* der sexuellen Weisheit zielt darauf ab, über die männliche und weibliche Sexualität *Yin* und *Yang* (*S. 147*) in Ausgleich zu bringen.

Das *Tao* der Beherrschung enthält ein Regelsystem, das uns hilft, unsere Umwelt besser zu verstehen:

• *Personologie:* Fertigkeiten und Einstellungen erkennen

• *Fingerabdrücke* zeigen ererbte Persönlichkeitsanteile und die gesundheitliche Entwicklung

• *Numerologie* legt Lebensmuster offen

• *Astrologie* zeigt den Einfluss der Planeten auf die Persönlichkeit

• *Symbollehre:* Entschlüsselung von Hinweisen auf kommende Naturereignisse

Das *Tao* des Erfolgs erklärt den Gang bestimmter Ereignisse und die Kräfte, die dahinter stehen. Es entschlüsselt Symbole des Wandels, untersucht den Wandel selbst nebst seiner Bedeutungen und sagt Ereignisse vorher (*I-Ching*).

GROSSER VOGEL ÜBER DUNKLEM MEER

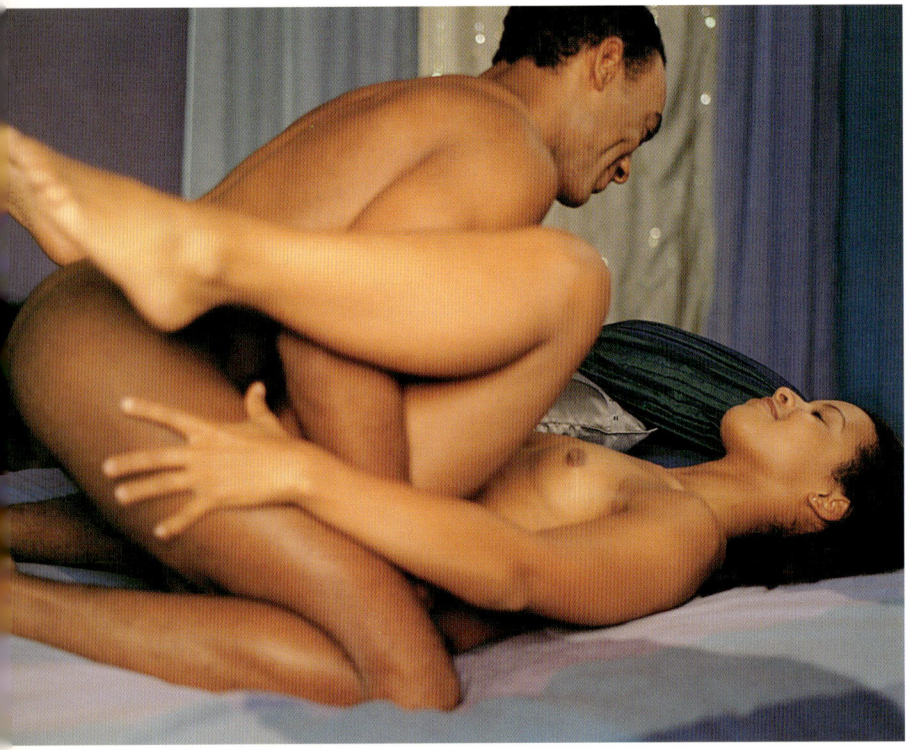

Die Frau liegt auf dem Rücken, die Beine in den Armen des Partners eingehakt. Der Mann beugt sich nach vorne gegen ihre Schenkel und hebt ihr Becken leicht an, sodass es auf seinen Schenkeln aufliegt. Dann umfasst er ihre Taille und zieht sie bei jedem Stoß an sich heran. Die Penetration ist tief.

Er☆☆☆

Sie können den Eintrittswinkel verändern, indem Sie das Becken der Partnerin heben oder senken – und Sie können tiefer eindringen als in der Missionarsstellung.

Sie☆☆☆

Mit den Beinen über den Armen des Partners werden Sie sich verletzlich fühlen, in wörtlichem und übertragenem Sinn. Somit bietet diese Stellung eine gute Gelegenheit, dem Partner Ihr Vertrauen auszudrücken. Die Intensität der körperlichen Empfindungen wird Sie überraschen.

GALOPPIERENDES PFERD

Bei dieser Stellung hält sich der Mann an Nacken und Fuß der Frau fest. Er kniet zwischen den Beinen seiner Partnerin, die Schenkel unter ihrem Po. Sie winkelt die Knie an, sodass sie ihn mit den Beinen umfassen kann. Die Füße setzt sie dicht bei seinen Füßen ab. Nach dem Eindringen umfasst er ihren Nacken mit der einen Hand, mit der anderen zieht er ihren Fuß nahe zu sich heran und beginnt zu stoßen.

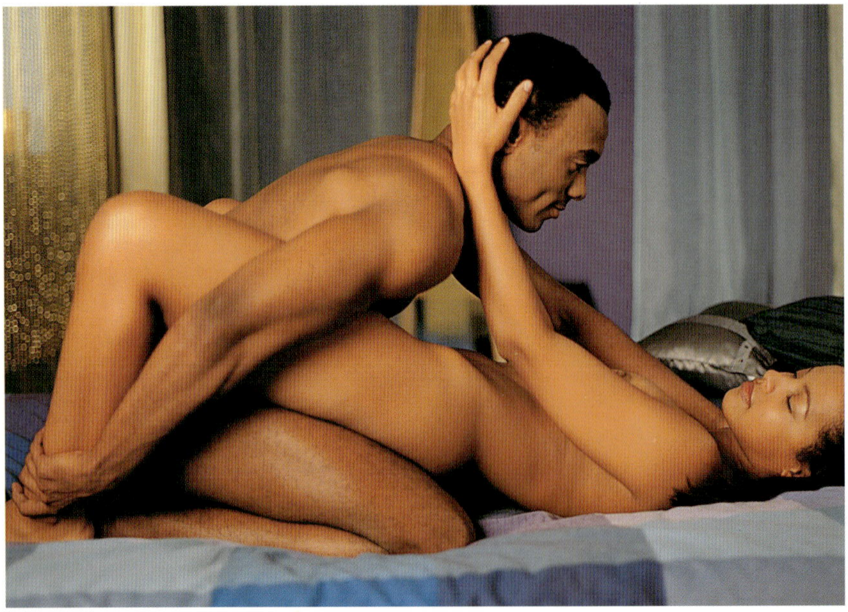

Er und sie☆

Auf-und-ab-Bewegungen sind hier das Beste. Verzichten Sie aber darauf, wenn der Mann groß und die Frau klein ist. Es wird gefährlich, wenn der Mann das Gleichgewicht verliert. Seien Sie vorsichtig!

KIEFER

Bei dieser Variante der Missionarsstellung ist tiefes Eindringen möglich. Der Mann stützt sich auf Händen und Knien ab, sodass er die erforderliche Distanz zur Partnerin halten kann. Die Frau kann ihre Arme und Beine um seinen Körper schlingen.

Er☆☆☆

Diese Stellung ist ideal, wenn Sie einen kleinen Penis haben, weil Sie dabei tief eindringen können. Wenn es Ihrer Partnerin gelingt sich hochzuziehen, vergrößert sich die Distanz, über die Ihr Penis in die Vagina eindringen kann und die sexuelle Spannung intensiviert sich.

Sie☆☆

Ziehen Sie sich am Rücken Ihres Partners hoch und schlingen Sie die Beine um seine Taille. Die größere Nähe hat zur Folge, dass die Klitoris intensiver stimuliert wird.

»Tao-Sex soll die Frau jung erhalten.«

Das Tao

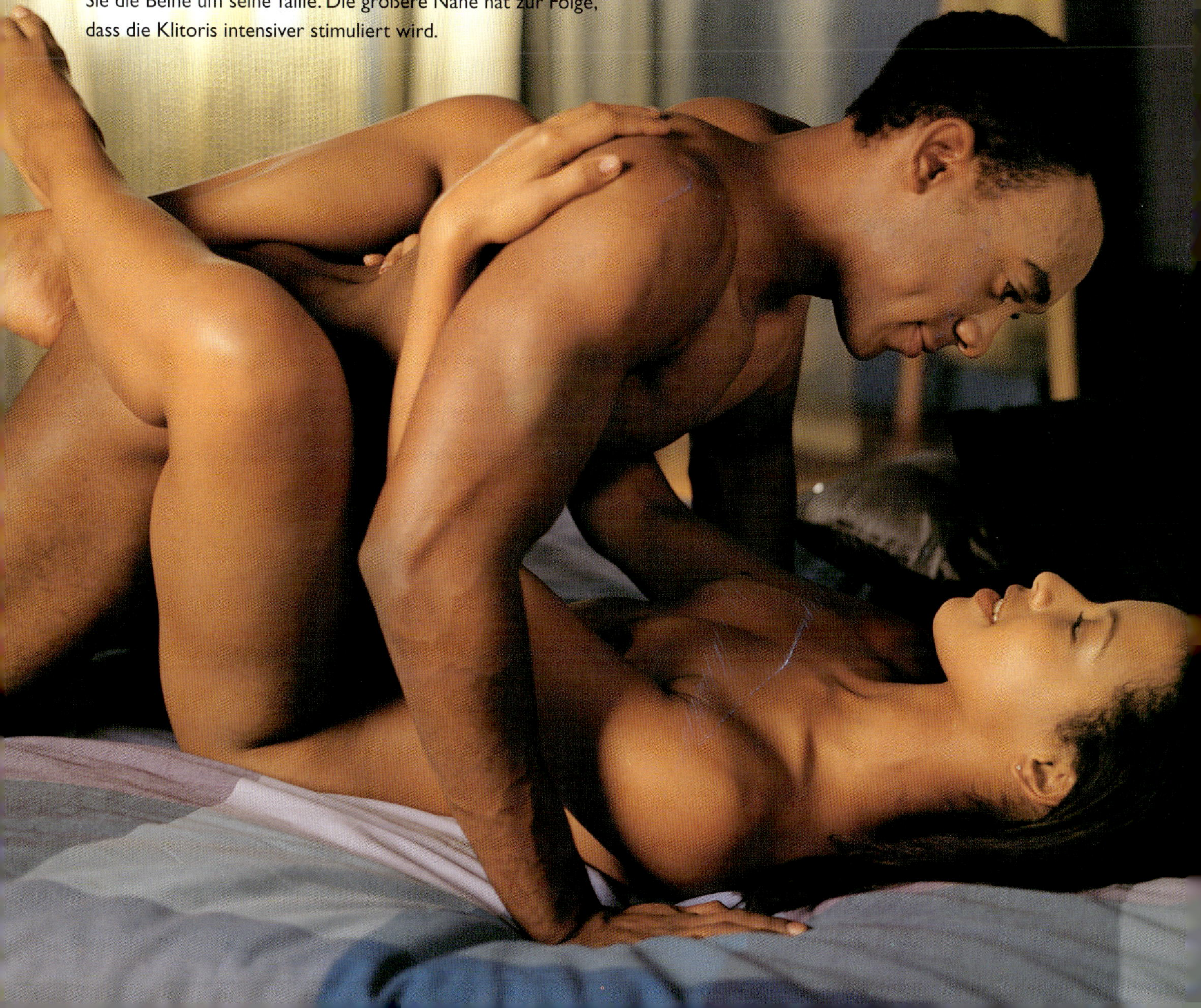

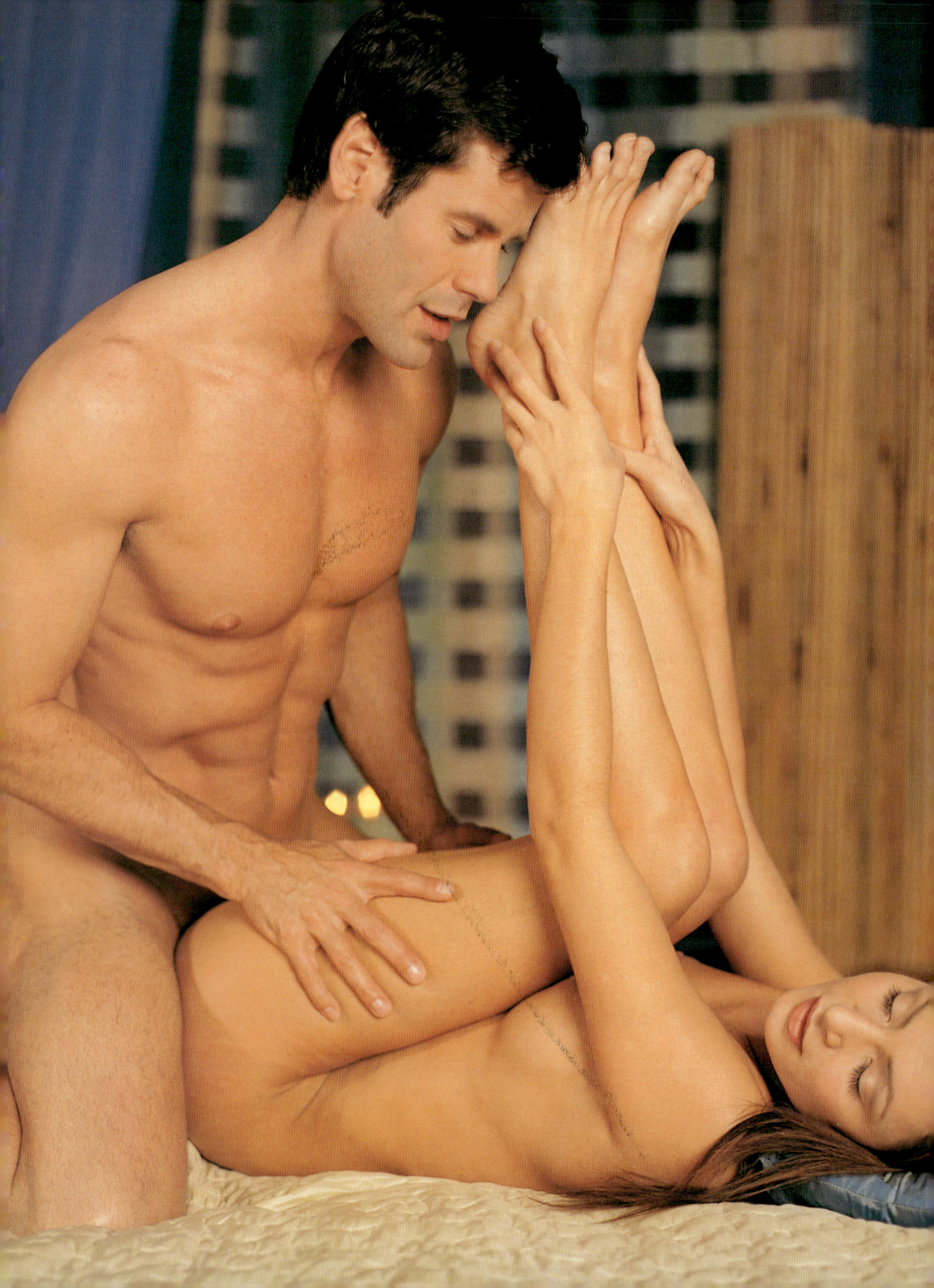

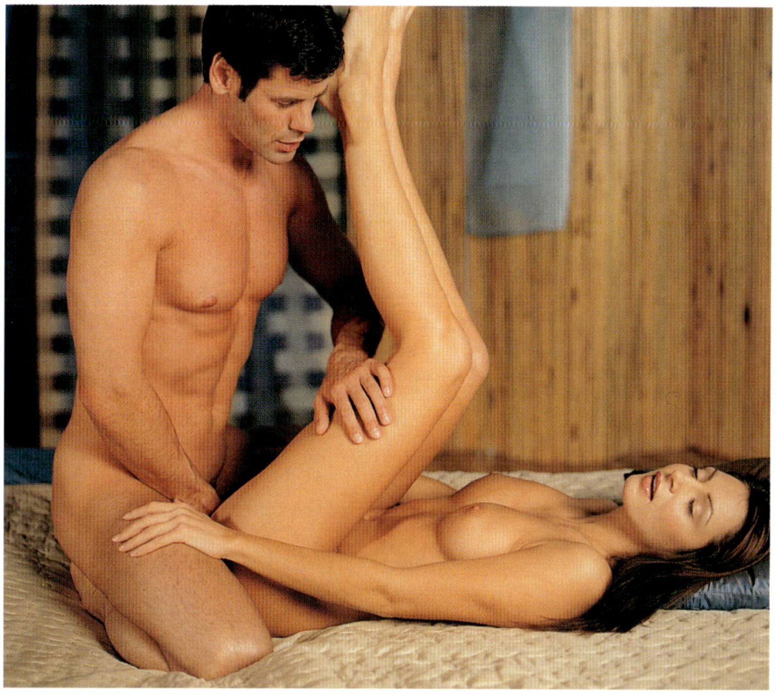

DER DRACHE WENDET SICH AB

Diese Stellung ist für beide Partner weder intim noch bequem. Doch ein Versuch kann nicht schaden! Die Frau liegt auf dem Rücken, die Beine nach oben gestreckt. Der Mann kniet hinter ihr und drückt mit der einen Hand ihre Beine so weit wie möglich nach hinten; mit der anderen Hand führt er den Penis ein. Er sollte erst dann eindringen, wenn die Partnerin so erregt ist, dass ihre Vagina voll geweitet ist.

Er☆

Sie können zwar tief in Ihre Partnerin eindringen, aber die Position ist ziemlich unpersönlich und unbefriedigend, da die hochgereckten Beine der Partnerin keinen Blickkontakt zulassen.

Sie

Ihre Beine werden überstrapaziert und die Klitoris so gut wie gar nicht stimuliert. Wenn Sie auf Ihre Kosten kommen wollen, müssen Sie selbst nachhelfen!

PHÖNIX, IN ROTER HÖHLE SPIELEND

Diese vielsagende Umschreibung spielt auf die tiefe Penetration an, die diese Stellung ermöglicht – aber der Mann sollte auch bei dieser Stellung erst eindringen, wenn die Partnerin sehr erregt ist. Die Frau liegt auf dem Rücken und umfasst ihre Fußknöchel, um ihrem Partner die »rote Höhle« zu präsentieren, in der sein Penis »spielen« wird.

Sie☆☆

Da Sie in dieser Stellung schnell ermüden werden, sollte Ihr Partner Sie ausgiebig verwöhnen, bevor er in Sie eindringt. Einen Vorsprung verschafft er Ihnen, indem er mit seinem Penis an den inneren Schamlippen entlang, um die Klitoris herum und über sie hinweg streicht.

Er☆☆

Genießen Sie die intensive Reibung und das Bewusstsein, mit Ihren rhythmischen Stößen den Verlauf des Akts bestimmen zu können.

Taoistische Bettlektüre

Die alten Chinesen lasen Sexhandbücher, so genannte Kissenbücher, nicht nur der Stellungen wegen, sondern auch, um einen freien Zugang zu ihrer Sexualität und somit zu einem langen und erfüllten Leben zu gewinnen. Das bekannteste dieser Bücher ist das aus dem 7. Jahrhundert stammende *T'ung Hsuan Tzu* des Arztes Li T'ung Hsuan. In der Offenheit ihrer Darstellung erscheinen die Bücher dem westlichen Betrachter noch heute als pornographisch.

Gleichgeschlechtliche Praktiken fanden keinen Eingang in die Bettlektüre. Dahinter steht die taoistische Vorstellung, dass für eine wahre sexuelle Vereinigung die beiden Pole Mann und Frau unerlässlich sind – eine Ansicht, die heute nicht mehr gültig ist.

MANDARINENTE

Mandarinenten sind einander lebenslang treu, weshalb sie in China als Symbol für die Ehe gelten. Die Frau liegt auf dem Rücken, das rechte Bein ausgestreckt. Dann dreht sie sich etwas nach rechts zur Seite, winkelt das linke Knie an und hebt das linke Bein. Der Mann sitzt über ihrem Schenkel. Er verlagert sein Gewicht auf das linke Bein, indem er auf dem Bett kniet, oder geht in die Hocke. Dann winkelt er das rechte Knie an und schiebt das rechte Bein unter dem angehobenen linken der Partnerin durch. Mit dieser Bewegung dringt er in sie ein. Dabei ruht sein Gewicht teilweise auf ihren Schenkeln, und seine Haltung erinnert an die Sitzposition einer Ente.

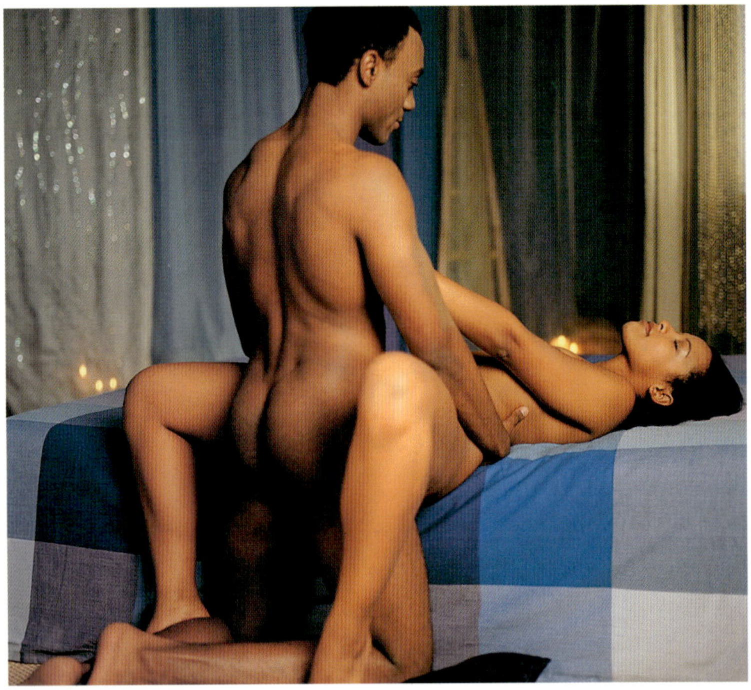

SEEMÖWEN IM FLUG

Die weit geöffneten Beine der Frau symbolisieren die ausgebreiteten Flügel einer Seemöwe. Sie liegt mit dem Po auf der Bettkante, die Füße auf dem Boden abgestützt. Der Mann kniet vor dem Bett zwischen den Knien der Frau und zieht sie zu sich heran, sodass er bequem in sie eindringen kann.

Er und sie☆☆☆☆

Bei den meisten Mann-oben-Stellungen verläuft die Stoßrichtung des Penis von oben nach unten, während hier Penis und Vagina parallel sind. Das vermittelt beiden Partner höchst ungewöhnliche und aufregende Empfindungen. Die Art, wie die Frau daliegt und der Mann leidenschaftlich stößt, hat etwas sehr Laszives.

G-PUNKT-STIMULATION

Er und sie☆☆

Bei dieser ausgefallenen Stellung kann es sein, dass Sie sich mit Ihrer Leidenschaft gegenseitig hochschaukeln – sofern der Mann das Gleichgewicht halten kann.

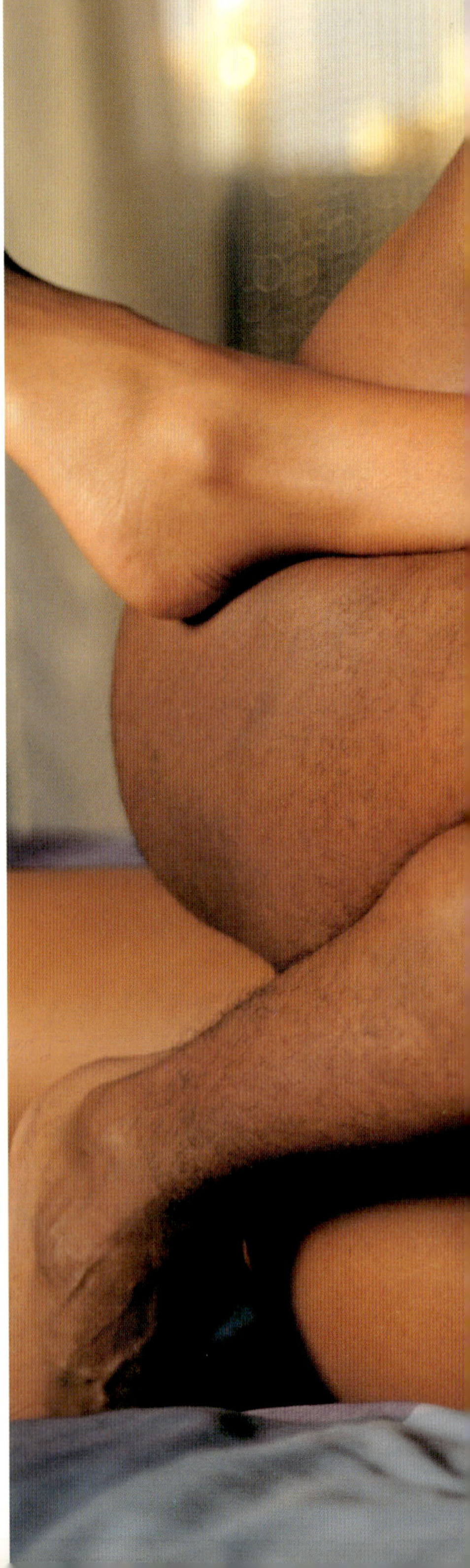

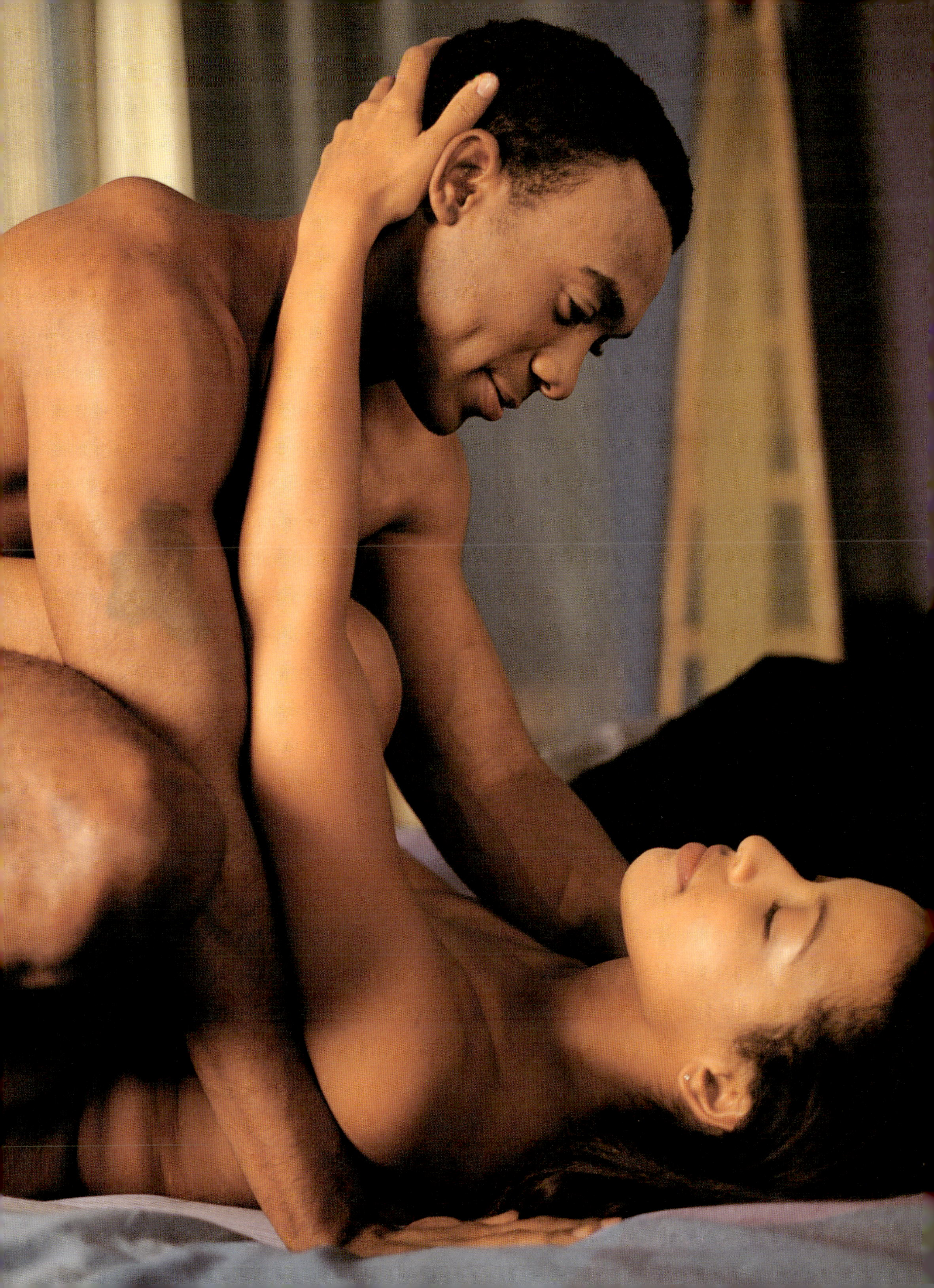

PFERDEBEINE ÜBERKREUZ

Wer denkt nicht an Fesselspiele, wenn der Mann das Fußgelenk seiner Partnerin umfasst und ihr Bein in die richtige Position bringt? Der Name der Stellung erinnert daran, wie sich die Beine eines Pferds beim Galopp scheinbar überkreuzen. Die Frau liegt auf dem Rücken und winkelt das linke Knie an; der Mann kniet vor ihr und beugt sich über sie. Sein Gewicht verlagert er auf die linke Hand, die er direkt neben ihrer rechten Schulter aufstützt. Mit der rechten Hand umfasst er ihr linkes Fußgelenk, zieht sie zu sich heran und dringt in sie ein. Dann beginnt er schnell zu stoßen, sodass er meint, auf einem Pferd zu galoppieren.

Er☆☆

Diese ermüdende, aber erregende Position macht Sie bereit für intensive Gefühle.

Sie☆☆

Ergreifen Sie, wenn Sie möchten, die rechte Hand des Partners, sodass Sie mit seinem rhythmischen »Galopp« mitschwingen. Manchen Frauen fällt das leichter, wenn beide Knie angewinkelt sind.

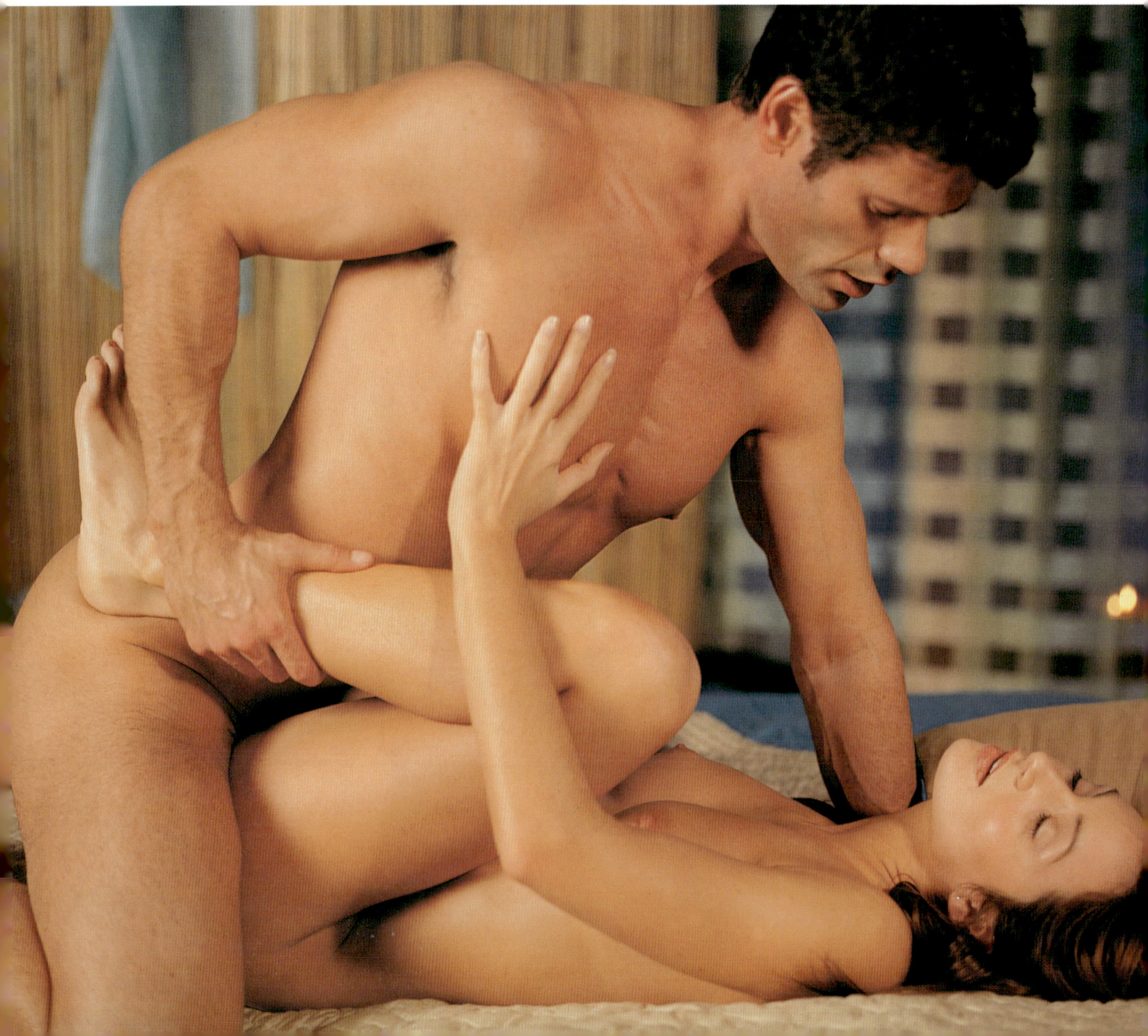

DRACHEN-FLUG

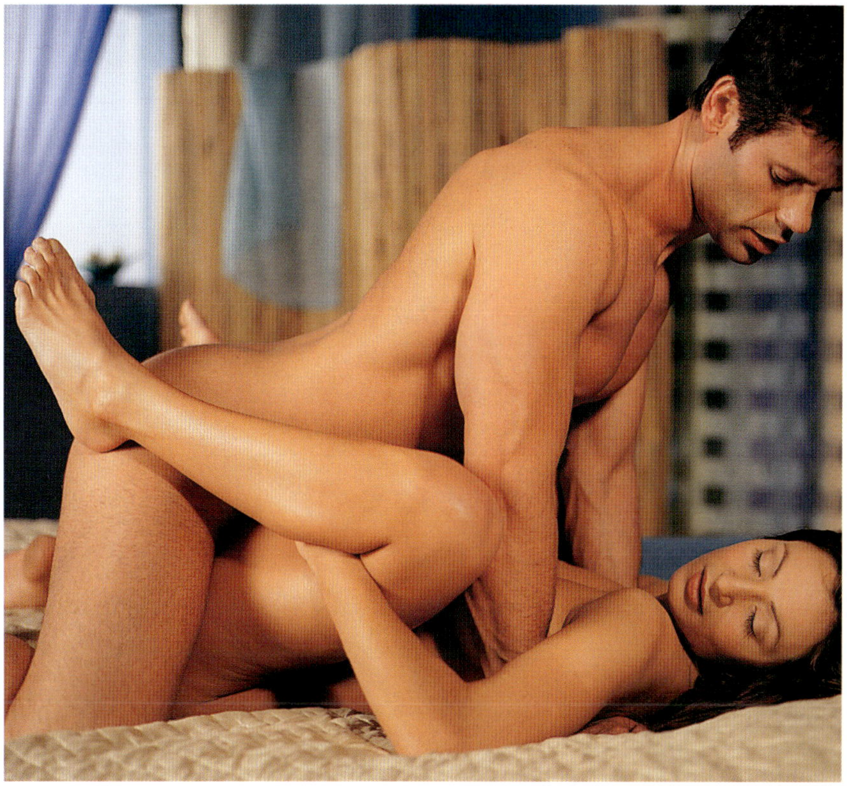

Die alten Chinesen sahen sich in den langgestreckten Gliedern und geschmeidigen Körpern an mythische Drachen erinnert, und tatsächlich lässt der Anblick von Knien und Ellbogen der Frau an Drachenflügel denken. Sie liegt mit angewinkelten Beinen auf dem Rücken und zieht, die Hände in den Kniekehlen, die Beine weit auseinander. Die Füße legt sie auf dem Becken des Partners ab, der vor ihr kniet. Er stützt sich mit beiden Händen ab, sodass er in sie eindringen kann. Dann beginnt er, nach der Neunerfolge (*S. 121*) abwechselnd flach und tief zu stoßen.

Er☆☆☆☆

Dicht an Ihre Partnerin gedrängt, haben Sie mehr Kontrolle über Ihre Stöße, sodass Sie mit raffinierten Liebestechniken experimentieren können.

Sie☆☆☆☆

Beim Praktizieren der Neunerfolge berührt der Penis Ihres Partners die Vagina an unterschiedlichen Stellen. Die Position Ihrer Beine verschafft Ihnen höchst lustvolle, ja sogar ekstatische Gefühle.

»Der Orgasmus der Frau gleicht einer Folge von acht ansteigenden Schritten und einem absteigenden.«

Das Tao

Die Sprache des Tao

Wie die indischen und arabischen Autoren ließen sich auch die Verfasser der zahlreichen taoistischen Kissenbücher von der Natur inspirieren, wenn sie einschlägige Begriffe poetisch umschreiben wollten.

Das männliche Sexualorgan
Jade, Stiel, Korallenast, Stängel, Schildkrötenkopf, Roter Vogel, Himmlische Drachensäule

Das weibliche Sexualorgan
Korallentor, Jadetor, Zinnoberrotes Tor, Jadepavillon, Goldener Lotus, Erblühte Päonie, Vasenöffnung, Perle auf Jadestufe (Klitoris), Schmuckterrasse (Umgebung der Klitoris)

Orgasmus
Großer Taifun, Wolkenbruch

Geschlechtsakt
Nebel und Regen, Wolken und Regen, Freuden der Couch

Die Frau oben

Das A und O taoistischer Sexpraktiken ist eine intensive Stimulation der Vagina über eine innere Massage durch den Penis. Aus diesem Grund bieten sich diese Frau-oben-Stellungen besonders an, da die Frau die Stoßbewegungen effektiv lenken kann.

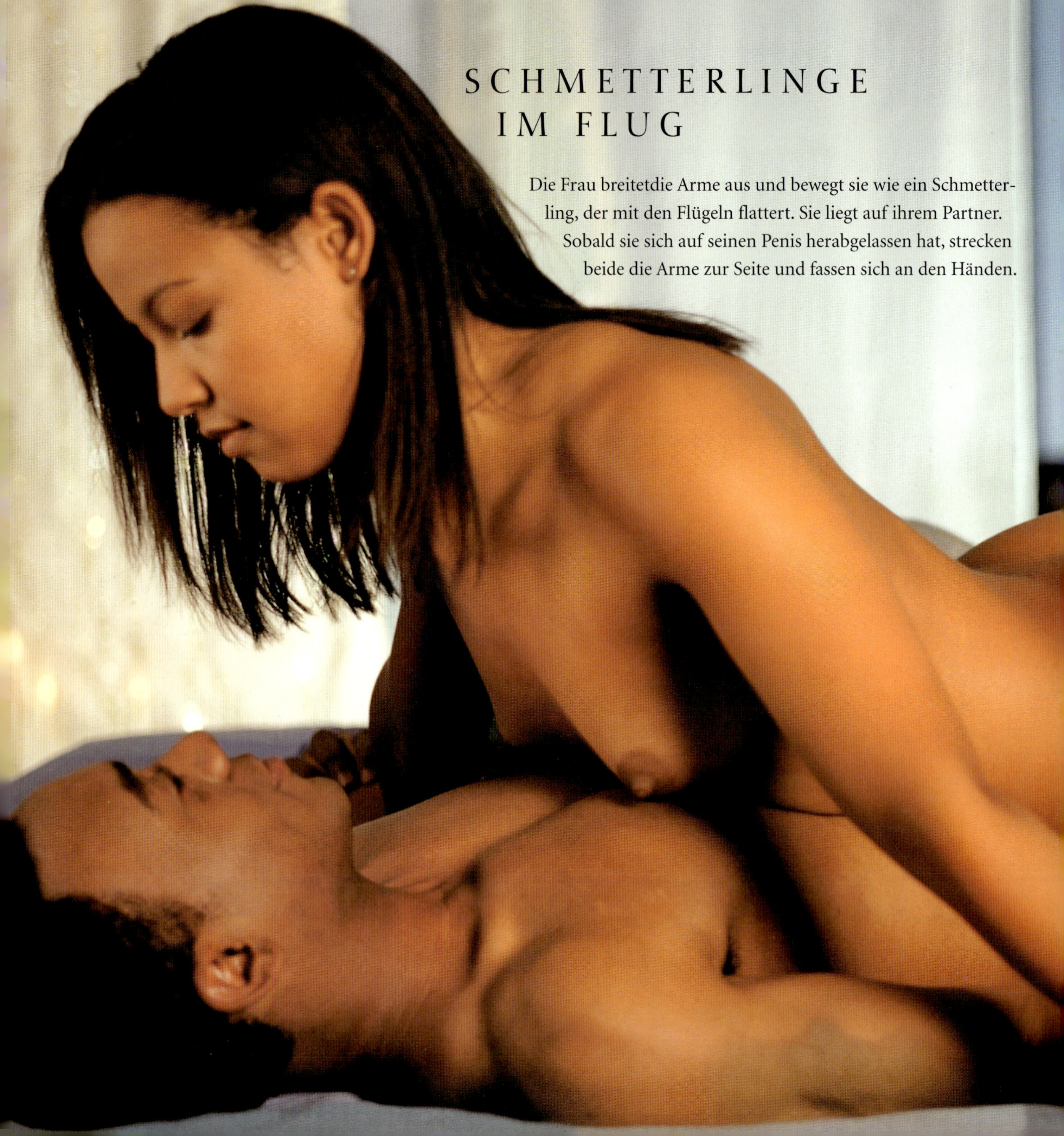

SCHMETTERLINGE IM FLUG

Die Frau breitetdie Arme aus und bewegt sie wie ein Schmetterling, der mit den Flügeln flattert. Sie liegt auf ihrem Partner. Sobald sie sich auf seinen Penis herabgelassen hat, strecken beide die Arme zur Seite und fassen sich an den Händen.

KATZE UND MÄUSE TEILEN SICH EIN LOCH

Bei dieser unkomplizierten Stellung liegt die Frau gestreckt auf ihrem Partner, die Knie zu beiden Seiten seiner Schenkel, und stützt sich mit den Händen ab.

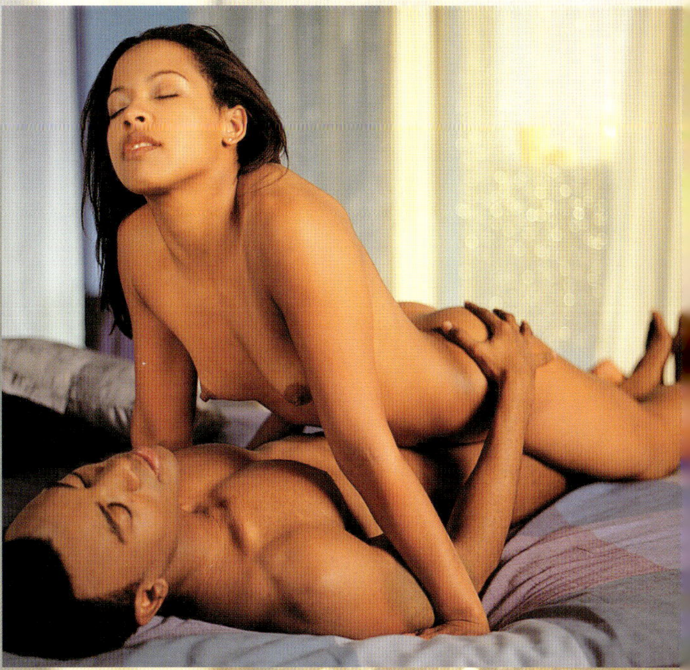

Er und sie☆☆☆

Beide Partner müssen sich zwar sehr anstrengen, wenn sie in dieser Position zum Orgasmus kommen wollen, aber ihr gemeinsames Bemühen kann sie auch beflügeln. Gemessen an der viel versprechenden Bezeichnung ist dies in meinen Augen doch eine enttäuschende Variante der Stellung. Ich würde in jedem Fall eine zusätzliche Stimulation mit Händen und Fingern mit einbeziehen. Der Mann hat ohnehin beide Hände frei und kann sie ganz nach Lust und Laune einsetzen.

Er☆☆☆

Sie haben wenig Bewegungsfreiheit, es sei denn, Ihre Partnerin ist sehr leicht. Aber die Stellung bietet sich an, wenn Sie müde sind oder die Partnerin die aktivere Rolle übernehmen möchte.

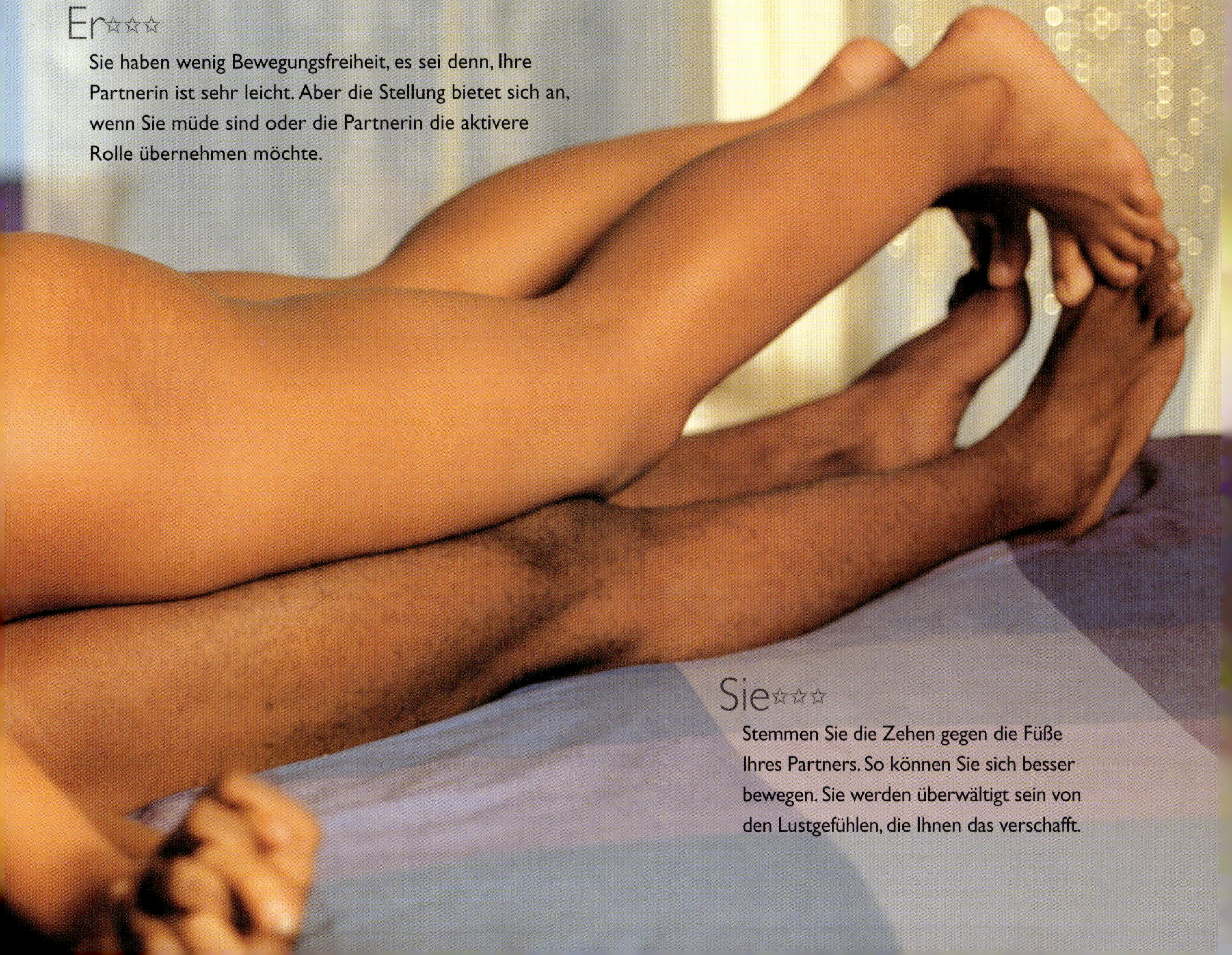

Sie☆☆☆

Stemmen Sie die Zehen gegen die Füße Ihres Partners. So können Sie sich besser bewegen. Sie werden überwältigt sein von den Lustgefühlen, die Ihnen das verschafft.

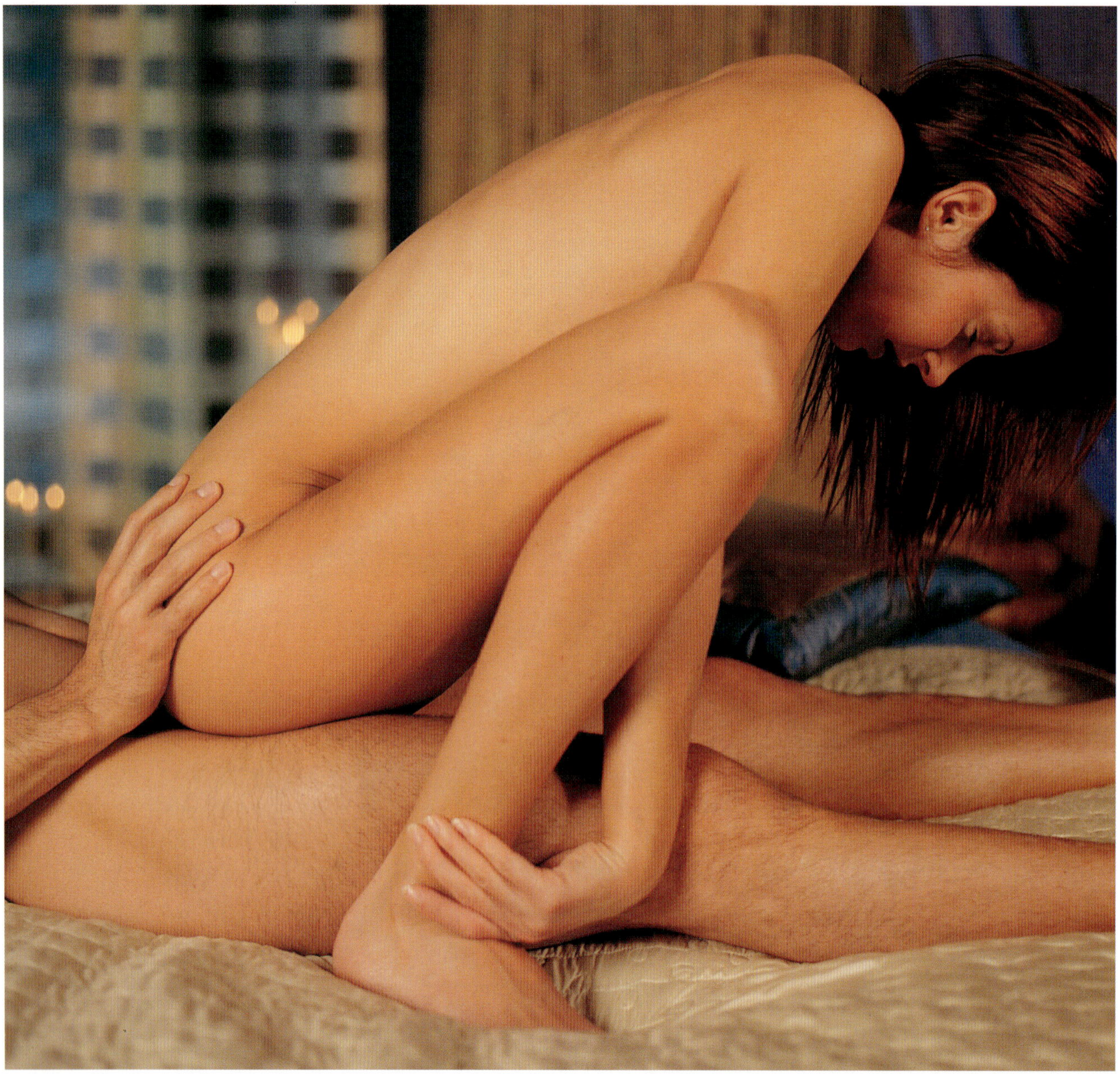

VÖGEL FLIEGEN RÜCKEN AN RÜCKEN

In dieser Stellung kann man nur mit viel Fantasie zwei Vögel sehen, die sich im Flug paaren, aber allein die poetische Bezeichnung verleitet zu einem Versuch. Der Mann liegt auf dem Rücken, die Frau setzt sich mit dem Rücken zu ihm auf ihn und führt seinen Penis ein. Dann beugt sie sich mit geneigtem Kopf leicht nach vorne und verlagert ihr Gewicht auf die Füße. Sie umfasst ihre Fesseln und bewegt sich aus den Beinen heraus auf seinem Penis auf und ab.

Er☆☆☆

Allein der Anblick der Pobacken Ihrer Partnerin kann höchst erregend für Sie sein. Achten Sie darauf, dass der Penis nicht aus der Vagina herausgleitet.

Sie☆☆☆

Es hat sicher seinen Reiz, derart über die Lust des Partners zu bestimmen, aber die Stellung ist ermüdend. Vielleicht unterstützt Ihr Partner Ihr Auf und Ab mit der Kraft seiner Arme.

SCHMETTERLING

Der Name dieser Stellung leitet sich weniger von der Silhouette des Paares als von den Bewegungen der Frau ab. Sie sitzt auf dem Schoß des Partners, führt den Penis ein und lehnt sich mit den Händen auf seine Schienbeine gestützt zurück. Dann bewegt sie sich langsam auf seinem Penis auf und ab. Die Bewegungen ihres Körpers mit den nach oben ragenden Knien erinnern an einen fliegenden Schmetterling.

Er und sie☆☆☆

Diese Variante des Rollentauschs bietet die Möglichkeit, Lust und Leidenschaft beider Partner zu steigern. Wie bei der vorhergehenden Stellung ist es vielleicht hilfreich, wenn der Mann seine Partnerin mit den Händen an der Hüfte unterstützt.

Injakulation

Vor dem Hintergrund des Taoismus könnte der männliche Orgasmus mehr als ein »Gehen« denn als ein »Kommen« bezeichnet werden, und zwar weil der Körper so manches verliert – die Erektion, Sperma, Nährstoffe. Nach taoistischer Auffassung unterliegt der Mann einer natürlichen Entwicklung, wenn Energie im Körper nach unten wandert und bei der Ejakulation austritt. Alles was lebt, beginnt dieses Leben voller Energie oder »Lebensessenz«; diese versiegt nach und nach, bis der Tod eintritt. Wer den Energiefluss umlenken kann, kann sein Leben verlängern oder sogar unsterblich werden. Das ist auch das Ziel taoistischer Sexpraktiken wie der so genannten Injakulation, bei der der Mann zum Höhepunkt kommt, ohne zu ejakulieren. Durch Druck auf den zwischen Anus und Skrotum gelegenen Jen-Mo-Punkt kann der Mann die Samenleiter blockieren und seine »Lebensessenz« erhalten.

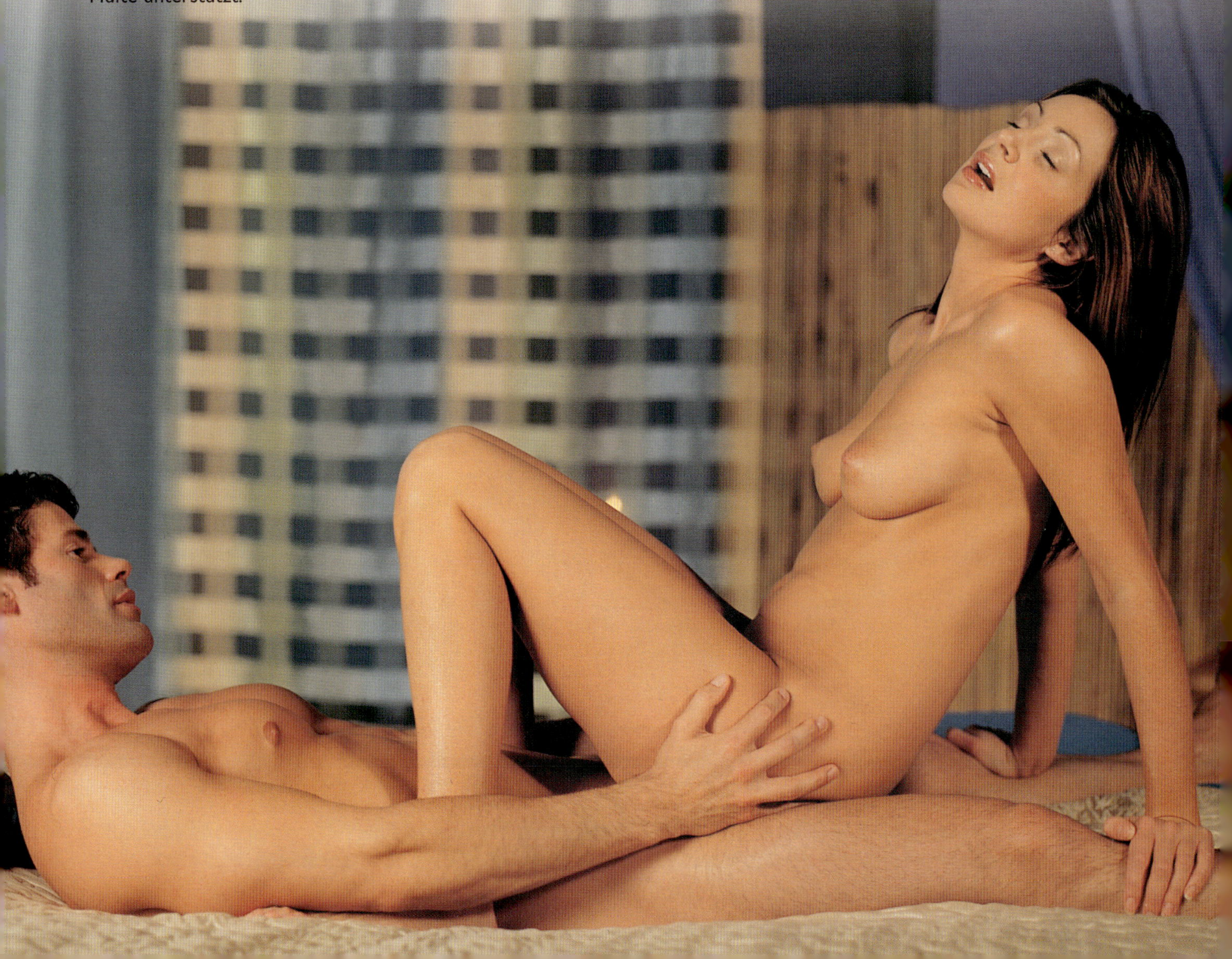

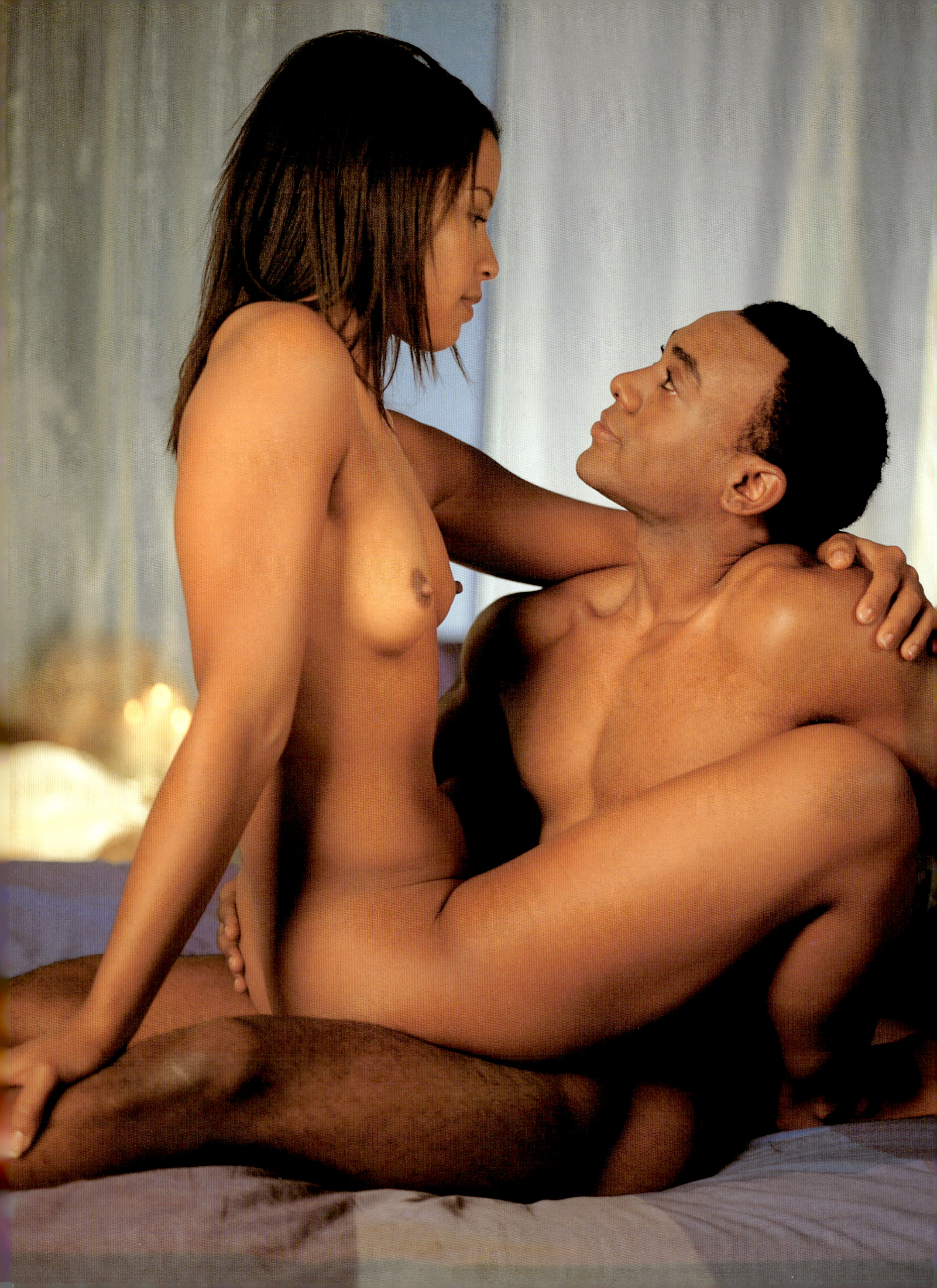

SINGENDER AFFE

Die Frau sitzt auf dem Schoß des Mannes und schmiegt sich an ihn, als wäre sie ein Affe, der sich an ihn klammert. Beide Partner sind zwar in ihrer Bewegung sehr eingeschränkt, aber sie können zärtlich zueinander sein, und der Blickkontakt sorgt für intime Nähe. Die Frau lehnt sich auf ihre ausgestreckte Hand gestützt zurück und hebt und senkt das Becken.

Sie☆☆☆

Sie können Ihren Partner bitten, mit den Händen Ihren Po zu umfassen. Diese kleine Veränderung kann viel bewirken, und viele Frauen finden das sehr erregend. Er kann auch die Pobacken leicht auseinanderziehen. Dadurch erhöht sich der Druck auf den Damm, was Ihnen zusätzliche Lust verschafft.

Er☆☆

Ihnen bleibt in dieser Stellung wenig Bewegungsfreiheit. Genießen Sie also einfach die Intimität und geben Sie sich ihr hin.

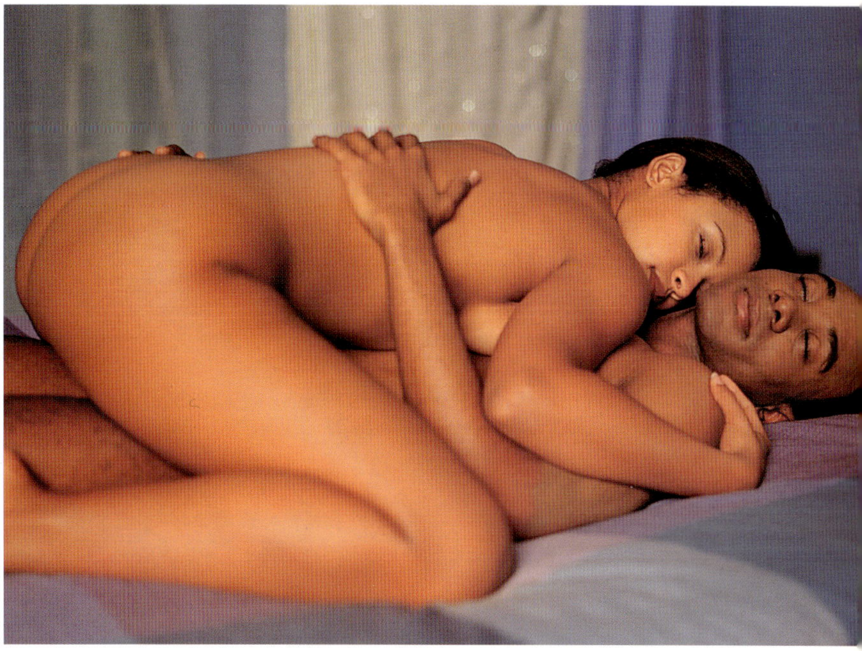

FISCH

Die Stellung heißt deshalb so, weil die Frau in ihren Bewegungen einem Fisch gleicht, der mit der Schwanzflosse schlägt. Der Mann liegt mit ausgestreckten Beinen auf dem Rücken, die Frau liegt auf ihm. Dann rutscht sie etwas nach oben, sodass seine Eichel zwischen ihre Schamlippen gleitet. Sie nimmt den Penis mit schlängelnden Bewegungen ganz in sich auf. Dann bewegt sie das Becken wiederholt hin und her und von oben nach unten.

Er☆☆

Lassen Sie sich fallen und genießen Sie es, passiv zu sein, zumal die Berührungen durch die Brüste Ihrer Partnerin höchst reizvoll sind.

Sie☆

Hier haben sie die Gelegenheit, das Tempo vorzugeben und sich selbst und Ihren Partner auf aufreizend langsame Art in Stimmung zu bringen.

Der Duft der Haut

Jeder Mensch riecht anders, aber Körpergeruch muss nicht unbedingt unangenehm sein. Im besten Fall ist er das reinste Aphrodisiakum. Wie intensiv der Körpergeruch ist, hängt hauptsächlich von der Ernährung ab. Wer stark gewürzte Speisen zu sich nimmt, riecht auch danach. Wenn Sie sich auf vegetarische Ernährung umstellen, wird Ihr Körper eher süß duften, weil Gemüse und Kräuter Giftstoffe ausschwemmen. Aber natürlich spielt auch die Körperpflege eine Rolle. Besonders Männer sollten darauf achten, dass sie den Penis regelmäßig unter der Vorhaut waschen. Männer und Frauen gleichermaßen sollten auf sorgfältige Mundhygiene achten. Das mag zwar alles sehr banal klingen, aber Gerüche können sehr abstoßend oder auch aufreizend wirken.

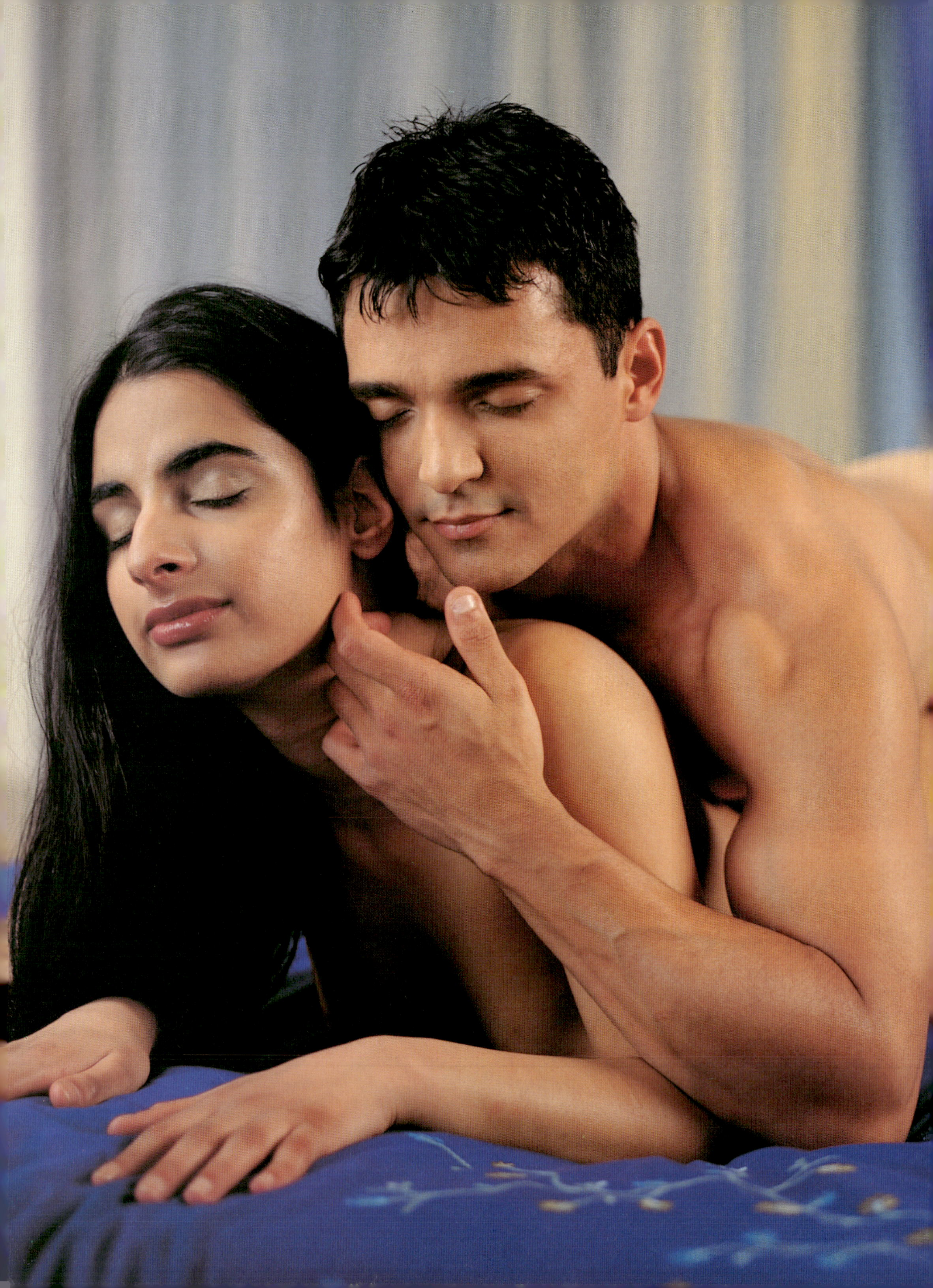

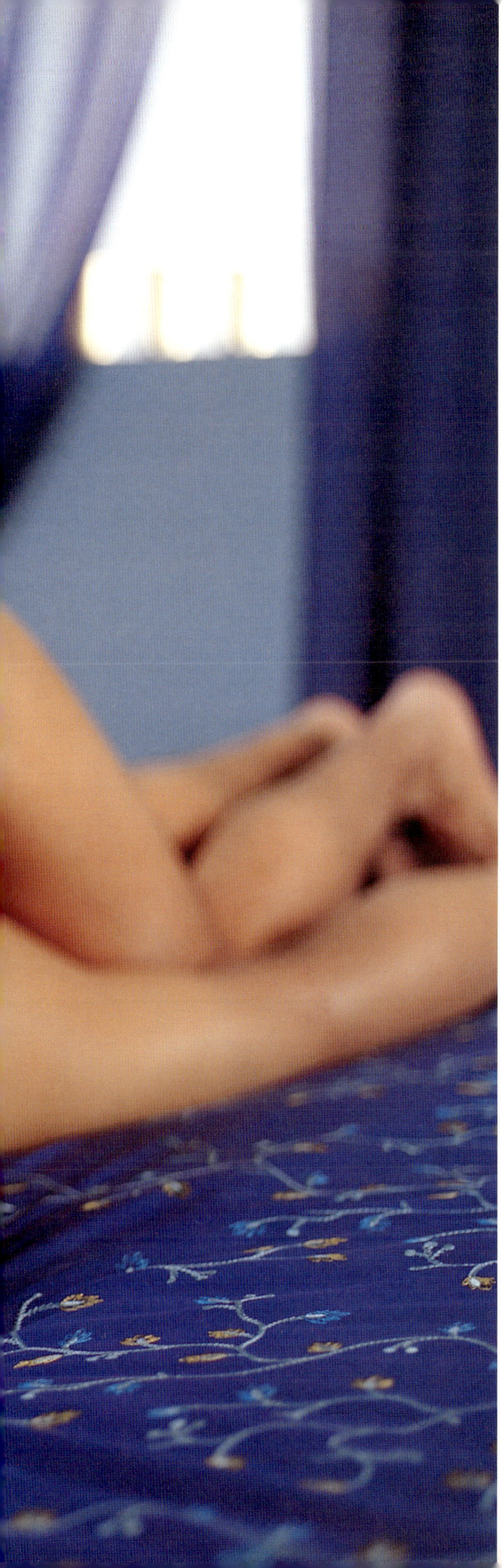

Von hinten

Der urtümliche Reiz dieser Stellungen wirkt auf beide Geschlechter erotisierend. Das Gesäß spricht archaische Triebe an. Diese Positionen sind aber auch ideal, wenn sich beide Partner im Sinnestaumel ihren Phantasien hingeben möchten. Sie sind dann weniger abgelenkt als bei den Stellungen mit Blickkontakt.

ZIKADE AUF EINEM AST

Bei dieser klassischen Von-hinten-Stellung liegt die Frau mit geöffneten Beinen auf dem Bauch und der Mann legt sich auf sie. Beim Stoßen stemmt er die Zehen gegen die Bettkante. Die beiden Körper zusammen sehen tatsächlich aus wie eine Zikade, die auf einem Ast sitzt. Der Mann sollte viel Rücksicht auf seine (meist zierlichere) Partnerin nehmen.

Er ☆☆☆☆

Ein Kissen unter dem Becken Ihrer Partnerin kann sich als hilfreich erweisen. Sie können dann tiefer eindringen und die Position wird noch reizvoller für Sie.

G-PUNKT-STIMULATION

Sie ☆☆☆

Es ist fraglich, ob Sie in dieser Position ausreichend stimuliert werden, da Ihre Klitoris gegen Bett oder Kissen gepresst wird. Bitten Sie Ihren Partner doch, einen Vibrator unter Ihrer Klitoris zu platzieren, sodass Sie mit jedem Stoß dagegen gedrückt werden und Sie beide zusammen in einem ekstatischen Rhythmus aufgehen.

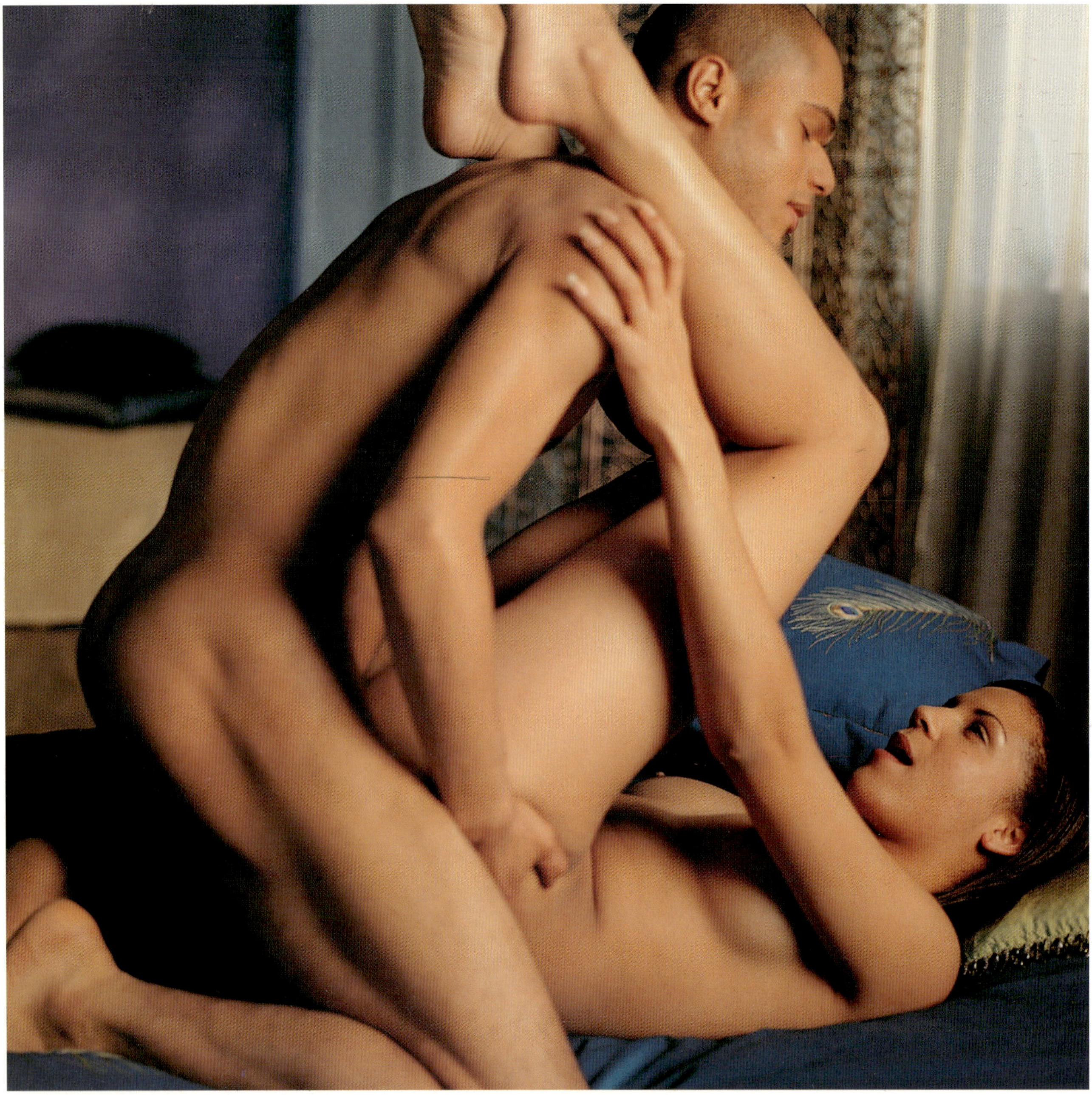

AFFE

Diese Stellung wird seit jeher von chinesischen Männern bevorzugt, da sie einen erregenden Blick auf die Schamlippen der Partnerin ermöglicht. Die Frau liegt auf dem Rücken, hebt die Beine und legt sie auf den Schultern des Partners ab. Er kniet dabei vor ihr, hebt ihr Becken an und zieht sie behutsam auf seinen Penis. Zu Beginn stößt er nicht allzu tief; aber wenn die Vagina langsam feucht wird, kann er auch tiefer und heftiger stoßen. Die Neunerfolge (*S. 121*) ist dafür bestens geeignet.

Er☆☆☆☆

Da die Vagina Ihrer Partnerin leicht erreichbar ist, müssen Sie sich nicht abstützen. Aus dem Grund ist die Stellung ideal für ältere oder schwerere Männer.

Sie☆

Da Ihr Becken frei vor Ihnen liegt, können Sie die Klitoris gut erreichen – falls Sie sich selbst mit den Fingern zum Orgasmus bringen möchten.

KIEFER

Auch bei dieser Stellung liegt die Frau auf dem Rücken und legt die gestreckten Beine auf den Schultern des Partners ab. Der Anblick ihrer Beine erinnert wohl an eine gerade gewachsene Kiefer. Sie umfasst ihren Partner, der vor ihr kniet, an der Hüfte, während er sie an der Taille fasst und eindringt.

Er und sie☆☆☆☆

Anders als bei vielen Stellungen, bei denen die Stoßintensität vom Grad der Leidenschaft abhängt, sollte der Mann hier kraftvoll und schnell stoßen. Auf diese Weise verschafft Ihnen diese Position ein intensiveres körperliches Erlebnis.

G-PUNKT-STIMULATION

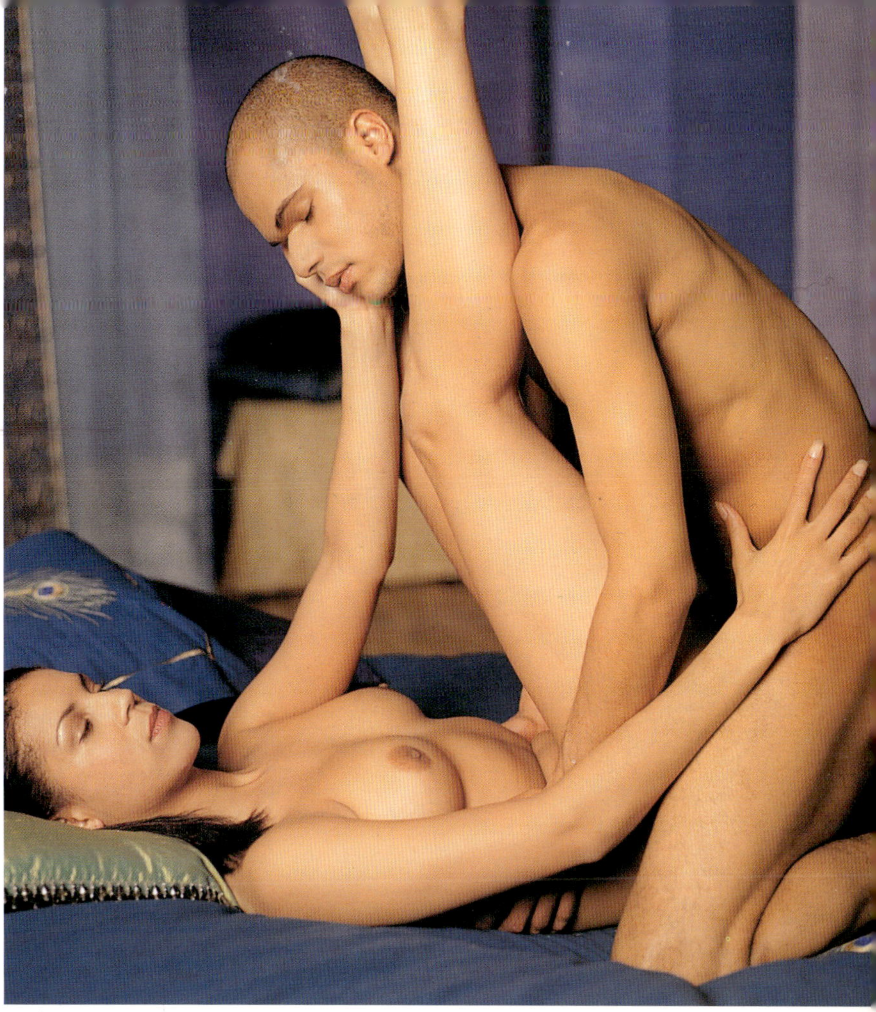

SCHILDKRÖTE

Die trägen Paddelbewegungen einer Schildkröte in tropischen Meeren können in dieser Stellung nachgeahmt werden – im Wechsel von Eindringen und Rückzug. Die Frau liegt auf dem Rücken, die Beine nach oben gestreckt, der Mann kniet vor ihr, umfasst ihre Beine und beginnt, bewusst langsam zu stoßen. Vor jedem erneuten Eindringen sollte er seinen Penis fast ganz zurückziehen. Die Frau zieht dabei ihr Becken zurück und spürt das langsame Herausgleiten des Penis, um dann mit der nächsten Penetration wieder nach vorne zu gehen.

Er und sie☆☆☆

Die langsamenBewegungen Ihres Liebesspiels und das Gefühl, dass sich beide Körper scheinbar magnetisch anziehen, verhelfen Ihnen zu einem intensiv erlebten Orgasmus.

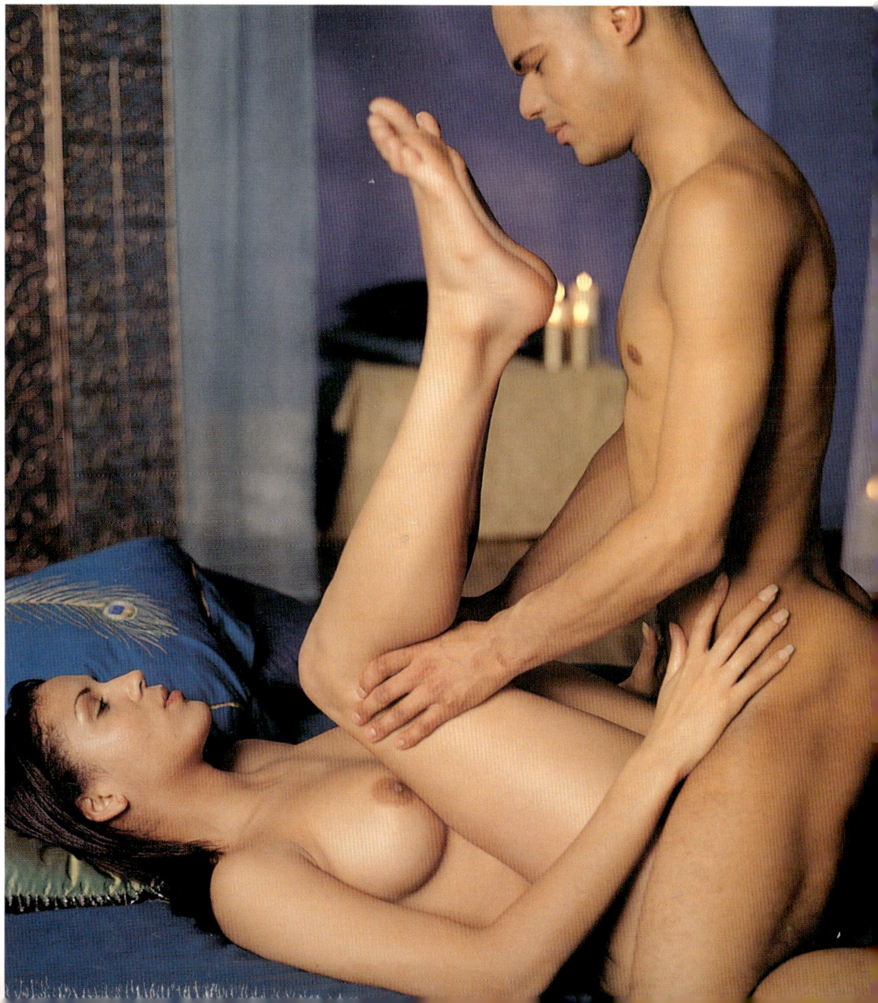

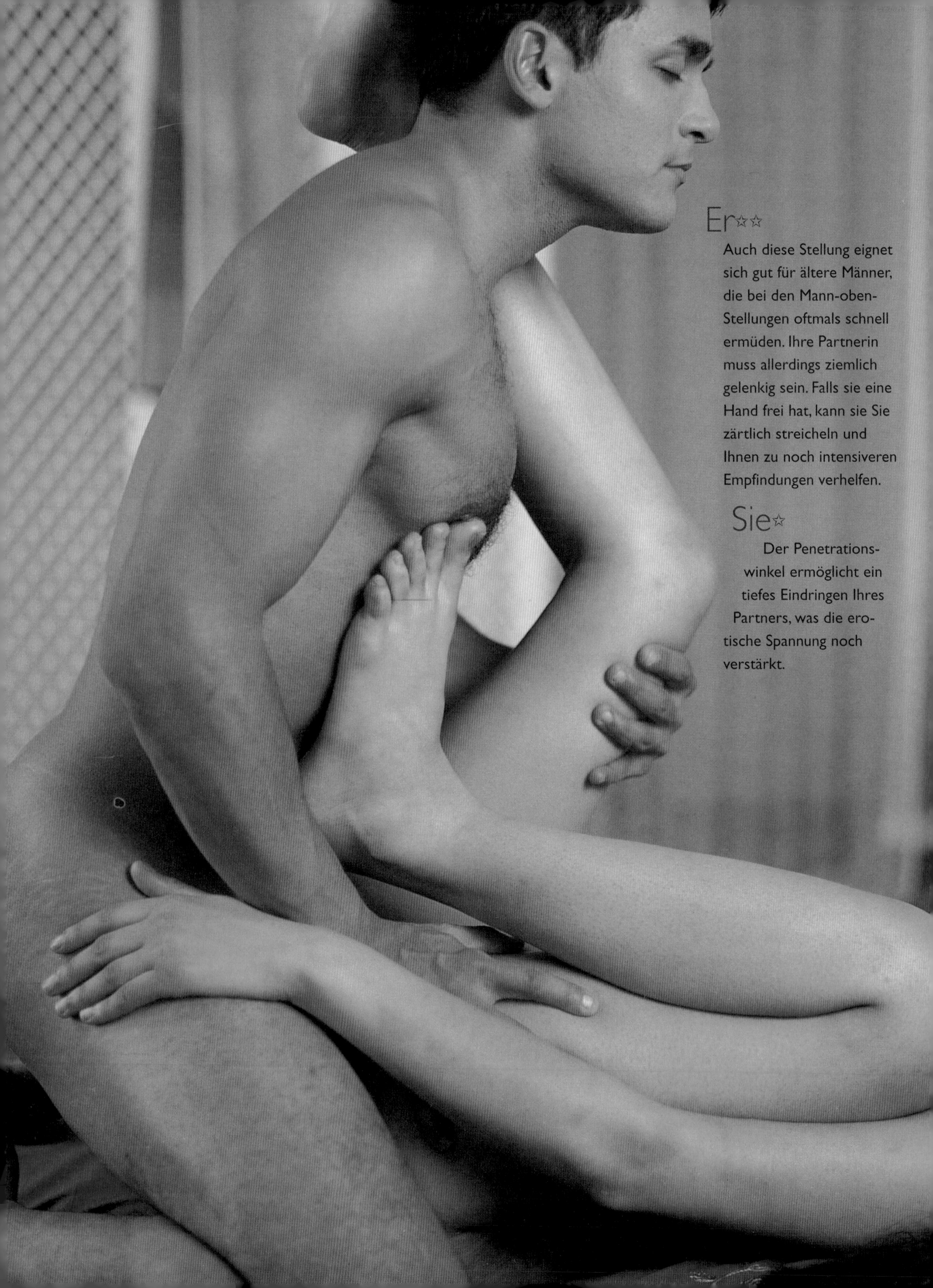

Er☆☆

Auch diese Stellung eignet sich gut für ältere Männer, die bei den Mann-oben-Stellungen oftmals schnell ermüden. Ihre Partnerin muss allerdings ziemlich gelenkig sein. Falls sie eine Hand frei hat, kann sie Sie zärtlich streicheln und Ihnen zu noch intensiveren Empfindungen verhelfen.

Sie☆

Der Penetrationswinkel ermöglicht ein tiefes Eindringen Ihres Partners, was die erotische Spannung noch verstärkt.

AUS-SCHLAGENDES PFERD

Für die Chinesen hat diese Stellung etwas Spielerisches. Wenn die Frau den Fuß des angewinkelten Beines beim Akt bewegt, erhöht das die Reibung bei der Penetration. Aber Vorsicht! Sie sollte den Mann nicht umwerfen. Die Frau liegt auf dem Rücken und legt ein Bein auf die Schulter ihres Partners. Das andere Bein zieht sie dicht an den Körper heran, sodass das Knie an ihrer Schulter liegt. Je nach Belieben kann sie dabei den Fuß gegen die Brust des Partners stützen. Der Mann kniet aufrecht vor ihr, dringt in sie ein und beginnt tief zu stoßen.

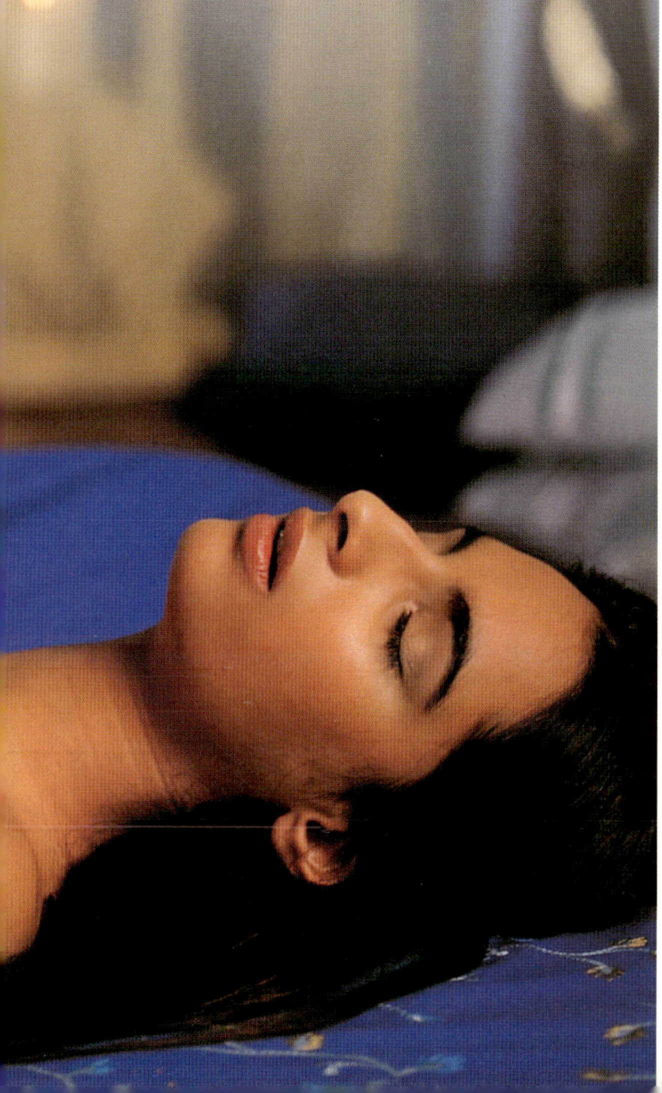

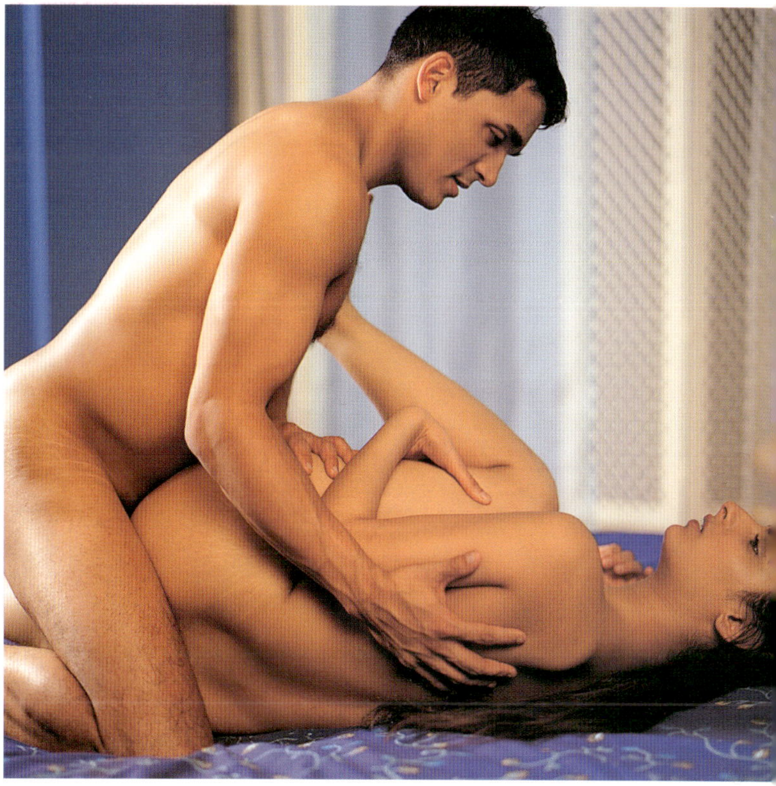

JADEVERBINDUNG

Schnitzereien aus Jade gelten in China als besondere Kunstwerke, vor allem, wenn sie aus Einzelteilen gefügt sind. Eine ähnlich enge Verbindung entsteht beim Sex, wenn sich die Frau auf die rechte Seite legt, ihr linkes Knie anwinkelt und das Bein mit der linken Hand zur Hüfte zieht. Der Mann kniet dabei hinter ihrer Hüfte, hält ihr linkes Bein und dringt tief in sie ein.

Sie☆☆☆

Indem Sie Ihr linkes Bein zum Oberkörper ziehen, dehnen Sie den Vaginalbereich und geben sich den Blicken des Partners preis. Die Pose macht Sie verletzlich und beinhaltet einen besonderen Reiz für Sie beide.

Er☆☆

Die tiefe Penetration und die vermehrte Reibung, die diese Position mit sich bringt, werden nicht ohne Auswirkungen auf Ihr Lustempfinden bleiben.

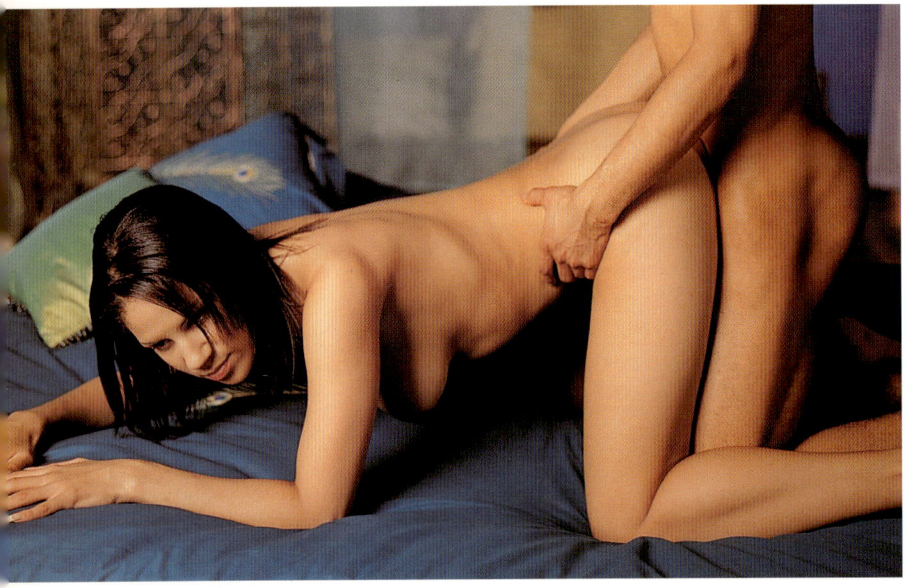

WEISSER TIGER

Die Position der Frau in dieser Stellung soll der einer Tigerin bei der Paarung gleichen. Der Mann kniet dabei hinter ihr und dringt in sie ein. Mithilfe eines Griffs an der Taille kann er sie zu sich heranziehen. Die Frau passt sich in der Höhe an ihren Partner an, indem sie mithilfe ihrer Arme die Rumpfneigung variiert.

Er☆☆☆

Zu sehen, wie das Gesäß Ihrer Partnerin unter Ihren Stößen nachgibt, ist eine erotische Erfahrung der besonderen Art.

Sie☆☆☆

Ermutigen Sie Ihren Partner dazu, Sie bei seinen Stößen gleichzeitig zu streicheln und Ihre Klitoris zu stimulieren.

TIGER-VARIANTE

Viele Frauen kommen bei heftigen Stößen leicht aus dem Gleichgewicht. Eine Möglichkeit, die Balance zu halten, besteht darin, mit Kopf und Vorderarmen ganz nach unten zu gehen. In dieser Variante nimmt die Frau zunächst dieselbe Position ein wie beim »Weißen Tiger« und legt dann Kopf und Unterarme ab. So kann sie den kraftvollen Stößen ihres Partners besser standhalten.

Er☆☆☆

Wenn Ihre Ausdauer ausreicht, sollten Sie bis zum Orgasmus durchgehend zügig und tief stoßen.

Sie☆

Da Sie in dieser Position genügend Halt haben, muss Ihr Partner sich nicht abstützen wie beim »Weißen Tiger«. Somit hat er die Hände frei, um Ihren Rücken zu verwöhnen und den Grad Ihrer Erregung noch mehr zu steigern.

Hirsch-Übungen für die Frau

So genannte Hirsch-Übungen sollen den weiblichen Organismus kräftigen, den Hormonhaushalt ausgleichen, den Alterungsprozess hinauszögern und die Drüsenfunktion stärken. Das fördert Harmonie und Gesundheit. Die Übungen umfassen zwei Stufen, die täglich geübt werden sollen.

Erste Stufe Setzen Sie sich hin und ziehen Sie ein Bein zum Körper, sodass die Ferse gegen die Klitoris drückt. Reiben Sie die Hände gegeneinander, um sie zu wärmen. Dann massieren Sie Ihre Brüste in kreisförmigen Bewegungen von innen nach außen. Mindestens 36, höchstens 360 Umrundungen, zweimal täglich.

Zweite Stufe Diese Übung kann entweder im Sitzen oder im Liegen ausgeführt werden. Spannen Sie die Scheidenmuskeln ähnlich wie bei den Kegelübungen (*S. 36*) an. Drücken und reiben Sie dabei die Schamlippen wie bei einer Massage. Wenn Sie möchten, kann Ihr Partner Sie bei beiden Übungen unterstützen.

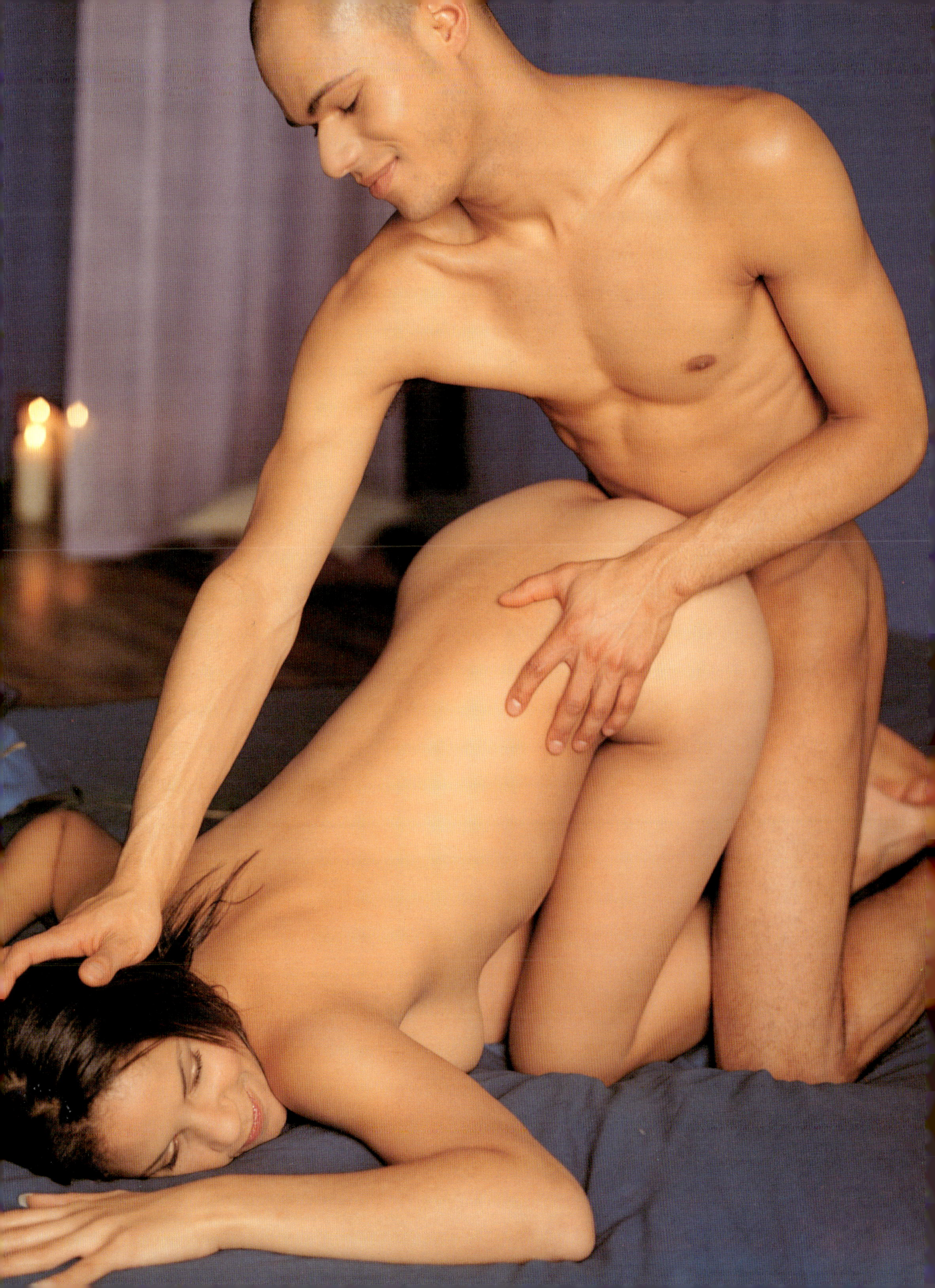

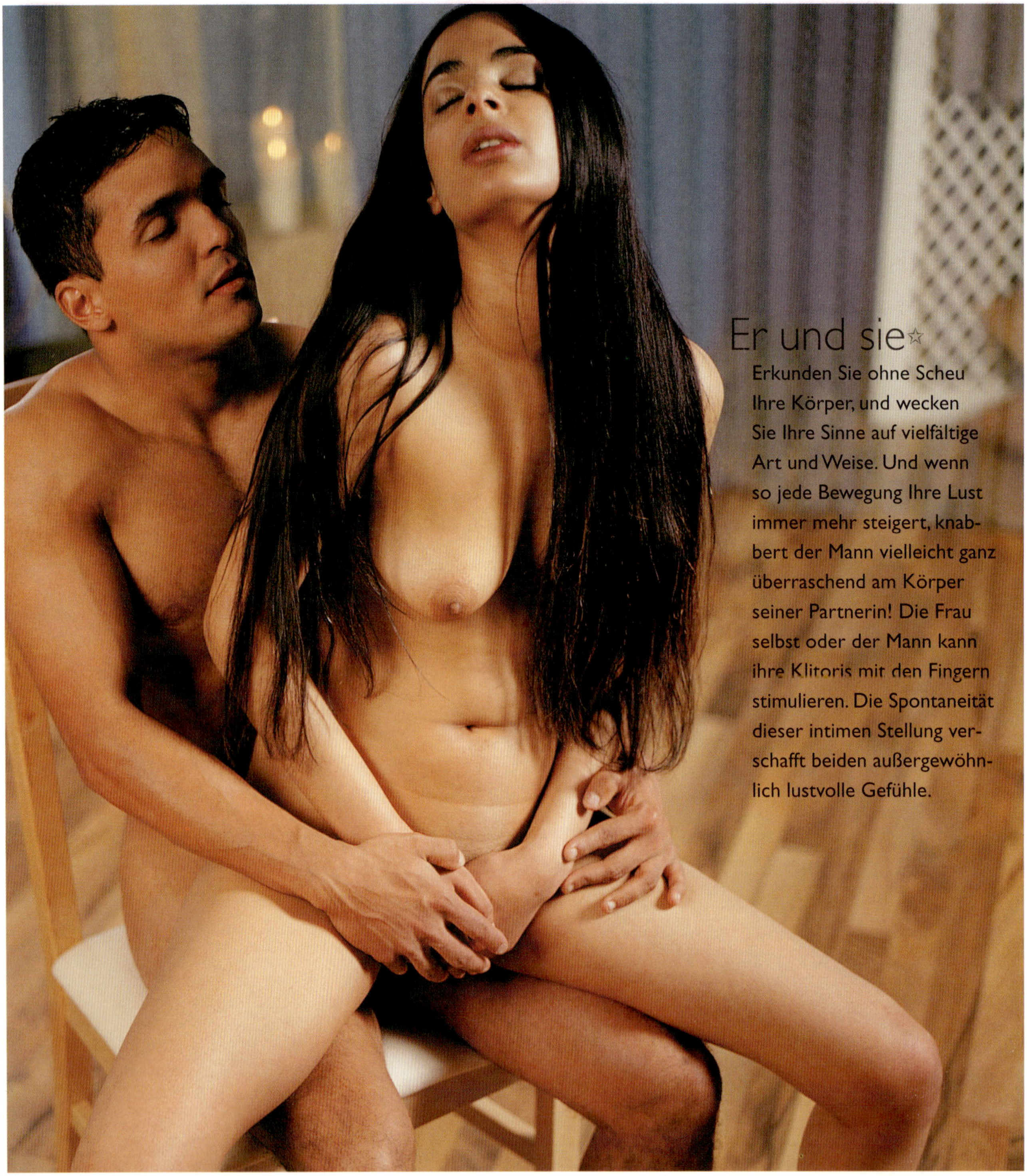

Er und sie☆

Erkunden Sie ohne Scheu Ihre Körper, und wecken Sie Ihre Sinne auf vielfältige Art und Weise. Und wenn so jede Bewegung Ihre Lust immer mehr steigert, knabbert der Mann vielleicht ganz überraschend am Körper seiner Partnerin! Die Frau selbst oder der Mann kann ihre Klitoris mit den Fingern stimulieren. Die Spontaneität dieser intimen Stellung verschafft beiden außergewöhnlich lustvolle Gefühle.

ZIEGE UND BAUM

Das ist spielerischer Sex, der sich aus einer ganz harmlosen Situation entwickeln kann. Manche erinnert diese Stellung an eine Ziege, die am frischen Grün eines Baums knabbert. Die Frau sitzt rittlings auf ihrem Partner; ihre Füße stehen auf dem Boden, sodass sie sanft auf seinem Penis hin- und herschaukeln kann. Der Mann kann sich zwar kaum bewegen, hat aber beide Hände frei, um, während er an ihrer Schulter knabbert, seine Partnerin überall am Körper zu berühren – besonders natürlich an den hochsensiblen Stellen.

Yin-und-Yang-Sex

Taoistische Sexvorstellungen beruhen auf dem Prinzip von *Yin* und *Yang*. Bei der menschlichen Sexualität wird diese Harmonie offenbar, wenn der aktive Penis des Mannes (*Yang*) in die aufnahmebereite, passive Vagina der Frau (*Yin*) eindringt.

Die Verbindung der beiden Pole *Yin* und *Yang* in einer Partnerschaft schafft ein ausgleichendes Miteinander. Beide Partner müssen auch nach dem eigenen Gleichgewicht streben (*S. 123*). Sie verkörpern außerdem bestimmte Tugenden, auch mit den Geschlechtsteilen.

DIE FÜNF TUGENDEN DES PENIS

Um den männlichen Körper in Balance zu bringen, muss der Penis massiert werden, vorzugsweise durch Geschlechtsverkehr. Nach taoistischer Auffassung symbolisiert der Penis Gott, weil er durch und durch *Yang* ist und fünf Tugenden besitzt.

Freundlichkeit Der erigierte Penis ist freundlich gegenüber Frauen, weil er ihnen Lust beschert.

Rechtschaffenheit Der Penis ist in der Lage zu geben, ohne an sich selbst zu denken.

Höflichkeit Der Penis erfreut, wann immer er kann. Er ist hart und weich in den richtigen Augenblicken und verletzt durch seine gerundete Form niemanden.

Weisheit Er eignet sich unterschiedliche Methoden an, Frauen zu erfreuen.

Ehrlichkeit Der erigierte Penis hält so lange wie nötig stand, um eine Frau zu befriedigen. Wenn er es nicht schafft, gibt er auf. Er ist durch und durch ehrlich.

Die neun Stufen des weiblichen Orgasmus

Nach dem *Tao* ist eine Frau, die einen Orgasmus bekommt, körperlich im Gleichgewicht. Nach Ansicht moderner Sexualtherapeuten besteht der Orgasmus aus drei oder vier Stufen, nach Ansicht des *Tao* sind es bis zu neun. Die ersten vier Stufen bestehen aus Stöhnen, schwerem Atmen, Umklammern und Festhalten und einer Reihe vaginaler Spasmen, die fälschlicherweise für das Ende des Ganzen gehalten werden. Wenn der Mann die Frau danach weiter stimuliert, kann sie noch mehr Stufen erleben.

Fünf Die Frau entspannt sich vollständig und beginnt ihren Partner zu beißen.

Sechs Sie krümmt und biegt sich vor Lust.

Sieben Sie wird fast verrückt vor Lust und berührt ihren Partner überall.

Acht Plötzlich erschlaffen ihre Muskeln vollständig.

Neun Seufzend und stöhnend bricht sie in einem »kleinen Tod« in sich zusammen.

Chinesisches Paar beim Liebesspiel

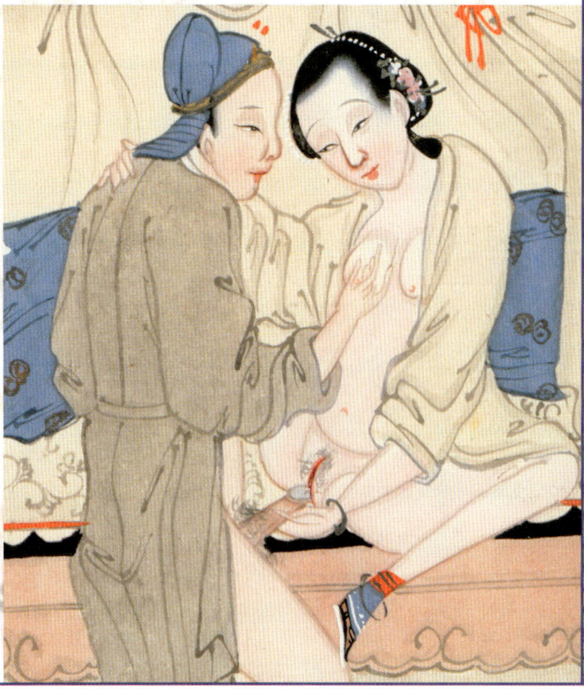

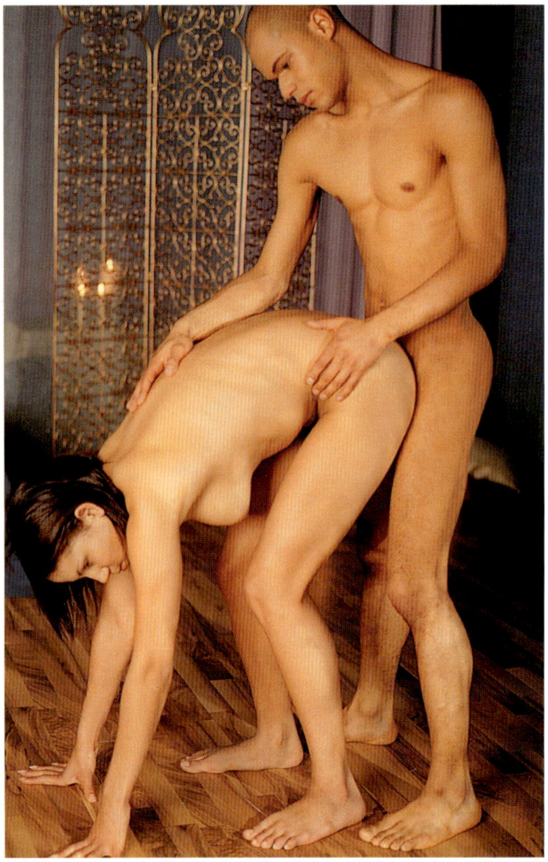

ESEL IM FRÜHLING

Angeblich imitiert diese Stellung das Paarungsverhalten von Eseln im Frühling. Die Frau beugt sich mit dem Rumpf nach vorne, bis ihre Hände den Boden berühren. Dabei sollten die Beine möglichst gerade bleiben. Der Mann umfasst die Taille der Frau und zieht sie zu sich heran. Sie sollten diese Stellung eher von der sportlichen oder spielerischen Seite sehen.

Er☆☆☆

Da Sie sich an Ihrer Partnerin festhalten, verlieren Sie beim Stoßen nicht das Gleichgewicht. Zudem können Sie die Tiefe Ihrer Stöße so besser kontrollieren. Ihre Partnerin sollte aber vollständig erregt sein, wenn Sie in sie eindringen.

Sie☆

Das ist sicher keine Position, die viele Frauen gerne über längere Zeit einnehmen. Schon nach kurzer Zeit staut sich das Blut im Kopf, die Atmung verengt sich und Sie nehmen den Akt anders wahr. Der Orgasmus kann in dieser Position allerdings sehr viel intensiver sein. Doch ebenso gut können nur heftige Kopfschmerzen zurückbleiben!

SICH PUTZENDES KANINCHEN

Diese zusammengekrümmte Position kann an ein Kaninchen bei der Fellpflege erinnern. Der Mann liegt auf dem Rücken, während sich die Frau mit dem Rücken zu ihm auf ihn setzt. In Hockstellung beugt sie sich leicht nach vorne und behält dabei die Hände auf dem Boden. Hat sie den Penis aufgenommen, bewegt sie das Becken im Kreis.

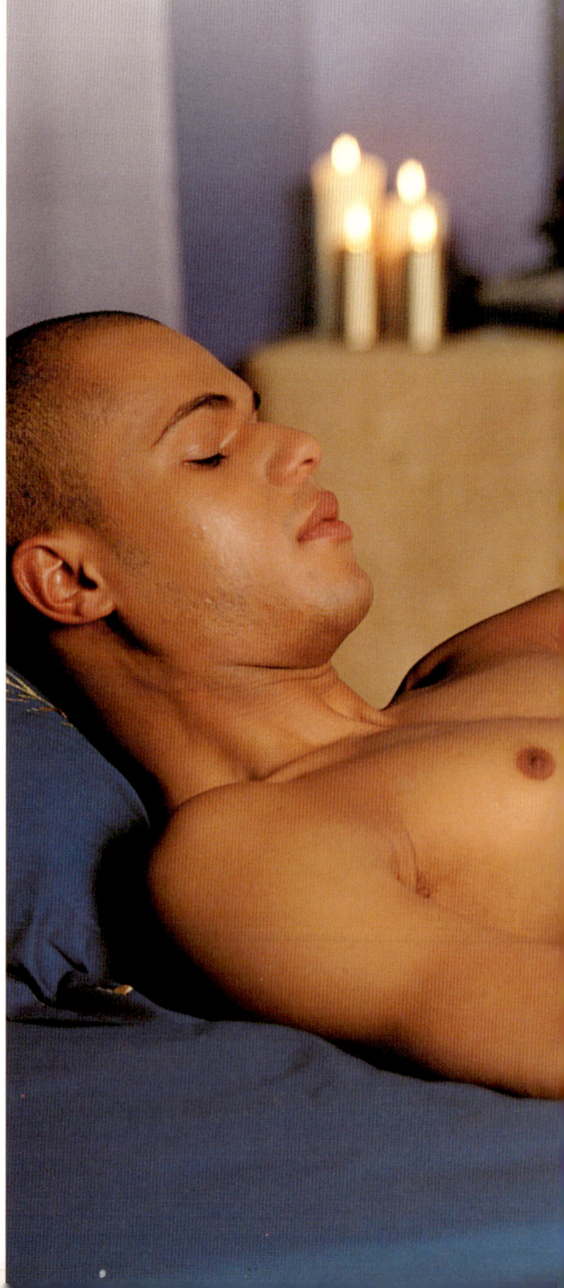

Er☆☆☆

Ihre Partnerin sollte nicht zu weit nach außen schwingen, denn durch eine unbedachte Bewegung könnte der Penis leicht herausrutschen. Helfen Sie Ihrer Partnerin dabei, die Bewegungen zu kontrollieren, indem Sie sie mit den Händen an der Taille unterstützen.

Sie☆☆☆

Manche Frauen finden diese Stellung anfangs schwierig, da sie starke Beinmuskeln und flexible Kniegelenke erfordert. Ein Versuch lohnt sich aber allemal, da die kreisförmigen Beckenbewegungen ungewöhnliche und wunderbare Empfindungen hervorrufen.

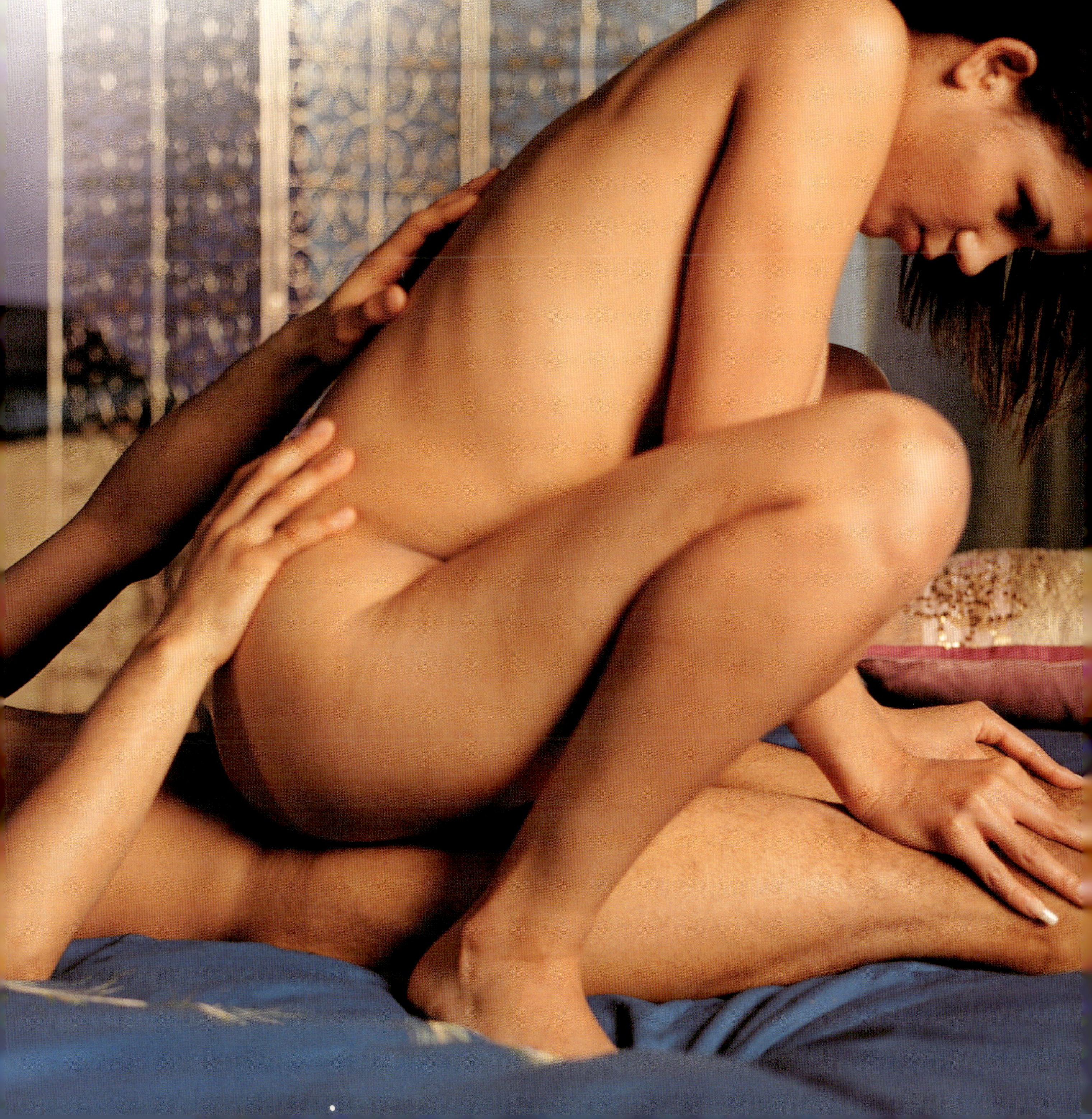

Voller Körperkontakt

Für Paare mit Hang zur Romantik sind diese Stellungen ideal. Mann und Frau gehen im Körper des anderen auf und genießen die Berührungen von Kopf bis Fuß. Während sie sich küssen, erfahren sie das Kribbeln nackter Haut und das berauschende Gefühl sich aneinander reibender Körper. Und sie können die Reaktionen im Gesicht des/der anderen unmittelbar ablesen, was die körperliche und emotionale Intensität noch verstärkt.

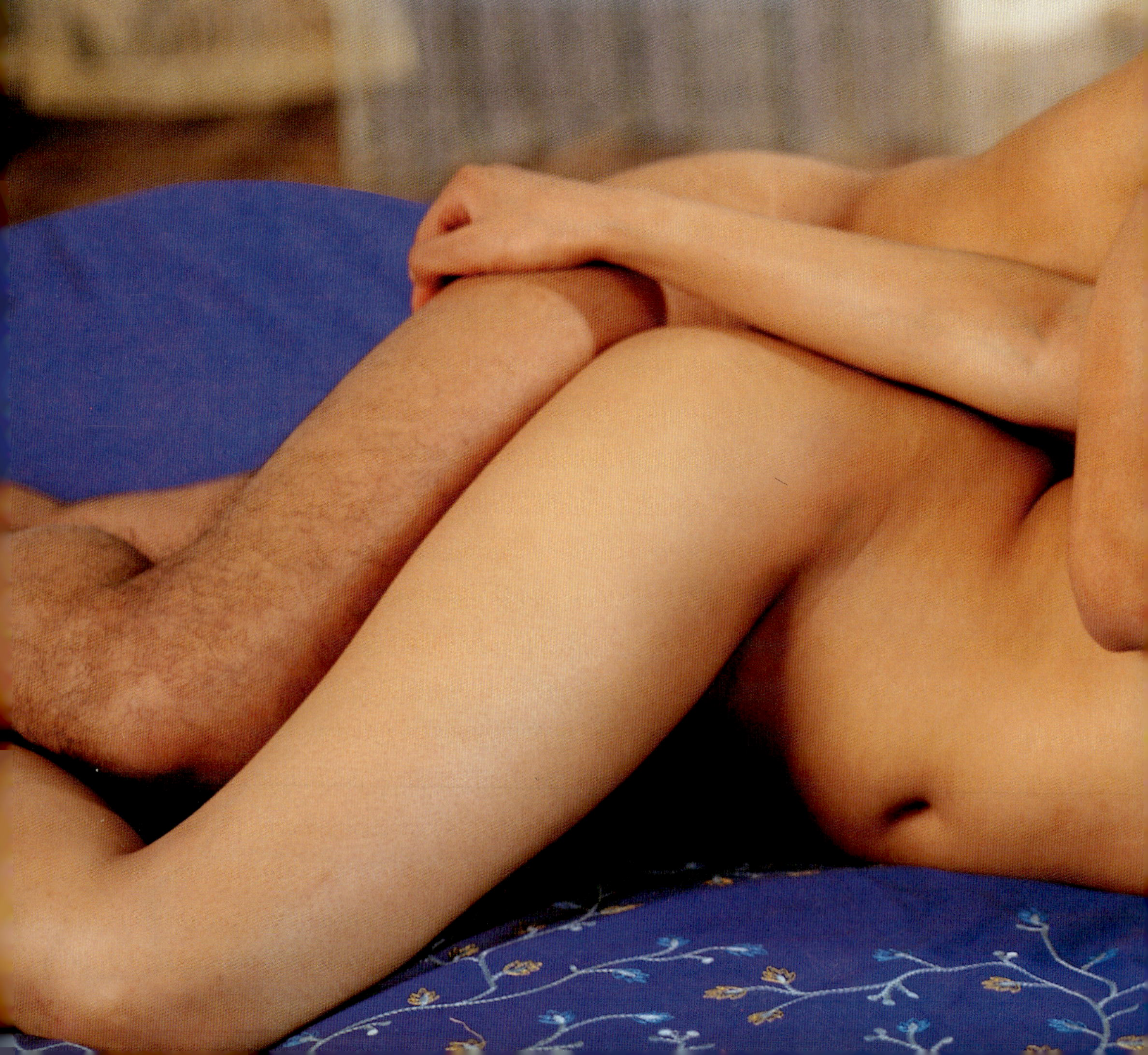

ZIKADE IN SEITENLAGE

Diese Stellung gleicht der »Zikade auf einem Ast« (*S. 138–139*), nur bietet sie den zusätzlichen Reiz der Löffelchenposition– und das mit garantiertem Blickkontakt. Die Frau liegt auf der Seite, der Mann drückt sich von hinten an sie heran und dringt sanft in sie ein. Seine Stöße sind eher flach. Mit der rechten Hand kann er Kopf und Schulterbereich der Partnerin herumdrehen, sodass sie sich küssen und allerlei zuflüstern können.

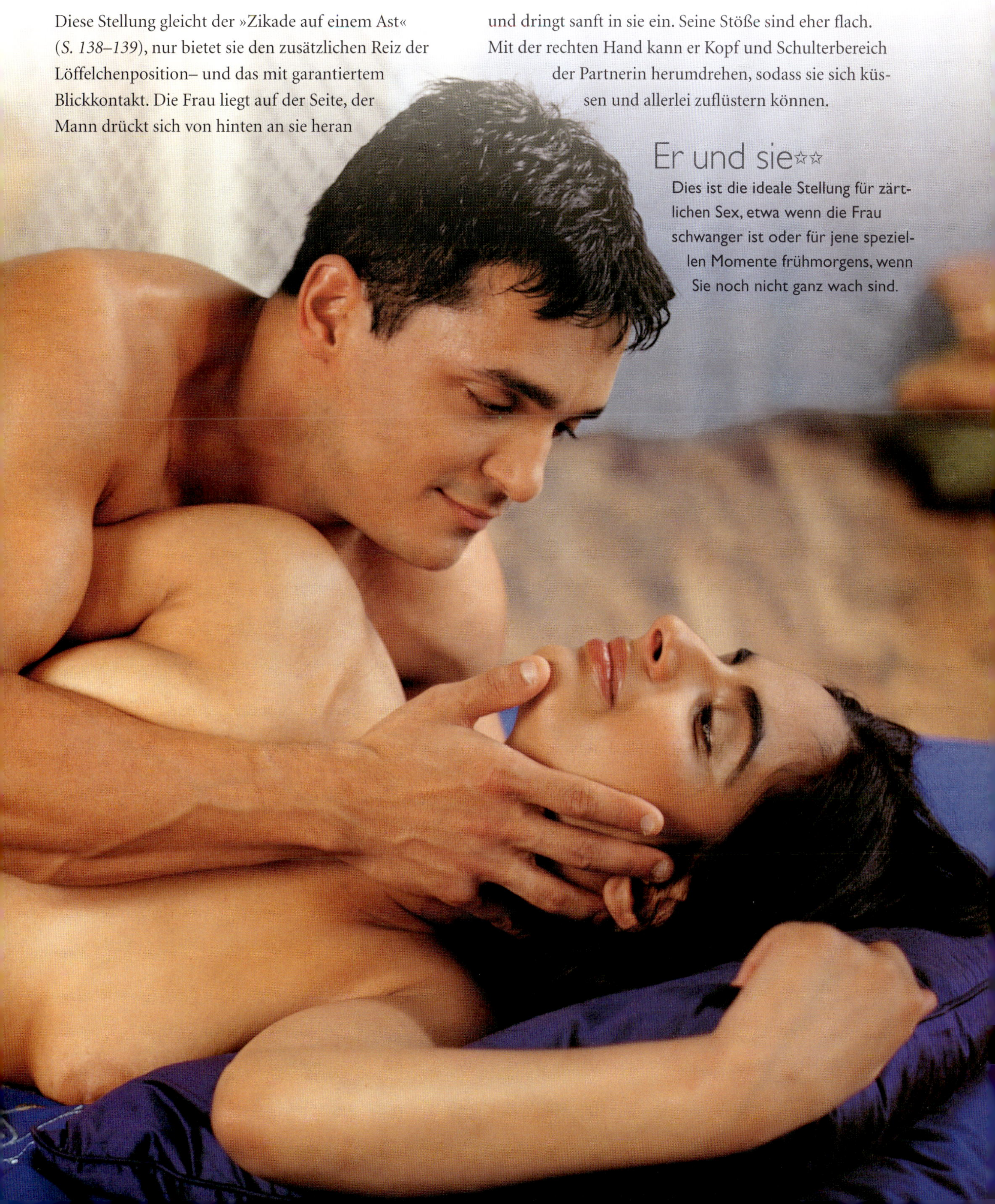

Er und sie☆☆

Dies ist die ideale Stellung für zärtlichen Sex, etwa wenn die Frau schwanger ist oder für jene speziellen Momente frühmorgens, wenn Sie noch nicht ganz wach sind.

MANDARINENTEN

Wie bei der Mann-oben-Version von »Mandarinenten« (*S. 128*) entsteht auch hier das Gefühl intimer Nähe, da Mann und Frau einander liebevoll zugeneigt sind. Die Stellung ähnelt der »Zikade in Seitenlage«, bei der die Frau auf der Seite liegt, während der Mann sich von hinten an sie drückt, nur dass hier der Mann den Kopf hebt, um seiner Partnerin in die Augen zu blicken.

Er und sie☆☆☆

Die Vorstellung, dass der Mann unerwartet von hinten in seine Partnerin eindringt, hat etwas ungemein Verführerisches und Reizvolles. Der Mann kann hier seine volle Stoßkraft einsetzen, und wenn die Frau dann auch noch die Schenkel zusammendrückt, ist ein Höchstmaß an Reibung und Lust für beide geboten.

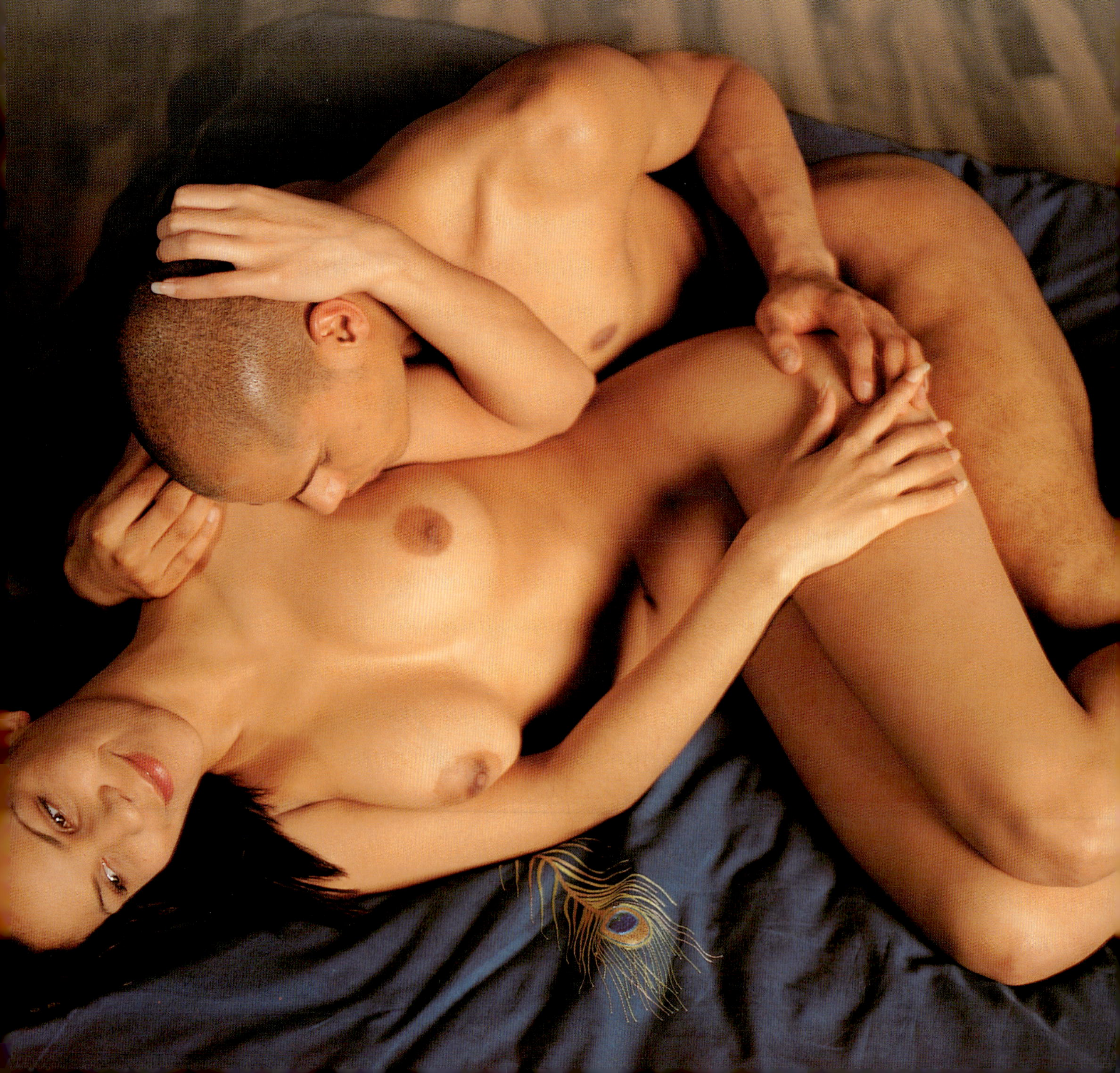

ZWEI FISCHE

Die parallele Ausrichtung der Beine von Mann und Frau ähnelt der Lage der Schwanzflossen bei der Paarung von Fischen. Die Partner liegen, einander zugewandt, auf der Seite ausgestreckt. Nach dem Eindringen hebt der Mann die Beine der Frau (die sie aneinanderpresst) an und legt sie auf seinen Beinen ab. Getragen von rhythmischen Wellenbewegungen genießen beide den Akt.

Er und sie☆☆

Behutsame Stoßbewegungen zeichnen diese Stellung aus. Über die Lage der Beine seiner Partnerin kann der Mann den Penetrationswinkel variieren. Damit der Beischlaf in dieser Stellung überhaupt funktioniert, braucht der Mann einen ziemlich langen Penis: Wegen der besonderen Lage der Beine der Frau kann der Penis nur teilweise in die Vagina eindringen und auch schnell wieder herausrutschen.

Das Leben selbst ist Gotteserfahrung

Leider halten viele Menschen Sex für etwas Schmutziges, weil sie in einem einengenden moralischen Umfeld aufgewachsen sind. Im Taoismus herrscht eine wesentlich gesündere Einstellung zur Sexualität. Da sich die spirituelle Entwicklung des Menschen nach taoistischer Auffassung über das Körperliche vollzieht, hat die Sexualität einen besonderen Stellenwert. Taoistische Sexpraktiken gelten als Schritte auf dem Weg zu Vollkommenheit und Erleuchtung.

Alle Aspekte der körperlichen Liebe bieten die Gelegenheit, Gott zu erfahren. Tao-Praktiken erschließen körperliche Energien und gestatten es, diese über den Kontakt der Geschlechtsorgane beim Akt zu mischen und auszutauschen. Die Freisetzung von Energien bei gutem Sex bringt nicht nur körperliche Entlastung, sondern auch spirituelle Erkenntnis. In diesem Sinne kann hingebungsvoller Sex auch eine religiöse Erfahrung sein.

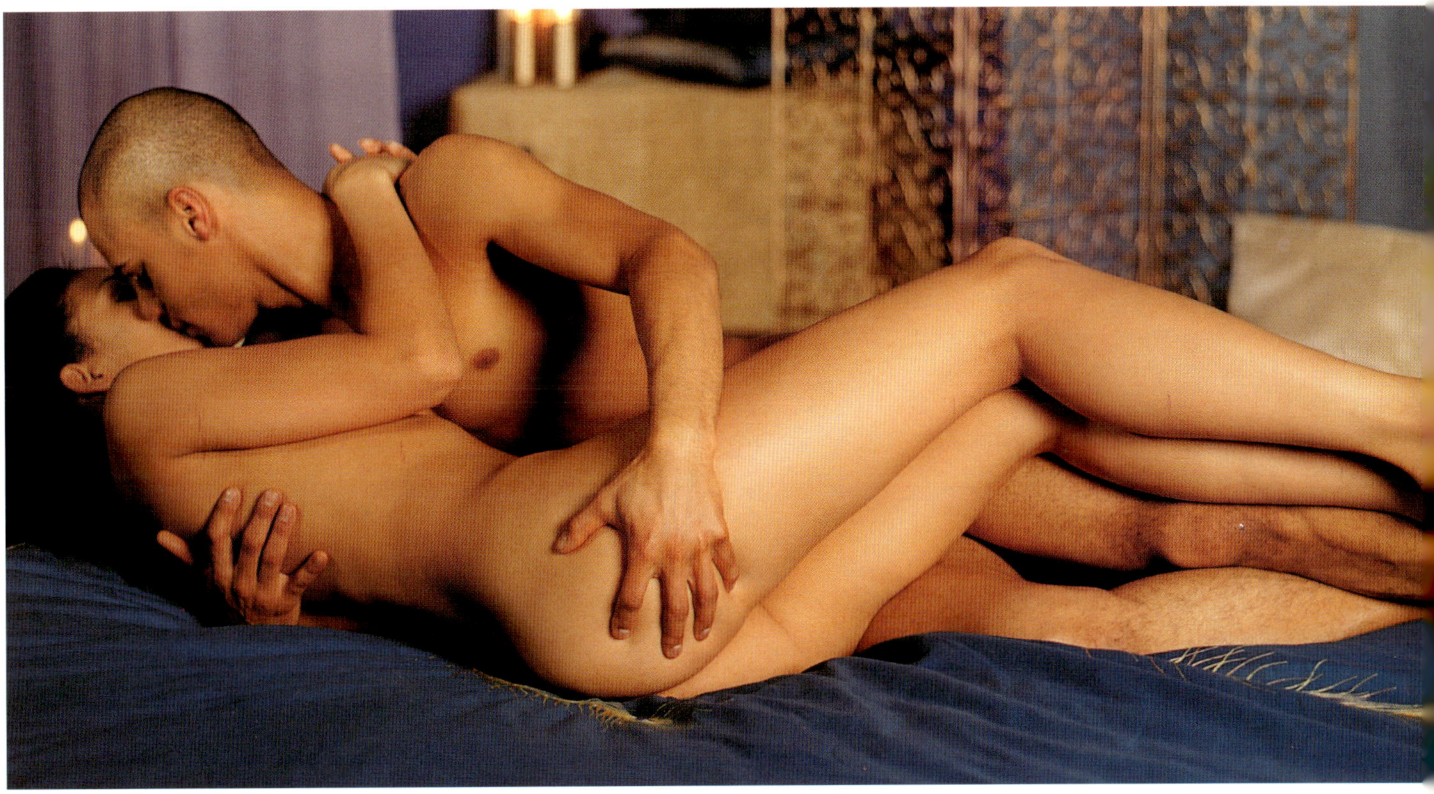

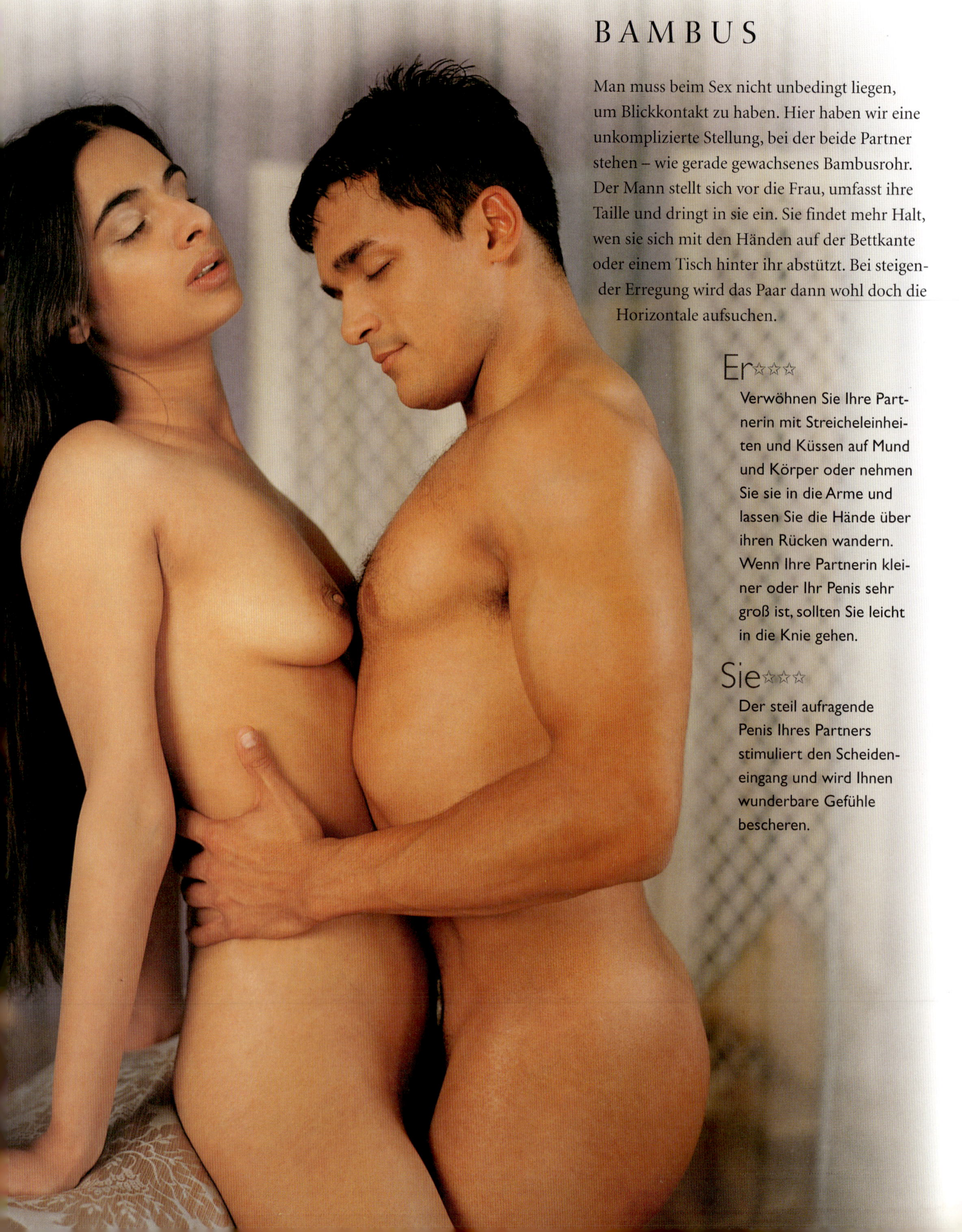

BAMBUS

Man muss beim Sex nicht unbedingt liegen, um Blickkontakt zu haben. Hier haben wir eine unkomplizierte Stellung, bei der beide Partner stehen – wie gerade gewachsenes Bambusrohr. Der Mann stellt sich vor die Frau, umfasst ihre Taille und dringt in sie ein. Sie findet mehr Halt, wen sie sich mit den Händen auf der Bettkante oder einem Tisch hinter ihr abstützt. Bei steigender Erregung wird das Paar dann wohl doch die Horizontale aufsuchen.

Er ☆☆☆

Verwöhnen Sie Ihre Partnerin mit Streicheleinheiten und Küssen auf Mund und Körper oder nehmen Sie sie in die Arme und lassen Sie die Hände über ihren Rücken wandern. Wenn Ihre Partnerin kleiner oder Ihr Penis sehr groß ist, sollten Sie leicht in die Knie gehen.

Sie ☆☆☆

Der steil aufragende Penis Ihres Partners stimuliert den Scheideneingang und wird Ihnen wunderbare Gefühle bescheren.

Sex als Jux

Diese Stellung ist sehr empfehlenswert – und sei es nur zum Spaß.

STRASSENKÖTER

Auf die Größe kommt es bei dieser verrückten Stellung sehr wohl an, und ehrlich gesagt geht ohne eine entsprechende Ausstattung des Mannes gar nichts. Der Name hängt wohl mit dem Paarungsverhalten von Hunden zusammen, die »es« möglichst schnell hinter sich bringen wollen, egal, was für eine Figur sie dabei machen. Beide Partner beugen sich nach vorne, sodass sie sich am Po berühren. Sie muss den Po so weit wie möglich nach oben recken, um ihm eine Chance zur Penetration zu geben.

Er und sie

Für viele von uns ist diese Stellung ohnehin zu schwierig, aber was soll's! Versuchen Sie es, auch wenn Sie dabei lachend übereinander fallen.

Hirsch-Übungen für den Mann

Diese Übungen sollen den Mann verjüngen. Sie versorgen die Drüsen des Körpers mit neuer Energie, fördern die Blutzirkulation im Unterbauch und bringen allgemein den Hormonhaushalt ins Gleichgewicht.

Erste Stufe Reiben Sie die Handflächen aneinander, um sie zu erwärmen. Umfassen Sie mit der rechten Hand die Hoden und legen Sie die linke Hand auf das Schambein. Massieren Sie dieses in kreisenden Bewegungen – 81-mal. Reiben Sie anschließend erneut die Hände gegeneinander und wiederholen sie die Übung mit der linken Hand an den Hoden und der rechten Hand auf dem Schambein. Konzentrieren Sie sich und spüren Sie, wie die Wärme sich ausbreitet.

Zweite Stufe Wechseln Sie mehrmals hintereinander zwischen Anspannung und Entspannung des Schließmuskels – morgens und abends.

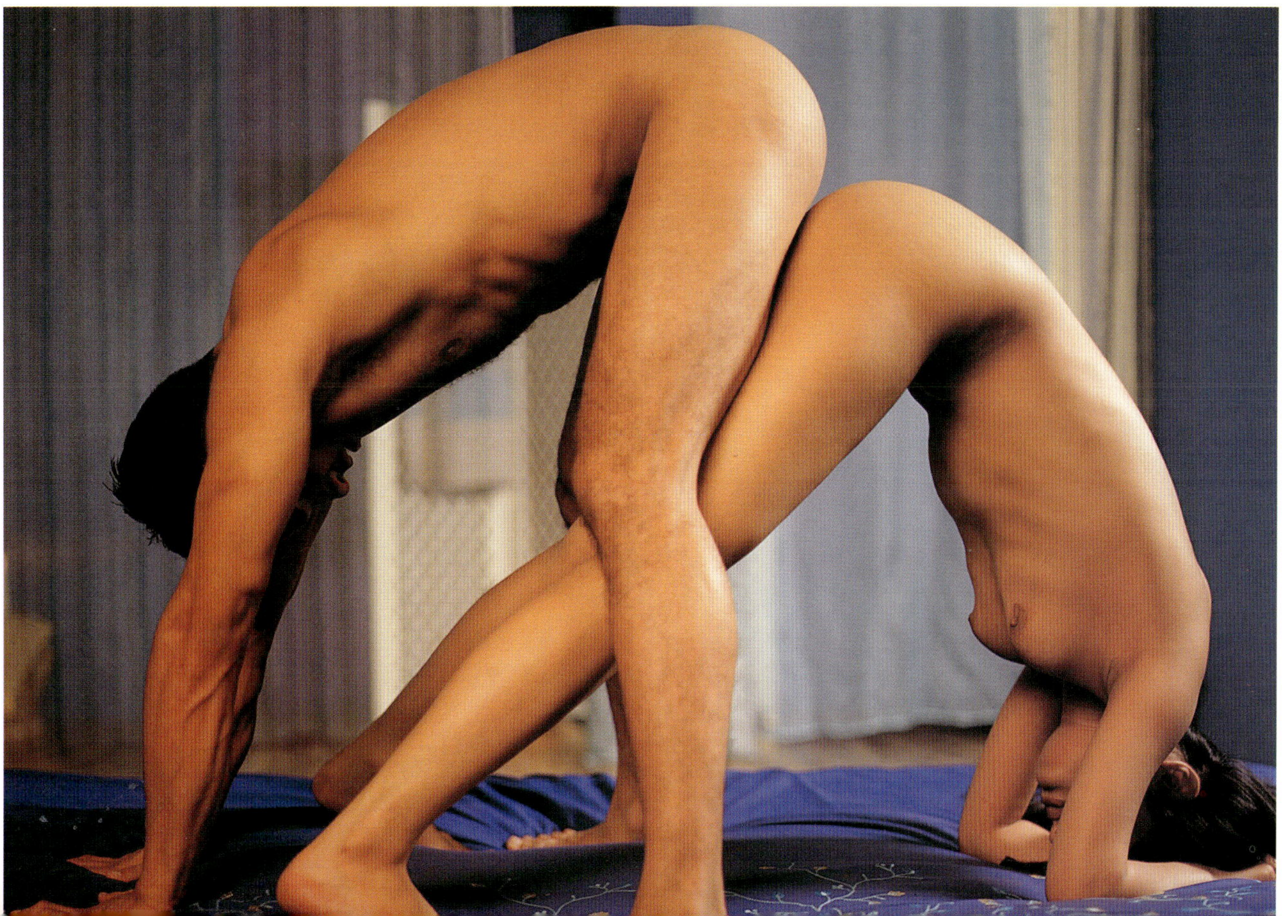

Safer Sex

Sexuell übertragbare Krankheiten werden im *Kamasutra* nicht erwähnt, aber es ist bekannt, dass die Menschen seit jeher bemüht waren, derartige Infektionen zu vermeiden. Die dramatische Ausbreitung von AIDS seit den 80er-Jahren des letzten Jahrhunderts hat dazu geführt, dass die Menschen beim Sex bestimmte Regeln einhalten, um eine Ansteckung mit dem HI-Virus, aber auch mit anderen Geschlechtskrankheiten zu vermeiden.

Das HI-Virus kommt in Körperflüssigkeiten vor – Samen, Scheidensekret, Blut – und wird bei bestimmten Sexpraktiken von einer Person auf die andere übertragen. Die sicherste Methode, einen Austausch von Körperflüssigkeiten zu verhindern, besteht in der Verwendung eines Kondoms mit einer die Spermien abtötenden Beschichtung.

WIE MAN EIN KONDOM RICHTIG BENUTZT

Das Überstreifen des Kondoms kann die Partnerin übernehmen und zu einem selbstverständlichen und lustvollen Bestandteil des Liebesspiels machen. Sobald der Penis erigiert ist, nimmt sie das Kondom vorsichtig aus der Folien-

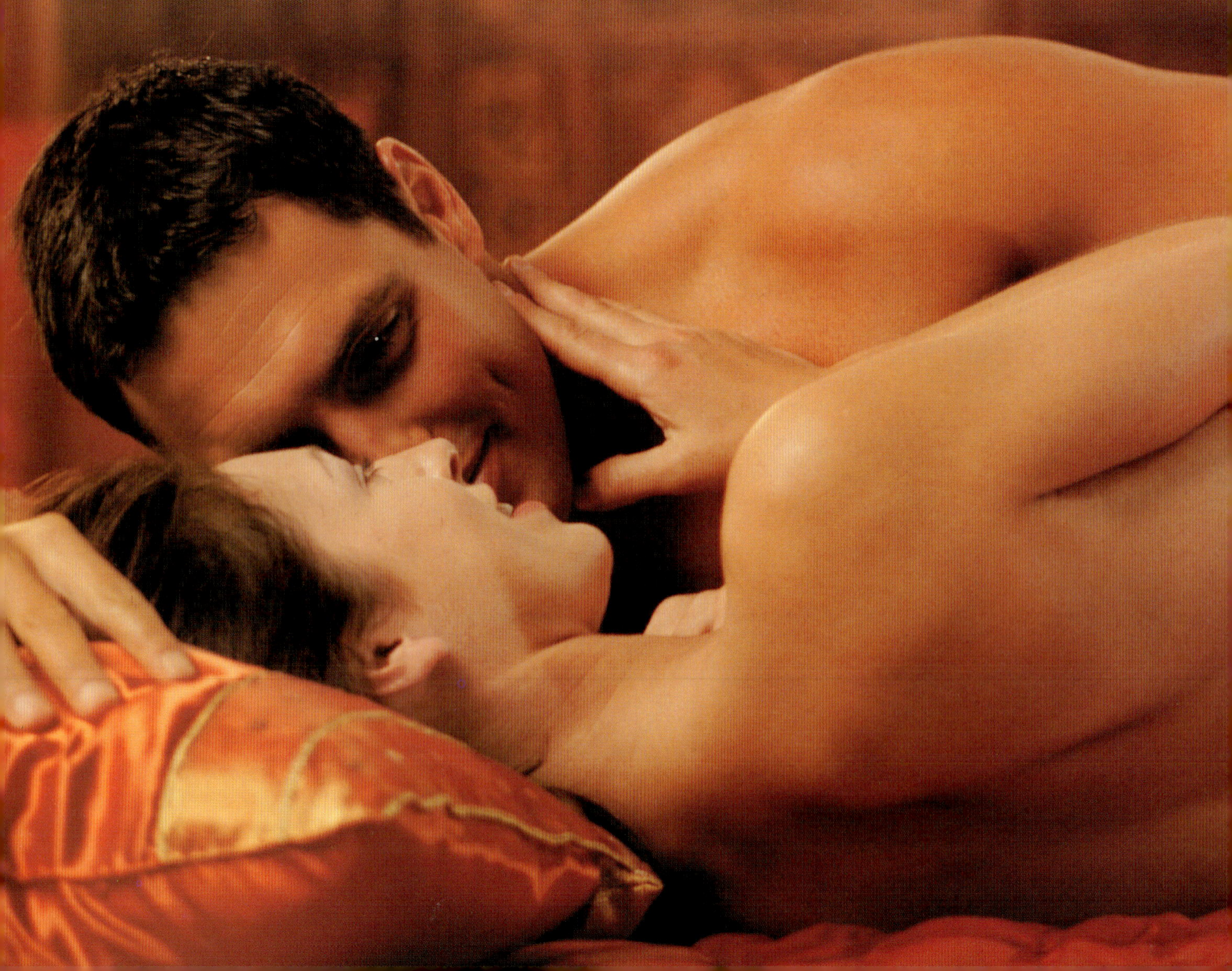

verpackung. Dann drückt sie mit Daumen und Zeigefinger die Luft aus dem Reservoir (eine Luftblase könnte dazu führen, dass das Kondom beim Verkehr platzt), setzt das Kondom auf und rollt es über den Penis. Dieser Vorgang des Abrollens, praktisch eine Massage, sollte Teil des Liebesspiels werden. Wenn der Mann nicht beschnitten ist, sollte vor dem Aufrollen des Kondoms die Vorhaut zurückgezogen werden.

Nach der Ejakulation hält der Mann das Kondom an der Peniswurzel fest und zieht sich aus der Frau zurück, ehe der Penis erschlafft. So wird vermieden, dass Sperma in die Scheide gerät.

Das Kondom für die Frau hat den Vorteil, dass es bereits vor Beginn des Geschlechtsakts in die Vagina eingeführt werden kann.

Sex ohne Penetration

Sex ohne Penetration ist zwar auch nicht ganz ungefährlich, birgt aber deutlich weniger Risiken als ungeschützter Geschlechtsverkehr. Man kann seine Zuneigung auch durch küssen, umarmen, streicheln und massieren zum Ausdruck bringen. Bei gegenseitiger Masturbation sollten beide Partner darauf achten, dass eventuelle Verletzungen auch der kleinsten Art nicht mit Samen oder Scheidenflüssigkeit in Berührung kommen.

Oralverkehr ist mit einem hohen Risiko behaftet, besonders wenn Körperflüssigkeiten geschluckt werden. Ein gewisser Schutz ist gewährleistet, wenn bei der Fellatio ein Kondom und beim Cunnilingus eine Latexbarriere benützt werden.

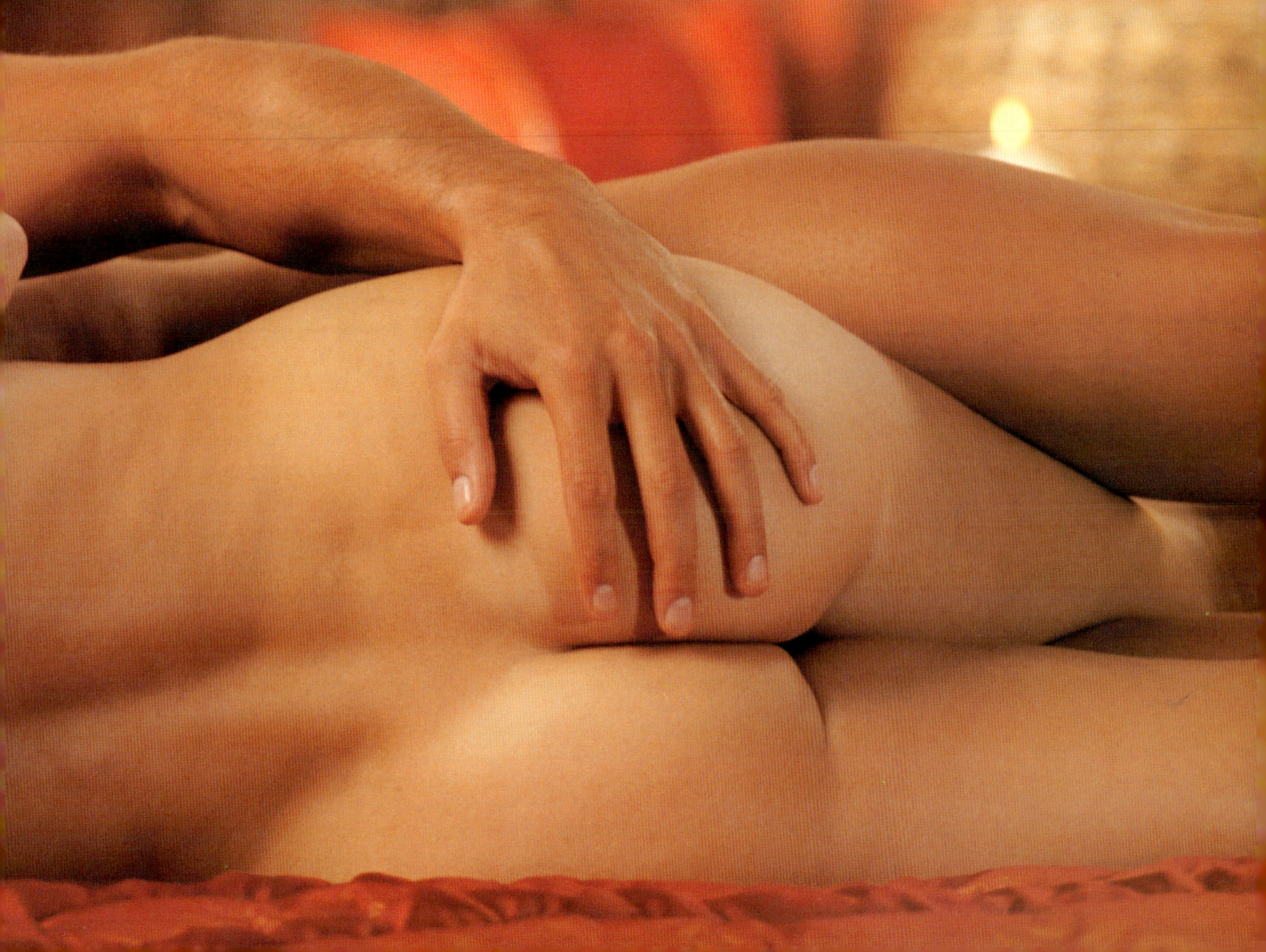

Register

Einträge in Anführungszeichen bezeichnen Liebesstellungen und -techniken.

Dank

Dank des Verlages:
Dorling Kindersley dankt Carla De Abreu für die Unterstützung beim Layout, Laurence Errington für das Register and Alyson Lacewing für das Korrektorat.

Fotos: Russel Kientsch; Assistenz: Charlie Pritchard Williams

Modelle: Donna-Louise Bryan, Glen Davis, James Davis, Amanda Llewellyn-Dawkins, Raja Farrar, Jules Haughton, Lee Henshaw, Billie Howell, Leon James, Jasmine, Katie Lawrie, Nathan Long, Lucy-Zara McKeown, Mark Stocks, Abigail Toyne und Natasha Vale

Frisuren und Make-up: Clare Bonser

Stylistin: Melanie Coles

Bauten: Set to Set

Ausstattung: The Pier, Jali Ltd, CP. Hart, Next Home, Bath House und Descamps

Illustrationen: Max Schindler

Bildrecherche: Anna Bedewell

Dorling Kindersley dankt den folgenden Personen und Organisationen für die freundliche Genehmigung zum Abdruck ihrer Bilder:
(Abkürzungen: o=oben, u=unten, r=rechts, l=links, m=Mitte)
Umschlagvorderseite (Blumenmotiv): Getty Images: Vera Storman; **Umschlagrückseite (Blumenmotiv):** Photonica: Masano Kawana; **3:** Elizabeth Whiting & Associates (r); **5:** Elizabeth Whiting & Associates (r); **6:** AKG London: Erich Lessing (l), Werner Forman Archive: (ul); **7:** AKG London: Erich Lessing (l), © Christie's Images Ltd (ol), Courtesy of the Trustees of the V&A Picture Library (ul); **8:** AKG London: Erich Lessing (l), Bridgeman Art Library, London / New York (ml); **9:** AKG London: Erich Lessing (l), Bridgeman Art Library, London / New York (ml); **11:** Elizabeth Whiting & Associates (r); **15:** Elizabeth Whiting & Associates (ul), (mu); **16:** Elizabeth Whiting & Associates (ol), (tc); **20:** Elizabeth Whiting & Associates (or), (tc); **21:** Elizabeth Whiting & Associates (mo), (or); **22:** Elizabeth Whiting & Associates (ur), (u); **25:** Elizabeth Whiting & Associates (ur), (u); **27:** Elizabeth Whiting & Associates (r); **32:** Getty Images: Vera Storman (o); **33:** Bridgeman Art Library, London / New York (mr), Getty Images: Vera Storman (o), Elizabeth Whiting & Associates (m); **34:** Bridgeman Art Library, London / New York (or), Elizabeth Whiting & Associates (or); **35:** AKG London: Jean-Louis Nou (m), (ur); **35:** Courtesy of the Trustees of the V&A Picture Library (r); **36:** Bridgeman Art Library, London / New York (or), Elizabeth Whiting & Associates (o); **45:** © Christie's Images Ltd (mr), Courtesy of the Trustees of the V&A Picture Library (r); **49:** Getty Images: Vera Storman (r); **51:** Bridgeman Art Library, London / New York (or), Elizabeth Whiting & Associates (or); **57:** © Christie's Images Ltd (r); **60:** AKG London: Erich Lessing (or); **61:** AKG London (ur), © Christie's Images Ltd (r); **65:** Getty Images: Vera R. Storman (r); **66:** AKG London: Erich Lessing (ur), © Christie's Images Ltd (u); **69:** AKG London: Erich Lessing (or), © Christie's Images Ltd (o); **71:** AKG London: Erich Lessing (ur), © Christie's Images Ltd (u); **73:** Getty Images: Vera R. Storman (or), (ur); **75:** AKG London: Erich Lessing (ur), © Christie's Images Ltd (u); **78:** © Christie's Images Ltd (mo); **79:** Bridgeman Art Library, London / New York: Fitzwilliam Museum, University of Cambridge, UK (mr), Musée Guimet, Paris, France (ul); **83:** Link Image (r); **87:** Photonica: Masano Kawana (r); **89:** Bridgeman Art Library, London / New York: The Design Library, New York (or), Link Image (mo); **91:** Bridgeman Art Library, London / New York: The Design Library, New York (or), Link Image (mo); **95:** Bridgeman Art Library, London / New York: The Design Library, New York (ur), Link Image (mu); **97:** Bridgeman Art Library, London / New York (mr), Link Image (r); **99:** Bridgeman Art Library, London / New York: The Design Library, New York (or), Link Image (mo); **103:** Photonica: Masano Kawana (r); **104:** Bridgeman Art Library, London / New York: The Design Library, New York (ur), Link Image (u); **107:** © Christie's Images Ltd (ur), Link Image (r); **108:** Bridgeman Art Library, London / New York: The Design Library, New York (or), Link Image (mo); **113:** Bridgeman Art Library, London / New York: The Design Library, New York (mr), Link Image (m); **115:** Bridgeman Art Library, London / New York: The Design Library, New York (mu), Link Image (ul); **117:** Elizabeth Whiting & Associates (r); **120:** Getty Images: Miguel S. Salmeron; **121:** Getty Images: Miguel S. Salmeron (o); **123:** Bridgeman Art Library, London / New York; **127:** Bridgeman Art Library, London / New York (ur), Elizabeth Whiting & Associates (mu); **131:** Bridgeman Art Library, London / New York (ur), Elizabeth Whiting & Associates (mu); **135:** Bridgeman Art Library, London / New York (or), Elizabeth Whiting & Associates (mo); **137:** Bridgeman Art Library, London / New York (mu), Elizabeth Whiting & Associates (ul); **144:** Bridgeman Art Library, London / New York (ur), Elizabeth Whiting & Associates (u); **147:** Bridgeman Art Library, London / New York (ur), Elizabeth Whiting & Associates (r); **153:** Bridgeman Art Library, London / New York (or), Elizabeth Whiting & Associates (mo); **155:** Bridgeman Art Library, London / New York (or), Elizabeth Whiting & Associates (mo); **157:** Elizabeth Whiting & Associates (mo), (or); **158, 159, 160:** Elizabeth Whiting & Associates.